Signes - Maladies - Syndromes pour l'iECN

Benjamin CHEVALLIER

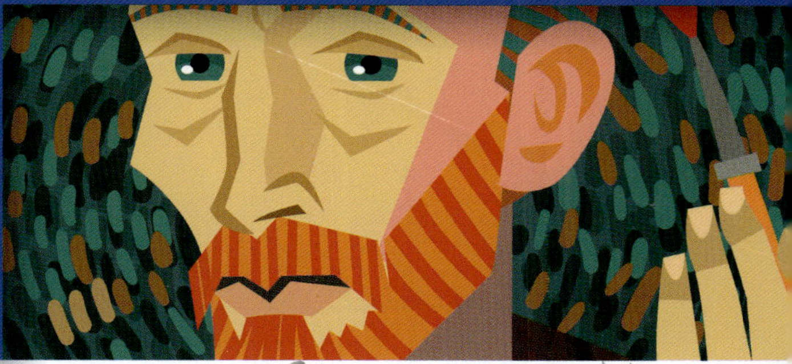

S.M.S. | Signes - Maladies - Syndromes

et autres triades, tests et manoeuvres à **l'iECN** et à **l'hôpital**

+ de 800 termes répertoriés
Avec des moyens mnémotechniques

Préface du Pr Serge PERROT

VG Editions

AVERTISSEMENT

Les Editions VG sont en perpétuelle évolution afin de réaliser des ouvrages innovants au plus proche de vos demandes. Malgré toute l'attention et le soin apportés à la rédaction de ceux-ci, certaines remarques constructives peuvent probablement être émises. N'hésitez pas à nous transmettre vos commentaires à l'adresse patrice@vg-editions.com (en nous précisant bien le titre de l'ouvrage et le numéro de la page concernée) ; nous ne manquerons pas de les prendre en compte dans le cadre de la réalisation de nos prochaines éditions.

MENTIONS LEGALES :
Cet ouvrage à été réalisé selon les dernières recommandations scientifiques en vigueur lors de sa publication. Les données médicales étant en permanente évolution, nous recommandons à nos lecteurs de consulter régulièrement les dernières données de pharmacovigilance.
Le prescripteur étant strictement responsable de ses actes, l'éditeur et l'auteur ne pourront en aucun cas être tenus responsables de la prise en charge d'un patient.

Editions Vernazobres-Grego | **99 bd de l'Hôpital**
75013 PARIS - Tél. 01 44 24 13 61
www.vg-editions.com

juin 2017- ISBN : 978-2-8183-1608-5

Achevé d'imprimer sur les presses de PRINTCORP - 17050173

A mes parents mes héros.
Pour leur soutien lorsque, après Saint Cyr,
j'ai commencé médecine.

À mes grands-parents : Anne et Guy, partis trop vite,
Evelyne et Jacques.
Pour les valeurs qu'ils m'ont transmises
et leurs encouragements
pendant ces longues années d'études...

Préface :

Pr Serge Perrot, Hôpital Cochin, Université Paris Descartes.

Tout bon médecin doit être d'abord un bon clinicien. La connaissance des symptômes est en effet essentielle à l'art médical, depuis des centaines d'années et ce livre témoigne que cela est toujours d'actualité. Ce livre permet aussi de connaître et découvrir les noms propres et syndromes multiples qui embarrassent souvent inutilement la mémoire médicale.

Ce livre représente ainsi un outil essentiel à la pratique médicale :

1. Il permet de connaître l'ensemble des signes indispensables, regroupés ici d'une façon exhaustive, par les noms propres, les acronymes ou les noms qui les désignent.
2. Il permet de replacer les noms de syndromes et maladies, qui, loin d'être anecdotiques, sont souvent indispensables à connaître.

L'art médical est fait de l'expertise clinique mais aussi d'une connaissance qui s'est développée tout au long de l'histoire par des découvertes cliniques ajoutant des noms propres, des signes et des syndromes qui ont permis de mieux décrire les patients, pour construire une nosographie pertinente et améliorer la pratique des médecins.

Ce livre aidera de façon tout à fait utile les étudiants préparant l'ECN, les internes, mais aussi les médecins en exercice qui veulent parfaire leurs connaissances. Le Docteur Benjamin Chevallier a ici développé une somme de connaissances organisées de façon très synthétique pour un savoir immédiat et durable, le SMS doit maintenant être lu par tous.

Remerciements :

Je tiens à remercier toutes ces personnes pour le temps qu'elles m'ont offert et pour leur implication dans la relecture de cet ouvrage. Pour leurs avis, leurs conseils, et leurs remarques :

- Pr Elisabeth ASLANGUL, PU-PH, médecine interne, hôpital Louis Mourier, Colombes.
- Pr Isabelle MAHE, PU-PH, chef de service de médecine interne, hôpital Louis Mourier, Colombes.
- Pr Serge PERROT, PU-PH, centre de la douleur et rhumatologie, hôpital Cochin – Hôtel Dieu, Paris.

- Dr Antoine BOSQUET, PH, médecine interne, hôpital Louis Mourier, Colombes.

- Dr Maxime DELRUE, CCA, médecine interne, hôpital Louis Mourier, Colombes.
- Dr Caroline FOURGEAUD, CCA, médecine interne, hôpital Louis Mourier, Colombes.
- Dr Sylvie GUINEMER, CCA, médecine interne, hôpital Louis Mourier, Colombes.

Table des matières

Abréviations

Ac : Anticorps
AG : Anesthésie Générale
Ag : Antigène
AIT : Accident Ischémique Transitoire
ATB : Antibiotiques
ATBthérapie : Antibiothérapie
ATCD : Antécédent
AVC : Accident Vasculaire Cérébral
BDCA : BronchoDilatateur à Courte durée d'Action
BDLA : BronchoDilatateur à Longue durée d'Action
BHA : Bruits Hydro Aériques
CBC : Carcinome BasoCellulaire
CBPC : Cancer Bronchique à Petites Cellules
CE : Carcinome Epidermoïde
CIVD : Coagulation IntraVasculaire Disséminée
CS : Consultation
CV : Cardiovasculaire
DEC : Déshydratation ExtraCellulaire
DIC : Déshydratation IntraCellulaire
DIU : Dispositif Inra Utérin (gynécologie), ou diurétiques (cardiologie)
EAL : Examen des Anomalies Lipidiques
EI : Effets indésirables
FLP : Fente Labio Palatine
FLQ : Fluoroquinolones
GCAO : Glaucome Chronique a Angle Ouvert
Gél : Gélule
HEC : Hyperhydratation ExtraCellulaire
HIC : Hyperhydratation IntraCellulaire
HVG : Hypertrophie Ventriculaire Gauche
Hyper ou HypoCa : Hypercalcémie ou Hypocalcémie
Hyper ou HypoK : Hyperkaliémie ou Hypokaliémie
ICA : Insuffisance cardiaque aiguë
ICD/ICG : Insuffisance Cardiaque Droite/Insuffisance Cardiaque Gauche
IDM : Infarctus du Myocarde
Ig : Immunoglobulines
IM : IntraMusculaire
Insuff : Insuffisance
IS : Immunosuppresseurs
IV : Intraveineux
MI : Membres Inférieurs
MTEV : Maladie Thromboembolique Veineuse
MTX : Méthotrexate
PEC : Prise en charge
Plq : Plaquettes
PO : Per Os
PR : Polyarthrite rhumatoïde
PTI : Purpura Thrombopénique Idiopathique
RAU : Rétention Aiguë d'Urine
SARM : Staphylocoque Aureus Résistant à la Méticilline
SASM : Staphylocoque Aureus Sensible à la Méticilline
Sd : Syndrome
Staph : Staphylocoque
Strepto : Streptocoque
T : Trimestre
Tbles : Troubles
TMP – SMX : Triméthoprime - Sulfaméthoxazole
TTT : Traitement
VEC : Volume Extra Cellulaire
VIC : Volume Intra Cellulaire

Section 1 :
Les signes

Willem de Kooning et James Brooks sont deux peintres respectivement néerlandais (naturalisé américain) et américain du XXème siècle atteints tous deux de la maladie d'Alzheimer.

L'analyse fractale est : « une technique d'imagerie numérique qui permet d'analyser finement les œuvres de peinture pour par exemple pouvoir dans certains cas vérifier l'authenticité des œuvres par rapport à des imitations ». Cette technique a été utilisée dans une étude consistant en l'analyse de 2092 peintures de sept artistes célèbres pour évaluer le degré de complexité des tableaux à des fins de diagnostic de maladie d'Alzheimer ou de maladie de Parkinson.

Cette analyse a mis en évidence une forte baisse de la complexité des œuvres de Willem Kooning et James Brooks dès l'âge de 40 ans tandis que la maladie d'Alzheimer n'a pu être diagnostiquée qu'à 85 ans chez Kooning et 79 ans chez Brooks !

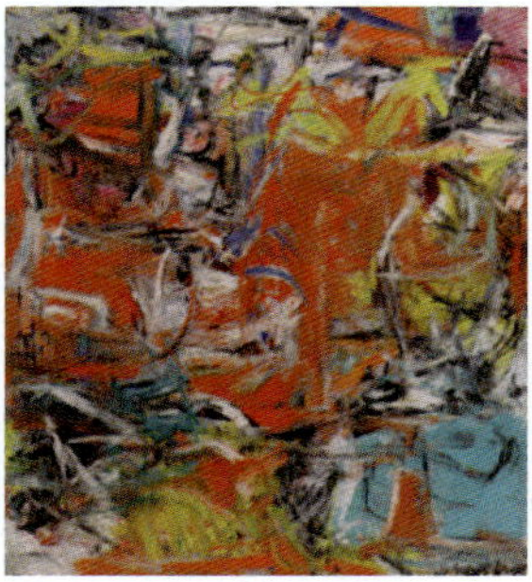

Composition, W. de Kooning, 1955

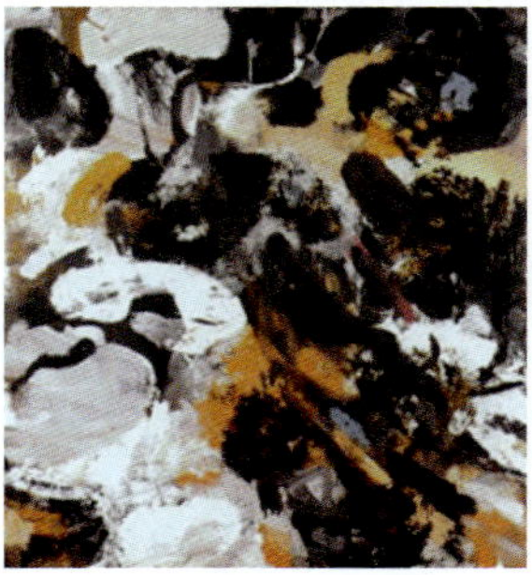

Boon, J. Brooks, 1957

Voir dans cet ouvrage :
Maladie d'Alzheimer

Personnalités atteintes :
Emile Michel Cioran, Ronald Reagan, Charles Bronson…

Pour plus d'informations :
http://www.medecine-des-arts.com/fr

Signe(s) cardinaux de l'arthrose : POGO (4)	• **Définition :** 4 signes radiologiques : 1. **P**incement de l'interligne articulaire interne 2. **O**stéophytose marginale 3. **G**éodes sous chondrales 4. **O**stéocondensation des berges articulaires.
Signe(s) cardinaux de Trillat : BD HS	• **Définition :** 1. **B**locages aigus douloureux (par luxation de l'anse de seau, blocages en demi flexion avec extension passive limitée mais flexion normale) 2. **D**ouleur / impression de dérangement interne ou externe 3. **H**ydarthrose récidivante (réaction inflammatoire témoin d'une souffrance) 4. **S**ensation d'instabilité → dérobement du genou/chute. • **Etiologie :** Lésion méniscale du genou.
Signe(s) d'Argyll Robertson : (2)	• **Définition :** 1. Abolition du réflexe photomoteur, la pupille de l'œil atteint est en myosis. 2. Conservation de la réaction d'accommodation (contraction des pupilles en même temps que les muscles du cristallin lors de la mise au point focale à la distance). • **Etiologies :** 1. Neurosyphilis 2. Lupus 3. Diabète sucré 4. Encéphalopathie de Gayet Wernicke
Signe(s) d'acidose métabolique : (3)	1. Dyspnée de Kussmaul 2. Syndrome confusionnel (avec ou sans obnubilation) ou coma calme 3. Douleurs abdominales, nausées, vomissements.
Signe(s) d'anémie : TAC PD (5)	1. **T**achycardie 2. **A**sthénie 3. **C**éphalées/vertiges 4. **P**âleur cutanée et à l'intérieur des paupières 5. **D**yspnée.
Signe(s) d'AOMI : (7)	1. Claudication intermittente, douloureuse et survenant à l'effort au bout d'un périmètre de marche, cédant à l'arrêt de l'effort 2. Pas d'argument pour une claudication médullaire (syndrome pyramidal, faiblesse des MI, troubles sphinctériens) 3. Pas d'argument pour une claudication radiculaire (canal lombaire étroit avec syndrome neurogène périphérique et abolition des ROT, troubles sphinctériens) 4. Douleur de décubitus 5. Dysfonction érectile 6. Abolitions des pouls 7. Trouble trophique (ulcère, peau ischémique, gangrène si surinfection).

Signe(s) d'encéphalo pathie : **A 4C** **(5)**	1. **A**couphènes 2. **C**éphalées 3. **C**onfusion 4. **C**onvulsion, Coma 5. **C**ycle nycthéméral inversé.
Signe(s) d'engagement cérébral : **TIM Convulse Hyper Mal** **(6)**	1. **T**rouble du rythme, Trouble de la fréquence respiratoire 2. **I**nstabilité hémodynamique (bradycardie…) 3. **M**ydriase unilatérale 4. **C**rises convulsives 5. **H**yperthermie, **H**oquet 6. **M**ouvements d'enroulement.
Signe(s) d'engagement temporal : **H^3AT** **(5)**	1. **H**émiparésie **controlatérale** par atteinte du faisceau pyramidale 2. **H**ypertonie de décérébration unie ou bilatérale = mouvements d'enroulement 3. **H**oquet 4. **A**nisocorie avec mydriase paralytique unilatérale **homolatérale** 5. **T**roubles de la conscience, de la vigilance et troubles ventilatoires.
Signe(s) d'hémolyse : **ASHH** **(4)**	1. **A**nasarque 2. **S**plénomégalie 3. **H**épatomégalie 4. **H**ématurie.
Signe(s) d'HTA : **Ce Vertige Troublant, Palpitant et Fatiguant A Bien Saigné** **(8)**	1. **C**éphalées 2. **V**ertiges 3. **T**roubles visuels 4. **P**alpitations 5. **F**atigue, somnolence (= Asthénie, somnolence) 6. **A**symptomatique (souvent) 7. **B**ourdonnement dans les oreilles = acouphènes 8. **S**aignement du nez = épistaxis.
Signe(s) d'hypercalcémie : **(17)**	• **Signes neurologiques :** (4) 1.Troubles de la vigilance, coma 2.Céphalées 3.Confusion 4.Convulsions. • **Signes cardiaques :** (4) 1.Hypertension artérielle 2.Tachycardie 3.Choc, collapsus 4.Troubles du rythme, arrêt cardiaque. • **Signes digestifs :** (4) 1.Douleurs abdominales (épigastrique +) 2.Nausées / vomissements 3.Constipation 4.Anorexie.

	• **Signes rénaux :** (3) 1. Syndrome polyuro-polydipsique 2. Insuffisance rénale (par DEC) 3. Lithiases rénales. • **Signes généraux :** (2) 1. Asthénie 2. DEC (mécanisme insuffisance rénale). • **Signes ECG : Ta Raquette Plate Perd son Rythme** 1. Tachycardie 2. ↘ **QT** 3. Aplatissement des **ondes T** 4. ↗ **PR** 5. Troubles du rythme ou de la conduction.
Signe(s) d'hypercapnie : **L'HTA de CeSAR Trouble Sa Conscience** **(8)**	1. **HTA** 2. **Cé**phalées 3. **S**ueurs 4. **A**stérix = flapping tremor 5. **R**alentissement psychomoteur 6. **T**achycardie, tremblement 7. **S**omnolence 8. **C**onfusion mentale, coma.
Signe(s) d'hyper corticisme : **(12)**	• **Signes cliniques :** 1. Obésité du visage et du tronc 2. Signes d'hyper-catabolisme : peau fine, vergetures violines, ecchymoses, contusions sans traumatisme visible, faiblesse musculaire proximale avec amyotrophie, ostéoporose inexpliquée 3. Prise de poids 4. Ralentissement de la courbe de croissance chez l'enfant 5. Asthénie 6. HTA 7. Acné, un hirsutisme 8. Des irrégularités menstruelles, une libido diminuée, une dysfonction érectile 9. Troubles neuropsychologiques : dépression, irritabilité, troubles du sommeil, déficit cognitif… 10. Susceptibilité accrue aux infections. • **Signes biologiques :** 1. Hypokaliémie 2. Intolérance au glucose.
Signe(s) d'hyperglycémie : D PAPA **(5)**	• **Syndrome cardinal :** 1. **D**éshydratation 2. **P**olyuro-Polydipsie 3. **A**sthénie 4. **P**olyphagie 5. **A**maigrissement.

Signe(s) d'hyperkaliémie : **(2) + (1)**	• **Signes musculaires :** (2) 1. Paresthésie puis paralysie 2. Faiblesse musculaire. • **Signes digestifs :** (1) 1. Nausées/vomissements. • **Signes ECG : La Tête pointue du grand PèRe élargit le Cul de RS qui BAV Vite. Il Diminue et Aplatit ses Pets Sans Arrêt** 1. **Ondes T** pointues, amples, symétriques = troubles de la repolarisation 2. ↗ **PR** = troubles de la conduction auriculo ventriculaire 3. Elargissement du QRS = troubles de la conduction ventriculaire et **BAV3 +++** 4. « Vite » = Tachycardie 5. « Diminue » = ↘ **QT** 6. Aplatissement des **ondes P** 7. « Sans » = aSystolie 8. « Arrêt » = Arrêt cardiaque.
Signe(s) d'hyper métabolisme **DD est Fébrile et A des Sueurs** **(5)**	1. **D**éshydratation 2. **D**iarrhée sévère 3. **F**ièvre 4. **A**maigrissement très rapide 5. **Sueurs** profuses.
Signe(s) d'hyperpara-thyroïdie **Terre De France** **+** **TOM Va Bien Mal** **(3) + (6)**	• **Tableau clinique : Terre De France** 1. **T**uméfactions 2. **D**ouleurs osseuses calmées par le repos 3. **F**ractures pathologiques « spontanées ». • **Tableau radiologique : TOM Va Bien Mal** 1. **T**assements vertébraux 2. **O**stéite fibrokystique 3. **M**ains : résorption des houppes phalangiennes 4. **V**oûte crânienne : ostéoporose granuleuse 5. **B**assin-fémurs : stries de Looser-Milkmann 6. **M**âchoires : disparition des lamina dura.
Signe(s) d'HyperTension Portale (HTP) : **SACS** **(4)**	1. **S**plénomégalie 2. **A**scite 3. **C**irculation veineuse collatérale 4. **S**yndrome hyperkinétique (hyperactivité). • **Etiologies :** 1. Thrombose de la veine porte 2. Compression portale 3. Cirrhose 4. Métastases hépatiques 5. Schistosomiases

Signe(s) d'hyperthyroïdie : **TATAS Hyper chaude** **(6)**	1. **T**roubles cardiaques : Tachycardie voire parfois rythme irrégulier 2. **A**sthénie 3. **T**roubles psychologiques : agitation, nervosité, tremblement… 4. **A**maigrissement contrastant avec un appétit conservé, voire augmenté 5. **S**oif permanente avec augmentation des mictions (polyurie-polydipsie) 6. **Hyper**sudation, avec parfois des attitudes d'évitement de la chaleur.
Signe(s) d'hyperviscosité : **Ce Vertige Pa FAT** **(6)**	1. **C**éphalées 2. **V**ertiges 3. **Pa**resthésies, Prurit à l'eau 4. **F**lou visuel 5. **A**couphènes = bourdonnement dans les oreilles 6. **T**roubles de la conscience.
Signe(s) d'hypocalcémie : **(4) + (3) + (2)**	• **Signes neurologiques :** (4) 1. Paresthésies, fasciculations 2. Signe de trousseau (main accoucheur) 3. Tétanies 4. Crises convulsives. • **Signes cardiovasculaires :** (3) 1. Hypotension artérielle 2. Insuffisance cardiaque 3. Troubles du rythme, arrêt cardiaque. • **Signes psychiatriques :** (2) 1. Anxiété 2. Dépression.
Signe(s) d'hypocalcémie : **(4) + (3) + (2)**	• **Signes neurologiques :** (4) 1.Paresthésies, fasciculations 2.Signe de trousseau (main accoucheur) 3.Tétanies 4.Crises convulsives. • **Signes cardiovasculaires :** (3) 1.Hypotension artérielle 2.Insuffisance cardiaque 3.Troubles du rythme, arrêt cardiaque. • **Signes psychiatriques** : (2) 1.Dépression 2.Anxiété. • **Signes ECG :** 1.↗ du segment **ST** et de l'intervalle **QT** sans modification de l'onde T 2.Troubles du rythmes = torsades de pointes sur ↗ **QT.**

Signe(s) d'hypoglycémie : **PP A D Bouffées de chaleur + des Sueurs et Tachycarde Il Tremble de Faim** **(10) + (7) + (6)**	• **Signes neurovégétatifs = adrénergique :** (10) 1. **P**âleur +++ 2. **P**alpitations 3. **A**nxiété, Irritabilité 4. **D**ouleurs abdominales 5. **B**ouffées de chaleur 6. **S**ueurs +++ 7. **T**achycardie 8. **I**rritabilité 9. **T**remblement 10. **F**aim. • **Signes de neuroglucopénie :** (7) 1. Céphalées 2. Faim brutale et Fatigue 3. Convulsions, Confusion 4. Troubles de la concentration, du comportement 5. Troubles moteurs : paralysie faciale, péribuccale 6. Troubles sensitifs : paresthésie 7. Troubles visuels : diplopie binoculaire horizontale 8. Babinski bilatéral. • **Signes de coma hypoglycémique :** (6) 1. Un début brutal 2. Une profondeur variable 3. Un coma agité 4. Des sueurs profuses 5. Des signes d'irritation pyramidale (Babinski) 6. Une hypothermie.
Signe(s) d'hypokaliémie : **(3) + (2) + (3)**	• **Signes musculaires :** (3) 1.Crampes 2.Myalgies 3.Faiblesse musculaire voire paralysie. • **Signes digestifs :** (2) 1.Constipation 2.Iléus paralytique. • **Signes rénaux :** (3) 1.SUPD 2.Alcalose métabolique 3.Néphropathie interstitielle chronique. • **Signes ECG : T'aplati Hugh Grant Sous Cette Tornade** 1.**Ondes T** aplaties, et inversées si hypokaliémie sévère 2.Apparition **d'ondes U** amples et positives dominant l'onde T

	3.➚ **QT** 4.Sous décalage **ST** 5.Torsade de pointe (arythmies auriculaires → FA et/ou ventriculaires).
Signe(s) d'hypo-métabolisme: **Mais C Froid et C Sec** **(5)**	1. **M**énorragies 2. **C**rampes 3. **F**rilosité 4. **C**onstipation 5. **S**ècheresse cutanée.
Signe(s) d'hypothyroïdie : **PP en CDD** **Mais C Froid et C Sec** **(6) + (5) + (3) + (2) + (1)**	• **Atteinte cutanée et des phanères :** (6) **C PP en CDD** 1. **C**heveux secs et cassants 2. **P**eau pâle ou jaunâtre 3. **P**eau sèche 4. **C**yanose des lèvres 5. **D**iminution de la transpiration 6. **D**épilation. • **Signes d'hypométabolisme :** (5) **Mais C Froid et C Sec** 1. **M**énorragies 2. **C**rampes 3. **F**rilosité 4. **C**onstipation 5. **S**ècheresse cutanée. • **Signes endocriniens :** (3) 1. Troubles des règles : oligoménorrhée, ménorragies, anovulation 2. Galactorrhée (rare) 3. Trouble de la libido. • **Atteintes neuromusculaires :** (2) 1. Enraidissement, crampes et myalgies, 2. Plus rarement : tendinites, arthralgies, neuropathies périphériques, syndrome cérébelleux. • **Myxœdème cutanéomuqueux :** infiltration de la face dorsale des mains et pieds, des paupières et de l'ensemble du visage, pouvant donner un aspect de faciès lunaire - infiltration laryngée avec voix rauque, de la trompe d'Eustache avec hypoacousie, de la langue avec macroglossie et ronflements - syndrome du canal carpien.
Signe(s) d'hypoxémie : **(3)**	• **Définition :** La pression partielle du sang artériel en O_2 (PaO2) est < à 80 mmHg et la saturation de l'hémoglobine en oxygène (SaO2) est < à 95 %. Hypoxémie profonde = PaO2 < 60 mmHg en air ambiant.

	• **Tableau clinique :** 1. Tachycardie, hypotension artérielle 2. Cyanose : Signe principal mais tardif 3. Troubles neurologiques : Agitation, agressivité, coma 4. Troubles du rythme, aggravation d'une myocardiopathie 5. Vasoconstriction cutanée 6. Rétention sodée.
Signe(s) d'insuffisance cardiaque : **(5) + (5)**	• **Droite :** (5) 1. Turgescence jugulaire 2. Reflux hépato jugulaire 3. Hépatomégalie, hépatalgie d'effort 4. Œdème des membres inférieurs ou des lombes (allongé) 5. Eclat du B2 à l'auscultation cardiaque = Signe de Harzer. • **Gauche :** (5) 1. Prise de poids, OAP 2. Dyspnée (classification NYHA), essoufflement, orthopnée 3. Crépitants 4. Asthénie 5. Galop proto-diastolique B3 ou pré systolique B4. • **Signes radiologiques d'insuffisance cardiaque :** (4) 1. Epanchement pleural 2. Syndrome alvéolo-interstitiel 3. Redistribution vasculaire 4. Cardiomégalie.
Signe(s) d'insuffisance cardiaque globale : CIC (3)	1. **C**ongestion pulmonaire 2. **I**nsuffisance circulatoire (teint gris, marbrures, pouls filants, hypotension). 3. **C**ongestion veineuse
Signe(s) d'insuffisance hépato cellulaire (IHC) : **(3) + (3) + (3) + (3)**	1. Ictère 2. Ascite et asthénie 3. Encéphalopathie hépatique (**A 4C**) et inversion du rythme nycthéméral. • **Signes hémorragiques :** (3) 1. Ecchymoses 2. Epistaxis 3. Saignements gingivaux. • **Signes dermatologiques :** (3) 1. Erythrose palmaire 2. Angiome stellaire 3. Hippocratisme digital, ongles blancs.

	• **Signes endocrinologiques :** (3) **GAI** 1. **G**ynécomastie 2. **A**trophie mammaire et stérilité chez les femmes 3. **I**mpuissance chez les hommes.
Signe(s) d'insuffisance rénale aiguë : (4)	1. Céphalées 2. Nausées / vomissements 3. Diarrhées 4. Troubles visuels.
Signe(s) d'insuffisance veineuse : (5)	1. Douleurs sur les trajets veineux superficiels, phlébalgies 2. Lourdeurs, pesanteurs, fatigabilité des jambes 3. Crampes nocturnes 4. Œdèmes 5. Varices (= gènes esthétiques).
Signe(s) d'insuffisance veineuse : (7)	1. Douleurs ou lourdeurs des jambes (à prédominance vespérale, survenant après une position debout prolongée et s'améliorant en position allongée, par surélévation des jambes ou au contact avec du froid) 2. Oedème des membres inférieurs, surtout localisés au niveau des mollets et des chevilles (blancs, mous, et prennent le godet) 3. Télangiectasies et varices 4. Dermite ocre (extravasation des GR et dépôt du fer dans le derme) 5. Atrophie blanche (petits points blancs) 6. Lipodermatosclérose (plaques indurées, scléreuses) 7. Ulcère veineux qui est indolore (≠ ulcère artériel).
Signe(s) d'ischémie aiguë des MI : (6)	1. Douleur des MI de survenue brutale, palpation douloureuse 2. Impotence totale fonctionnelle 3. Abolition d'un ou de plusieurs pouls 4. Le membre est froid, blanc, allongement du TRC 5. Rhabdomyolyse (hyperkaliémie menaçante → ECG, acidose métabolique, insuffisance rénale organique par NTA) 6. Recherche de signes de gravité neurologiques (déficit moteur, hypoesthésie) et/ou cutanés (nécrose, troubles trophiques).
Signe(s) de Hoffmann :	• **Définition :** Le relâchement brusque d'une flexion forcée du majeur entraîne une flexion de l'index et du pouce. • **Etiologie :** Lésion pyramidale. Equivalent du Babinski mais au membre supérieur. Voir aussi le signe de Babinski et le signe de Rossolimo.

Signe(s) de Lust :	• **Définition :** La percussion du nerf sciatique poplité externe entraîne une contraction de la loge antéro externe de la jambe (péroniers latéraux). • **Etiologie :** Spasmophilie, hyperexcitation neuromusculaire.
Signe(s) de Rossolimo :	• **Définition :** Flexion des orteils à la percussion de la face plantaire de la $2^{\text{ème}}$ phalange. • **Etiologie :** Lésion pyramidale. Voir aussi le signe de Babinski et le signe d'Hoffmann.
Signe(s) de Trousseau :	• **Définition :** Le brassard gonflé au-dessus de la pression systolique (occlusion de l'artère brachiale) pendant dix minutes entraîne une contraction spastique des fléchisseurs du carpe, des phalanges et des muscles extenseurs des doigts dit "en main d'accoucheur". • **Etiologies :** 1. Tétanie 2. Spasmophilie 3. Hypocalcémie 4. Carence en vitamine D.
Signe(s) de Babinski :	• **Définition :** Réflexe cutané plantaire pathologique : Extension lente et majestueuse du gros orteil à la stimulation cutanée par frottement du bord externe du pied avec une pointe mousse. Accompagné de l'éventail de Dupré (écartement des autres orteils). • **Etiologie :** Atteinte pyramidale. Voir aussi le signe d'Hoffmann et le signe de Rossolimo.
Signe(s) de Berger :	• **Définition :** Attitude irréductible de l'épaule en **aBDuction rotation externe.** • **Etiologie :** Se retrouve en cas de luxation gléno humérale antérieure (= antéro interne).
Signe(s) de Bloomberg :	• **Définition :** Douleur à la décompression brutale de la fosse iliaque droite. • **Etiologie :** Appendicite ou cholécystite. A comparer avec le signe de Mac Burney, de Drachter, de Rovsing.
Signe(s) de Bonnier :	• **Définition :** Perception du son très à distance de l'oreille atteinte par exemple avec le diapason posé sur la rotule ou le tibia. • **Etiologie :** Evocateur d'ankylose stapédo-vestibulaire comme dans l'otospongiose (lésion de l'oreille moyenne).
Signe(s) de Brudzinski :	• **Définitions :** ○ Flexion involontaire des membres inférieurs entraînée par celle de la nuque. ○ Flexion du membre **controlatéral** lors de la flexion passive du membre inférieur étendu. • **Etiologie :** Syndrome méningé.

Signe(s) de Budin :	• **But :** Permet de différentier une lymphangite d'une galactophorite chez la femme qui allaite. • **Définition :** On dépose du lait sur une compresse, si une auréole de pus se forme alors il s'agit d'une galactophorite pré suppurative. • **Etiologie :** Galactophorite.
Signe(s) de Cabrera :	• **Définition :** Signe électrique. Crochetage de 50 ms de la branche ascendante de S en V3 ou V4 avec association d'un bloc de branche gauche. • **Etiologie :** Nécrose antérieure. **Ce signe est Sp mais peu Se (50%).**
Signe(s) de Campbell :	• **Définition :** Raccourcissement inspiratoire du segment sus sternal de la trachée (de 3 à 5 cm). • **Etiologie :** 1. Syndromes obstructifs (BPCO...) 2. Descente à l'inspiration du cartilage de la thyroïde dans le thorax.
Signe(s) de Caroli :	• **Définition :** Après disparition de la douleur produite par le signe de Murphy, reproduction de celle-ci par la palpation de l'hypochondre droit. • **Etiologie :** Colique hépatique.
Signe(s) de Carvalho :	• **Définition :** Augmentation du souffle holosystolique à l'inspiration profonde et diminution à l'expiration, au niveau de l'appendice xiphoïde. L'inspiration profonde majore le retour veineux. • **Etiologie :** Insuffisance tricuspidienne.
Signe(s) de Charcot Marie :	• **Définition :** Tremblement fin et rapide généralisé. • **Etiologie :** Goitre exophtalmique.
Signe(s) de Charles Bell :	• **Définition :** Lors de la tentative de fermeture des paupières, l'œil reste ouvert et on observe un déplacement du globe oculaire en haut et en dehors. • **Etiologies :** Paralysies faciales périphériques.
Signe(s) de Chevassu :	• **Définition :** Pincer l'épididyme avec les doigts. • **Etiologie :** Quand le pincement de la tête de l'épididyme est possible la tumeur est de nature cancéreuse (Chevassu positif = en faveur d'un cancer du testicule). Si le pincement de la tête de l'épididyme n'est pas possible (Chevassu négatif) alors il s'agit plutôt d'une orchi épididymite ou d'une hématocèle.
Signe(s) de Chiray :	• **Définition :** Douleur à la palpation de la région vésiculaire. • **Etiologie :** Lithiase vésiculaire.

Signe(s) de choc : **(4) + (3) + (2)**	• **Insuffisance circulatoire :** (4) 1. Marbrures (surtout aux genoux) 2. Oligurie, anurie 3. Extrémités froides, cyanosées 4. Pâleur, teint cireux. • **Insuffisance respiratoire :** (3) 1. Douleur thoracique 2. Dyspnée à type de polypnée (FR > 30) 3. Signes de lutte (balancement thoraco abdominal, battement des ailes du nez, tirage musculaire...). • **Hémodynamique :** (2) 1. Tachycardie (précoce) 2. Hypotension (plus tardif, PAS < 90 mmHg ou une baisse d'au moins 30 % de la PA de base chez un hypertendu connu). • **Etiologies :** 1. Baisse du débit cardiaque : choc cardiogénique 2. Baisse du volume sanguin circulant : choc hypovolémique 3. Baisse du tonus vasculaire : choc vasoplégique / anaphylactique 4. Baisse de l'extraction de l'oxygène : choc septique.
Signe(s) de Chvostek :	• **Définition :** Contraction de la joue et de la partie médiane de la lèvre supérieure à la percussion percutanée. • **Etiologies :** Carence en calcium, en vitamine D, en magnésium ou tétanie.
Signe(s) de Collet :	• **Définition :** Retard d'occlusion palpébrale lors de la fermeture rapide et répétée des yeux (la paupière du côté paralysé s'ouvre plus rapidement). • **Etiologie :** Paralysie faciale.
Signe(s) de Coopernail :	• **Définition :** Ecchymose périnéale. • **Etiologie :** Fracture pelvienne.
Signe(s) de Cruveilhier – Baumgarten :	• **Définition :** Dilatations veineuses ombilicales en tête de méduse • **Etiologie :** Hypertension portale.
Signe(s) de Cullen :	• **Définition :** Coloration bleutée péri-ombilicale signant un hémopéritoine possiblement en faveur d'une : • **Etiologies :** 1. Pancréatites +++ 2. Rupture de rate (traumatique ou non) 3. Rupture de trompe utérine sur GEU 4. Lymphomes, tumeur hépatique ou métastase 5. Fissure d'anévrysme aortique

Signe(s) de Dalrymphe :	• **Définition :** Rétraction palpébrale supérieure (la paupière est moins visible sur le dessus de l'œil). • **Etiologies :** Signe de thyrotoxicose.
Signe(s) de Darier :	• **Définition :** Typiquement observé lors du frottement d'une lésion cutanée suspecte de mastocytose. Celui-ci provoque l'apparition rapide d'un érythème, d'un œdème localisé et parfois d'un prurit (démangeaison). • **Etiologie :** Mastocytose.
Signe(s) de De Bakey :	• **But :** Utilisé pour le diagnostic d'anévrisme de l'aorte abdominale. • **Définition :** Si l'on peut placer le tranchant de la main entre la partie supérieure de la masse battante et le bord costal inférieur gauche, le signe de De Bakey est dit positif. • **Etiologie :** Anévrisme de l'aorte abdominale sous rénal.
Signe(s) de De Graefe :	• **Définition :** Asynergie oculo-palpébrale en regardant vers le bas. • **Etiologie :** Ophtalmopathie dysthyroïdienne dans la maladie de Basedow ou plus rarement dans la thyroïdite d'Hashimoto.
Signe(s) de DEC : **PP T Hypo et Oligo (1 à 5)** **(10)**	1. **P**erte de poids +++ 2. **P**li cutané 3. **T**achycardie et TRC augmenté (> 3s) 4. **Hypo**tension 5. **Olig**urie 6. Hémoconcentration (hyperprotidémie, augmentation de l'Ht) 7. Yeux creux, cernés, hypotonie des globes oculaires 8. Veines jugulaires plates 9. Fontanelles creuses 10. Alcalose métabolique de contraction.
Signe(s) de Demelin :	• **Définition :** La tête fœtale est engagée lorsque l'index introduit perpendiculairement à la face antérieure de la symphyse pubienne (parallèlement au bord inférieur de celle-ci) vient buter contre la présentation. A comparer avec le signe de Faraboeuf.
Signe(s) de Dennie Morgan :	• **Définition :** Pigmentation infra orbitaire avec existence d'un second repli sous la paupière inférieure de l'œil. • **Etiologie :** Dermatite atopique.

Signe(s) de détresse respiratoire aiguë : **C PRST** **(5)**	1. **C**yanose 2. **P**olypnée (FR > 30) / bradypnée (FR < 10) 3. **R**espiration abdominale paradoxale = balancement thoraco abdominal 4. **S**ueurs 5. **T**irage et mis en jeu des muscles respiratoires accessoires
Signe(s) de DIC = Hypernatrémie : **C FAT + PS3** **(4) + (4)**	• **Signes neurologiques :** (4) **C FAT** 1. **C**rise convulsive, état de mal épileptique 2. **F**ièvre d'origine centrale 3. **A**sthénie, Somnolence 4. **T**roubles de la vigilance, coma. • **Signes généraux :** (4) **PS3** 1. **P**erte de poids. 2. **S**oif parfois intense 3. **S**écheresse des muqueuses 4. **S**PUPD en cas de cause rénale.
Signe(s) de Drachter :	• **Définition :** Douleur provoquée au niveau de la fosse iliaque droite suite à la percussion du talon. • **Etiologie :** Appendicite. A comparer avec le signe de Mac Burney, de Bloomberg, de Rovsing.
Signe(s) de Drehmann :	• **Définition :** Rotation externe parasite de la hanche augmentant à la flexion. • **Etiologie :** Pathognomonique d'une épiphysiolyse des hanches.
Signe(s) de Ewart :	• **Définition :** Augmentation des vibrations vocales dans le lobe supérieur gauche pulmonaire • **Etiologie :** Tamponnade cardiaque.
Signe(s) de Faraboeuf :	• **Définition :** La tête fœtale est engagée lorsque seuls 2 doigts trouvent place entre le pole fœtal descendant et le plan sacro-coccygien. A comparer avec le signe de Demelin.
Signe(s) de focalisation : **(3)**	• **Définition :** Signifie une atteinte de l'encéphale à un endroit précis ou un processus expansif intracrânien. • **Rechercher :** 1. Déficit moteur : monoplégie, hémiplégie ou sensitif 2. Paralysies des paires crâniennes 3. Mouvements anormaux (tremblements, myoclonies).
Signe(s) de Froment :	• **Définition :** Difficulté à maintenir une feuille de papier entre le pouce et l'index. • **Etiologie :** Atteinte de l'innervation du muscle a**DD**ucteur du pouce par lésion du nerf ulnaire (cubital), dans une plaie de la main par exemple.

Signe(s) de Gowers :	**= Signe du Tabouret** • **Définition :** Utilisation en plusieurs étapes, des mains et des bras pour passer de la position agenouillée à la position debout, en raison du manque de force des muscles des hanches et des cuisses. • **Etiologies :** 1. Dystrophie musculaire de Duchenne 2. Myopathie centro nucléaire 3. Dystrophie myotonique 4. Maladie de Cushing 5. Hyperthyroïdie
Signe(s) de Grey Turner :	• **Définition :** Ecchymoses des flancs ou de l'abdomen ; même valeur sémiologique que le signe de Cullen. • **Etiologies :** hémopéritoine sur : 1. Pancréatites +++ (signe de gravité) 2. Rupture de rate (traumatique ou non) 3. Rupture de trompe utérine sur grossesse extra-utérine 4. Lymphomes, tumeur hépatique, métastases 5. Fissure d'anévrysme aortique.
Signe(s) de grossesse : **L'APHP M'a Nommé** **(6)**	1. **L**abilité émotionnelle 2. **A**ménorrhée 3. **P**ollakiurie 4. **H**ypersialorrhée 5. **P**ollakiurie (encore et encore !) 6. **M**astodynie 7. **N**ausées matinales.
Signe(s) de Harzer :	**= Eclat du B2.** • **Définition :** Palpation d'un choc de pointe au niveau de l'épigastre en plaçant son pouce sur la xiphoïde du patient, et en lui demandant d'inspirer profondément. • **Etiologie :** 1. Insuffisance cardiaque droite 2. HTAP 3. Choc obstructif 4. EP.
Signe(s) de HEC : **(4)**	• **Si secteur interstitiel :** Œdèmes périphériques généralisés, déclives, blanc, mou, indolore, prenant le signe du godet. • **Si épanchement des séreuses :** Epanchement péricardique, pleural, péritonéal (ascite), on parle alors d'anasarque. • **Si secteur vasculaire :** 1. HTA 2. OAP. • **Dans tous les cas :** une prise de poids.

Signe(s) de HIC = Hyponatrémie : **(4) + (2) + (2)**	• **Signes neurologiques :** (4) **TOCC** 1. **T**roubles de la vigilance, coma 2. **O**bnubilation 3. **C**éphalées, confusion 4. **C**rises convulsives, état de mal épileptique. • **Signes digestifs :** (2) 1. Nausées, vomissements 2. Anorexie (par potomanie). • **Signes généraux :** (2) 1. Prise de poids modérée 2. Absence de soif voire dégoût de l'eau.
Signe(s) de Homans :	• **Définition :** Douleur provoquée du mollet à la dorsiflexion du pied. C'est un signe recherché à l'examen clinique lors d'une suspicion de thrombose veineuse profonde, mais il ne peut pas faire le diagnostic. • **Etiologie :** Phlébite du membre inférieur. **Peu Se et peu Sp.**
Signe(s) de Hoover :	• **Définition :** Il se recherche en observant la partie inférieure du thorax à l'inspiration. Normalement le diamètre transversal de la partie inférieure du thorax augmente. Ce signe est positif lorsque le diamètre transversal diminue (les parois thoraciques se rapprochent au lieu de s'écarter). • **Etiologie :** BPCO (grave).
Signe(s) de Kernig :	• **Définition :** Il se recherche en pliant les cuisses sur le bassin, jambes et genoux en extension. Une douleur apparaît, s'opposant au maintien en extension des genoux et obligeant le patient à fléchir les jambes sur les cuisses. • **Etiologie :** Syndrome méningé.
Signe(s) de Köplik :	• **Définition :** Présence de petites taches blanchâtres et bleuâtres, légèrement surélevées, de 2 à 3 mm de diamètre, sur fond érythémateux souvent en regard des 1ères molaires • **Etiologie :** Signe « pathognomonique » de la rougeole.
Signe(s) de Kussmaul :	• **Définition :** Distension des veines jugulaires à l'inspiration par augmentation du remplissage du VD au prix d'une élévation de la • **Etiologie :** Tamponnade cardiaque et insuffisance cardiaque droite.
Signe(s) de l'épaulette :	• **Définition :** Saillie de l'acromion. • **Etiologie :** Signe de luxation gléno humérale antérieure (= antéro interne).
Signe(s) de la bougie :	• **Définition :** Le grattage d'une lésion provoque un détachement compact de squames. • **Etiologie :** Psoriasis.

Signe(s) de la clé :	• **But :** Permet de mettre en évidence une ostéonécrose aseptique de la hanche. • **Définition :** Membre inférieur détendu mains de l'examinateur sur la cuisse et la jambe du patient exécutant des mouvements de rotation interne et externe du membre inférieur. • **Etiologie :** Ostéonécrose aseptique de la hanche.
Signe(s) de la cocktail party :	• **Définition :** Gêne auditive révélée ou aggravée en milieu bruyant et dans les conversations à plusieurs personnes. • **Etiologie :** Surdité de perception.
Signe(s) de la corde :	• **Définition :** Veine corticale thrombosée hyperdense spontanée au scanner non injecté. • **Etiologie :** Thrombophlébite cérébrale.
Signe(s) de la dent longue :	• **Définition :** Sensation d'une « dent longue » ou « élastique » (douleur provoquée par le contact de la langue ou de la dent antagoniste). • **Etiologie :** Desmodontite aiguë.
Signe(s) de la fistule :	• **Définition :** Déclenchement d'un nystagmus ou d'un vertige, par pression du tragus sur le conduit auditif externe, cette pression ayant provoqué une modification de la pression dans le conduit auditif externe. • **Etiologie :** Evoque une fistule labyrinthique.
Signe(s) de la main creuse (de Garcin) :	• **Définition :** On demande au sujet d'écarter fortement les doigts de la main en position verticale et coude fléchi. S'il existe un déficit moteur, le pouce ne peut se maintenir sur le plan des autres doigts et le 1er métacarpe se place en légère flexion, la paume prenant un aspect creux. • **Etiologie :** Permet de démasquer une hémiplégie.
Signe(s) de la manucure :	• **Définition :** Erythème péri-unguéal, douloureux à la mobilisation de l'ongle. • **Etiologie :** Dermatopolymyosite (connectivite).
Signe(s) de la marée :	• **Définition :** Se voit en nasofibroscopie, une bouchée déglutie disparaît dans l'hypopharynx puis réapparaît = équivalent rumination. • **Etiologie :** Pathognomonique d'un diverticule de Zenker.
Signe(s) de la silhouette :	• **Définition :** Signe radiologique : Si les bords séparant deux structures disparaissent alors cela signifie qu'elles sont situées dans le même plan. Il permet de préciser la localisation entre le médiastin antérieur et le médiastin moyen ou postérieur. Par exemple : une opacité du champ pulmonaire droite se confondant avec le massif cardiaque se situe dans le lobe moyen (même plan).

Signe(s) de la sonnette :	• **Définition :** Douleur radiculaire provoquée lors de la palpation d'une articulation postérieure. • **Etiologie :** Témoin d'un conflit disco-radiculaire.
Signe(s) de la tasse de café :	• **Définition :** Myoclonies matinales en pleines consciences, provoquant le reversement ou la chute de tasse de café au petit déjeuner. • **Etiologie :** Epilepsie myoclonique juvénile bénigne.
Signe(s) de Lachman :	• Voir manœuvre de Lachman.
Signe(s) de Lasègue :	• Voir manœuvre de Lasègue.
Signe(s) de Lasègue croisé :	• Voir manœuvre de Lasègue croisé.
Signe(s) de Laugier :	• **Définition :** Horizontalisation de la ligne bistyloïdienne. • **Etiologie :** Fracture de l'extrémité inférieure du radius en cas de déplacement postérieur ou antérieur.
Signe(s) de Léri :	• Voir manœuvre de Léri.
Signe(s) de Leser -Trélat :	• **Définition :** Efflorescence brutale de multiples kératoses séborrhéiques à caractère prurigineux. • **Etiologie :** Tumeur solide, le plus souvent un cancer de l'estomac ou un adénocarcinome colique, plus rarement un lymphome ou un cancer épidermoïde bronchique.
Signe(s) de Lhermitte :	• **Définition :** Sensation de décharge électrique le long du rachis et des membres, provoquée par la flexion du cou. • **Etiologie :** « Pathognomonique » d'une atteinte cordonale postérieure.
Signe(s) de localisations : **PP A PT** **(5)**	1. **P**aralysie oculomotrice (par atteinte du III, IV, VI) 2. **P**aralysie faciale (par atteinte du VII) 3. **A**taxie 4. **P**aralysie des membres 5. **T**roubles sensitifs.
Signe(s) de lutte respiratoire : **BB Tire En Geignant** **(5)**	1. **B**alancement thoraco abdominal 2. **B**attement des ailes du nez 3. **T**irage musculaire 4. **E**ntonnoir xiphoïdien 5. **G**eignement expiratoire.
Signe(s) de Mac Burney :	• **Définition :** Douleur à la palpation de la fosse iliaque droite. • **Etiologie :** Appendicite. A comparer avec le signe de Drachter, de Bloomberg, de Rovsing.
Signe(s) de Mac Murthy :	• **Définition :** Pression directe du nerf médian au poignet. • **Etiologie :** Syndrome du canal carpien.

Signe(s) de Marcus Gunn :	• **Définition :** Le RPM direct est réduit alors que le réflexe consensuel de l'œil atteint est conservé = NORMAL lorsqu'on éclaire l'œil saint (controlatéral). • **Exemple :** Atteinte de l'œil droit : o Le RPM direct de l'œil droit (lumière dans cet œil) est **DIMINUÉ** o Le RPM consensuel de l'œil droit (lumière dans l'œil gauche) est **NORMAL** o Le RPM direct et le consensuel de l'œil gauche sont conservés : on observe 2 pupilles en myosis. • **Etiologie :** NORB.
Signe(s) de Murphy :	• **Définition clinique :** Douleur à l'inspiration lorsque le médecin palpe profondément sous le rebord costal droit du patient, au niveau de la ligne médio claviculaire. La douleur l'empêche de terminer son inspiration. • **Définition échographique :** La technique est semblable mais les doigts du médecin sont remplacés par la sonde échographique. L'échographie permet de confirmer que la sonde est placée au niveau de la vésicule biliaire. • **Etiologie :** Cholécystite, angiocholite ou syndrome de Mirizzi.
Signe(s) de Musset :	• **Définition :** Accélération du rythme cardiaque (hyperpulsatilité artérielle) visible au niveau des carotides. Alfred de Musset aurait noté ce signe sur lui-même dans La Nuit de mai (il souffrait semble-t-il d'une insuffisance aortique post-syphilitique). • **Etiologie :** Insuffisance aortique.
Signe(s) de Nikolsky :	• **Définition :** Décollement cutané observé lors de la pression tangentielle ou du frottement de la peau à la base d'une lésion. • **Etiologies :** 1. Toxidermies graves comme la nécrolyse épidermique avec le syndrome de Lyell et le syndrome de Stevens Johnson 2. Pemphigus 3. Epidermolyse staphylococcique aiguë.
Signe(s) de Oudard :	• **Définition :** Cri méniscal d'Oudard : Le patient est en décubitus dorsal. Le genou est fléchi à 90°. L'examinateur palpe l'interligne fémoro-tibial et demande au patient de réaliser une extension progressive. Test positif si la pression déclenche une douleur vive. • **Etiologie :** Souffrance méniscale.

Signe(s) de Peaucier de Babinski :	• **Définition :** Absence de contracture du peaucier du côté atteint lors de l'ouverture contrariée de la mâchoire. • **Etiologie :** Paralysie faciale périphérique.
Signe(s) de Pemberton :	• **Définition :** Erythrose faciale dans la position « haut les mains » secondaire à une diminution du retour veineux jugulaire par compression goitreuse. Ne pas confondre avec un syndrome cave supérieur ! • **Etiologie :** Obstruction veineuse endothoracique.
Signe(s) de Phalen :	**Définition :** On demande au patient : 1. Soit de lever le bras et de plier le poignet en dirigeant la paume de la main vers l'avant-bras pendant une minute, 2. Soit d'adosser les deux mains l'une à l'autre et de les élever jusqu'à ce que les bras soient dans une ligne horizontale avec les coudes. • Si, en moins de 2 minutes, cette action provoque des fourmillements (paresthésies) dans le territoire du nerf médian alors il s'agit d'un syndrome du canal carpien. • **Etiologie :** Compression du nerf médian dans le canal carpien. Voir aussi signe de Tinel. • **Astuce : P** comme **P**lier = **P**halen.
Signe(s) de Prehn :	• **Définition :** Il se fait en soulevant d'une main le testicule dans le cadre d'une douleur testiculaire. • **Etiologie :** Si cela soulage la douleur, c'est une épididymite (signe de Prehn +) sinon c'est une torsion testiculaire (signe de Prehn -).
Signe(s) de Romanus :	• **Définition :** Erosion du coin antérieur de 2 corps vertébraux adjacents. • **Etiologie :** Signe radiologique que l'on peut retrouver dans la spondylarthrite ankylosante.
Signe(s) de Romberg :	• **Définition :** Debout talons joints, bras tendus puis fermer les yeux. Dans un **syndrome vestibulaire périphérique** le patient aura tendance à chuter du côté atteint du nerf = Romberg latéralisé. • Lors **d'un syndrome vestibulaire central** (atteinte pontique ou corticale), le patient n'arrivera pas à garder les bras tendus de façon stable. • **Etiologie :** Syndrome vestibulaire central ou périphérique.
Signe(s) de Rovsing :	• **Définition :** Douleur en fosse iliaque droite provoquée à la palpation de la fosse iliaque gauche. • **Etiologie :** Possible appendicite. A comparer avec le signe de Mac Burney, de Drachter, et de Bloomberg.

Signe(s) de Seidel :	• **Définition :** À la lampe à fente, on observe en lumière bleu-cobalt la dilution de la fluorescéine (préalablement instillée) par l'humeur aqueuse émanant de la plaie. • **Etiologie :** Perforation cornéenne.
Signe(s) de Smillie :	• **Manœuvre :** On pousse le bord interne de la patella vers le dehors, tandis que l'on fléchit lentement le genou. A un faible angle de flexion survient une appréhension, signe d'instabilité de la rotule. • **Etiologie :** Instabilité patellaire. Signe une atteinte de l'articulation fémoro patellaire. Rechercher également un signe de Zohlen ou un signe du rabot également en faveur.
Signe(s) de Sokolow :	• **Définition :** Signe électrique : Amplitude de l'onde S en V1 + amplitude de l'onde R en V5 ou V6 > 3.5 mV. • **Etiologie :** Hypertrophie ventriculaire gauche.
Signe(s) de Stemmer :	• **Définition :** Difficulté à pincer la peau de la face dorsale du 2ème orteil (peau empâtée et impossible à plisser). • **Etiologie :** Lymphœdème de membre inférieur.
Signe(s) de Tinel :	• **Définition :** Sensation de fourmillement ressentie dans la partie distale d'un membre lors de la percussion le long d'un nerf périphérique. • **Etiologie :** Compression du nerf médian dans le canal carpien. Voir aussi signe de Phalen. • **Astuce : T** comme mar**T**eau = **T**inel.
Signe(s) de Vincent :	• **Définition :** Hypo ou anesthésie dans le territoire du nerf alvéolo dentaire inférieur (lèvre inférieure). • **Etiologie :** Fracture de la portion dentée en arrière du foramen mentonnier.
Signe(s) de Weiss :	• **Manœuvre :** La percussion de l'angle externe de l'orbite entraine une contraction de l'orbiculaire des paupières. • **Etiologie :** Spasmophilie.
Signe(s) des anneaux de Kayser Fleischer :	• **Définition :** Les anneaux de Kayser-Fleischer sont deux formations arrondies de couleur jaune verdâtre, présentes à la périphérie de l'iris des yeux. Ils sont dus à l'accumulation de sels de cuivre dans le sang. • **Etiologie :** Maladie de Wilson.
Signe(s) des cils de Souque :	• **Définition :** A la fermeture forcée des paupières les cils apparaissent plus longs du côté paralysé. • **Etiologie :** Paralysies faciales périphériques (et parfois centrale, par manque de compensation des projections controlatérales des fibres sur le noyau supérieur du côté atteint).

Signe(s) du caddie :	• **Définition :** Douleur responsable d'une claudication radiculaire soulagée par la flexion antérieure du tronc (appui antérieur lors de la marche). • **Etiologie :** Canal lombaire rétréci.
Signe(s) du cinéma :	• **Définition :** Position assise prolongée ou montée-descente des escaliers provoquant une douleur unilatérale au niveau d'un genou, traduisant une origine fémoro patellaire. On peut aussi le retrouver dans le cadre d'une douleur projetée avec une pathologie initiale se situant au niveau de la hanche. • **Etiologie :** Douleur d'origine fémoro patellaire ou de la hanche. Rechercher aussi un signe du rabot et un signe de Zohlen.
Signe(s) du croisement :	• **Définition :** La veine rétinienne apparait écrasée au niveau du croisement artérioveineux, et dilatée en amont. Ceci correspond à un rétrécissement du calibre veineux par la paroi de l'artère artérioscléreuse, du fait d'une gaine adventicielle commune. • **Etiologie :** Artériosclérose.
Signe(s) du delta :	• **Définition :** Aspect de triangle vide dans le sinus longitudinal supérieur après injection de produit de contraste au scanner lié à absence de rehaussement du sinus veineux. • **Etiologie :** Thrombophlébite cérébrale.
Signe(s) du flot :	• **Définition :** La main refoule le liquide synovial du cul-de-sac sous quadricipital vers les condyles ce qui provoque un écartement des doigts (de l'autre main) posés de part et d'autre de la patella, permettant ainsi de détecter des épanchements minimes. • **Etiologie :** Epanchement articulaire dans le genou.
Signe(s) du glaçon :	• **Définition :** 1. Lorsqu'on donne une impulsion sur la paroi abdominale d'un patient en décubitus dorsal, le foie mobile dans le liquide d'ascite, est projeté en arrière, et revient vers l'avant, venant frapper la main de l'examinateur, de la même manière qu'un glaçon qu'on aurait lancé vers le fond d'un verre. → Mise en évidence d'un épanchement intra-abdominal, seulement si l'épanchement est suffisamment abondant. 2. Peut aussi mettre en évidence un épanchement dans le genou suite à un choc rotulien si appliqué sur la rotule. → **Test du choc rotulien.**

Signe(s) du lacet :	• **Définition :** Douleur postprandiale à l'antéflexion du tronc ou en décubitus dorsal, +/- toux. • **Etiologie :** RGO.
Signe(s) du peigne :	• **Définition :** Hyperesthésie du cuir chevelu lors du passage du peigne dans les cheveux. • **Etiologie :** Maladie de Horton.
Signe(s) du rabot :	• **Manœuvre :** Le sujet est en décubitus dorsal. Le thérapeute place ses mains de part et d'autre de la rotule. Il imprime une pression verticale sur la rotule puis la mobilise vers le haut et le bas sans relâcher la compression. • **Positivité :** L'apparition d'une douleur antérieure du genou. Des crépitations palpables et/ou une gêne peuvent accompagner la douleur. • **Etiologie :** Mise en évidence de rugosités articulaires fémoro-patellaires.
Signe(s) du rideau :	• **Définition :** Déplacement vers le haut et le côté sain de la paroi postérieure du pharynx lorsque le patient prononce la lettre « A ». • **Etiologie :** Atteinte du nerf IX, X et/ou XI.
Signe(s) du serment :	• **Définition :** Tremblement permanant des extrémités. • **Etiologie :** Hyperthyroïdie ou tremblement d'attitude.
Signe(s) du sillon :	• **En ORL – maxillo faciale :** Permet de distinguer une masse de la mandibule par le « sillon » qui existe entre les deux. • **En urologie – gynécologie :** Permet de distinguer une masse de l'utérus par le « sillon » qui existe entre les deux.
Signe(s) du tabouret :	• Voir signe de Gowers.
Signe(s) du trépied :	• **Définition :** Douleur d'une articulation sacro iliaque à la pression verticale par les paumes des mains posées sur le sacrum, le patient étant en décubitus ventral. • **Etiologie :** Spondylarthropathie.
Signe(s) du vilain petit canard :	• **Définition :** Lésion pigmentée suspecte, différente cliniquement des autres nævus. • **Etiologie :** Evocatrice de mélanome.
Signe(s) ou manœuvre de Zohlen :	• **Définition :** Douleur à l'extension contrariée de la rotule lors de la contraction du quadriceps. • **Etiologie :** Souffrance fémoro-patellaire. Rechercher aussi un signe du rabot et/ou un signe du cinéma.

Section 2 :
Les maladies

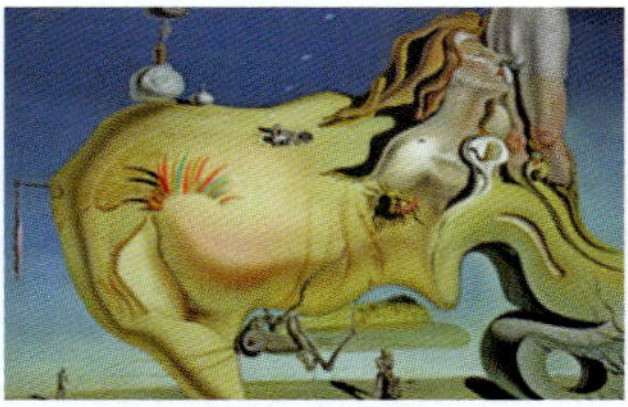

Le grand masturbateur,
S. Dali, 1929

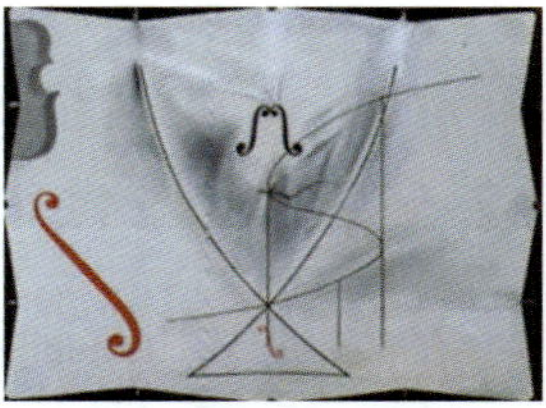

La queue d'aronde,
S. Dali, 1983

Une étude de 2092 peintures de sept artistes célèbres a permis de montrer que Salvador Dali et Norval Morrisseau étaient bien atteints d'une maladie de Parkinson.
L'analyse fractale de leurs tableaux confirme la maladie de parkinson. On retrouve «une hausse de la dimension fractale» au milieu de leur vie, et à l'approche de leurs 60 ans, un déclin de cette dimension fractale. La maladie de Parkinson a été diagnostiquée à 76 ans chez Salvador Dali lorsque sa main droite avait des tremblements ; quant à Morrisseau, il avait 65 ans lors du diagnostic !
L'analyse fractale a permis, dans certains cas, un diagnostic de la maladie jusqu'à 20 ans avant les premiers signes de la maladie !

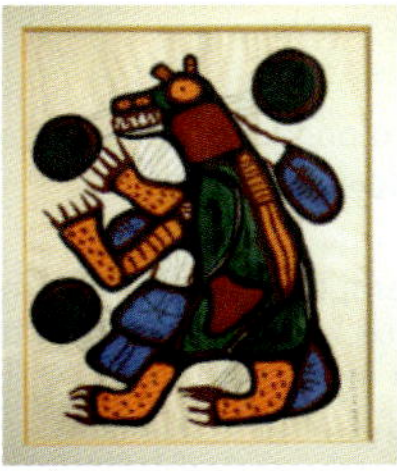

Spirit Bear with Medicine Bags,
N. Morrisseau, 1962

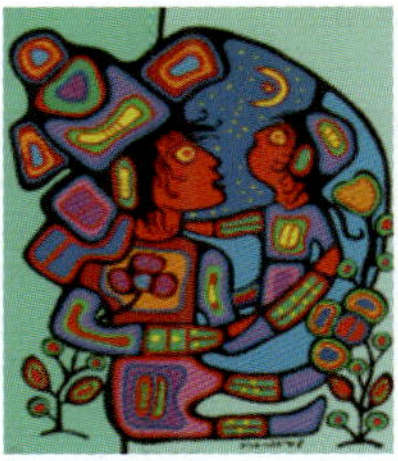

Mother and Child,
N. Morrisseau, 2005

Voir dans cet ouvrage :
Maladie de Parkinson

Personnalités atteintes :
Pape Jean Paul II, Mohamed Ali, Robin Williams...

Pour plus d'informations :
http://www.medecine-des-arts.com/fr

Les chiffres donnés comme la **prévalence (P)** ou **l'incidence (I)** ont pour référence les données disponibles en France ou si indisponible en Europe. Ces chiffres peuvent varier suivant les pays.

Maladie Béribéri :	• **Définition :** Carence en vitamine B1 (malnutrition = manioc remplacé par du poulet et du riz blanc) qui provoque une insuffisance cardiaque à débit conservée et des troubles neurologiques. Béribéri signifie « je ne peux pas, je ne peux pas » en Sri lankais. • **Etiologie :** Malnutrition et carence en vitamine B1. • **TTT :** Supplémentation IV en vitamine B1 permettant une régression spectaculaire des signes d'insuffisance cardiaque.
Maladie cœliaque : **P = 1/100** **D MAARS** **FADA** **(6) + (4)**	• **Définition :** Maladie fréquente caractérisée par une intolérance permanente à une ou plusieurs fractions protéiques du gluten. On retrouve une atrophie villositaire (destruction des villosités de l'intestin grêle). Il s'ensuit une malabsorption des nutriments, en particulier du fer, du calcium et de l'acide folique. Le gluten se retrouve majoritairement dans le **B**lé, l'**O**rge et le **S**eigle (**BOS**). • **TRN :** Se retrouve surtout chez le nourrisson et le jeune enfant • **Tableau clinique et biologique :** o Chez l'enfant : **D MAARS** 1. **D**iarrhée chronique 2. **M**embres graciles (minces, fragiles, et élancés) 3. **A**sthénique, apathique, triste 4. **A**bdomen ballonné 5. **R**alentissement staturo pondéral (poids + taille) 6. **S**ang : Anémie ferriprive chronique. o Chez l'adulte : **FADA** 1. **F**ormes atypiques (crampes musculaires, une stomatite aphteuse, des irrégularités menstruelles, des fausses couches à répétition). 2. **A**maigrissement important 3. **D**iarrhée 4. **A**némie ferriprive chronique • **TTT :** Régime strict sans gluten **A VIE**. Aucun TTT médicamenteux actuellement.

Maladie d'Alzheimer familiale autosomique dominante : **P = 1/20 000**	• **Définition :** Démence progressive s'accompagnant d'un déclin des fonctions cognitives. Elle diffère de la forme sporadique de la maladie d'Alzheimer, principalement par un âge de début plus précoce, en général avant 60 ans. Transmission autosomique dominante. Concerne 1% des malades atteint de la maladie d'Alzheimer.
Maladie d'Arnold-Chiari : **P = inconnue** **(3) + (4)**	• **Définition :** Malformation rare congénitale du cervelet. Les tonsilles cérébelleuses sont anormalement basses et viennent s'engager au travers du foramen magnum lui-même malformé. • **Conséquences :** Syringomyélie et HTIC. On retrouve 2 présentations : • **Tableau clinique pour type 1 :** 1. Céphalées 2. Cervicalgies 3. Vertiges. • **Tableau clinique pour type 2 :** 1. Céphalées avec vomissements le matin 2. Baisse de l'acuité visuelle 3. Retard psychomoteur 4. Parfois incontinence urinaire. • **TTT** : TTT en cas d'HTIC seulement (chirurgie : dérivation ventriculopéritonéale). Aux Etats Unis il est possible de faire de la chirurgie fœtale lors du diagnostic prénatal.
Maladie d'Addison : **P = 1 – 5/10 000** **I = 5/1 000 000** **MA HTA** **(5)**	= **Insuffisance surrénalienne lente (ou chronique)** • **Définition :** Atteinte des glandes corticosurrénales conduisant à un déficit total en aldostérone et en cortisol. • **Tableau clinique : MA HTA** 1. **M**élanodermie : Sur les plis, les mamelons, secondaire à l'augmentation de l'ACTH 2. **A**EG : Asthénie à prédominance vespérale, à tous les modes (physique, psychique, sexuelle), anorexie, amaigrissement sans polyphagie + **A**myotrophie 3. **H**ypotension orthostatique, pouls peu frappé 4. **T**roubles digestifs : Douleurs abdominales, nausées/vomissements, constipation, diarrhées 5. **A**ménorrhée secondaire. • **2 étiologies prédominantes :** 1. Auto-immune : Rétraction corticale auto immune (syndrome de Schmidt, syndrome de Carpentier, PEAI) 2. Infectieuse : Tuberculose bilatérale des surrénale (pays pauvres).

	• **TTT :** 1. Régime hyposodé large (< 6g de NaCl) 2. Hydrocortisone 3. Fludrocortisone 4. Education thérapeutique + carte d'Addisonien.
Maladie d'Alzheimer : **P = Elle ↗ avec l'âge de 1% à 65 ans à 20% à > 85 ans** **I = 225 000** **(6)**	• **Définition :** Lente dégénérescence des neurones, qui débute au niveau de l'hippocampe puis s'étend au reste du cerveau. Elle se caractérise par des troubles de la mémoire à court terme, des fonctions d'exécution et de l'orientation dans le temps et l'espace. Le malade perd progressivement ses facultés cognitives et son autonomie. • **TRN :** Elle représente 70% des démences chez les > 65 ans. Après 80 ans les femmes sont plus touchées que les hommes. • **Tableau clinique :** 1. Trouble de la mémoire à court terme (amnésie) 2. Troubles des fonctions exécutrices : utiliser son téléphone, faire une recette de cuisine... 3. Troubles d'orientation dans le temps et l'espace 4. Troubles progressifs du langage (aphasie) 5. Troubles du comportement et de l'humeur (irritabilité, anxiété, dépression) 6. Troubles du sommeil (insomnie). • **Diagnostic :** Clinique + radiologique (atrophie de l'hippocampe) + biologique (LCR : dosage des protéines tau, tau phosphorylées et du peptide amyloïde bêta 42). • **TTT :** Pas de TTT curatif. TTT spécifique des démences : Inhibiteurs de l'acétylcholinestérase (donépezil, rivastigmine, galantamine), antagonistes du NMDA au glutamate (mémantine).
Maladie d'Ebstein : **P = 1/125 000 (en moyenne)** **(3) + (3)**	• **Définition :** Cardiopathie caractérisée par une insertion basse de la valve tricuspidienne (au niveau de la pointe du VD au lieu de la jonction auriculo ventriculaire). Elle peut être associée à une CIV, une CIA, une persistance du canal artériel ou à une sténose pulmonaire. • **Tableaux cliniques :** ○ Formes mineurs : 1. Asymptomatiques ou 2. Souffle systolique, palpitations. 3. Dyspnée d'effort, asthénie. ○ Formes sévères : 1. Troubles du rythme

	2. Cyanose 3. Insuffisance cardiaque droite. • **Etiologie :** Inconnue. Dans de rares cas, on retrouve une prise de lithium par la mère pendant la grossesse. • **TTT :** 1. Agents inotropes (pour l'insuffisance cardiaque) 2. Antiarythmiques (en cas de troubles du rythme) 3. Chirurgical : Chirurgie reconstructrice de la valve tricuspide.
Maladie d'Haglund : **(6)**	= **Conflit rétro calcanéen** • **Définition :** Malformation de l'os du talon qui est haut, pointu, saillant en haut et en arrière et qui entraine une inflammation du tendon d'Achille à son contact. Il entraine un conflit entre la partie postérieure de l'os et la chaussure avec rougeur et inflammation voire bursite. • **TRN :** Plus souvent observée entre 20 et 30 ans. • **Tableau clinique :** 1. Douleur du talon dans la chaussure 2. Proéminence postérieure du talon 3. Douleur à la palpation 4. Bursite rétro-calcanéenne 5. Tendinite d'Achille d'insertion 6. Baisse activité sportive. • **TTT :** Médical antalgique et si besoin chirurgical.
Maladie d'Imerslund Gräsbeck : **P = Inconnue** **PIST** **(4)**	• **Définition :** Malabsorption sélective de cobalamine (vitamine B12) caractérisée par un déficit en vitamine B12, entraînant généralement une anémie macrocytaire avec mégaloblastose, sensible à la vitamine B12 par voie IV. • **TRN :** Apparaît dans l'enfance. • **Tableau clinique : PIST** 1. **P**rotéinurie modérée (50% des cas) 2. **I**nfections 3. **S**ignes neurologiques 4. **T**roubles de la croissance et de l'alimentation. • **Etiologie :** Anomalie du récepteur au complexe vitamine B12-facteur intrinsèque dans les entérocytes de l'iléum. Mutations soit du gène de la cubiline (CUBN) sur le chromosome 10, ou de l'amnionless (AMN) sur le chromosome 14. • **TTT :** Vitamine B12 **A VIE**.

Maladie d'Ollier : **P = 1/100 000** **(3)**	= **Enchondromatose** • **Définition :** Présence d'enchondromes multiples avec une distribution asymétrique. Les enchondromes sont des tumeurs intra-osseuses cartilagineuses fréquentes, généralement bénignes, qui se développent à proximité du cartilage de croissance. • **Tableau clinique / problèmes posés :** 1. Déformations squelettiques 2. Asymétrie de longueur des membres 3. Risque potentiel d'évolution maligne vers un chondrosarcome.
Maladie de Hailey – Hailey : **P = Inconnue**	• **Définition :** Pemphigus bénin chronique familial. • **TRN :** Les lésions apparaissent à l'adolescence ou le plus souvent vers 30-40 ans. • **Tableau clinique :** 1. Fissurations ou rhagades apparaissant notamment sur les aisselles, aux plis inguinaux et périnéaux (scrotum, vulve). 2. Lésions aggravées par la chaleur, les frictions et par une surinfection 3. Rémissions et rechutes fréquentes. • **TTT :** Assèchement des zones atteinte, lutte contre les infections bactériennes, mycosiques et virales. Laser à CO_2 (pulsé ou non).
Maladie de Moya-moya : **P = 1/32 000 (au Japon)** **P = 1/320 000 (en Europe)** **(4)**	• **Définition :** Maladie angiogénique liée à une sténose progressive des artères cérébrales situées à la base du cerveau (concernant la portion intracérébrale des carotides internes) avec développement d'un réseau de collatérales qui donne à l'artériographie un aspect en « fumée de cigarette » = « moya-moya » en japonais. Elle peut être responsable d'infarctus cérébraux du sujet jeune ou rester asymptomatique. • **Tableau clinique :** 1. Asymptomatique dans de nombreux cas 2. Evolution spontanée insidieuse : crises épileptiques céphalées, détérioration du langage et des fonctions cérébrales supérieures 3. Signes focaux : Hémiplégie, hémichorée 4. Adultes = plutôt présentations hémorragiques, enfants = plutôt présentations ischémiques.

	• **Diagnostic :** Scanner cérébral et/ou IRM en présence d'accidents ischémiques multiples d'âges différents, d'éventuelles hémorragies et de vaisseaux anormaux de la base. Il repose sur l'angiographie conventionnelle qui permet d'évaluer le stade évolutif de la maladie. • **Etiologies :** Elle est secondaire à : 1. Radiothérapie 2. Drépanocytose 3. Neurofibromatose de type I 4. Syndrome de Williams 5. Héréditaire (transmission autosomique récessive) 10% 6. Idiopathique • **TTT :** Chirurgical.
Maladie de Baastrup : **(2)**	**= Syndrome de Baastrup :** • **Définition :** Arthrose interépineuse. Maladie rhumatismale dégénérative elle touche particulièrement les vertèbres lombaires. C'est une cause de lombalgies chroniques mécaniques (comme la maladie de Scheuermann). • **Tableau clinique :** 1. Lombalgies augmentées au mouvement 2. Raideur du rachis lombaire. • **Tableau radiologique :** apophyses épineuses hypertrophiées. • **TTT :** AINS et antalgiques. Si insuffisant TTT chirurgical.
Maladie de Barlow :	• **Définition :** Elle peut faire référence : ➢ **Au scorbut chez l'enfant** : o **Définition :** Maladie du tissu conjonctif. Déficit en vitamine C, pouvant entrainer la mort par défaillance cardiaque. o **TRN :** Enfant, populations avec carence d'apport en vitamine C (les marins autrefois !) o **TTT :** Apport en vitamine C • **A une valvulopathie cardiaque :** o **Définition :** Dégénérescence myxoïde : Excès (= épaississement) des tissus valvulaires et allongement de cordage abcutissant à un prolapsus d'une des valves mitrales dans l'oreillette gauche pendant la systole jusqu'à éventuellement une rupture de cordage (= forme sévère de la maladie) → Insuffisance mitrale d'origine organique. o **TRN** : Femme jeune le plus souvent : 30 – 40 ans.

	○ **TTT** : Suivant la gravité : aucun si asymptomatique, β-bloquant si anxiété et douleurs thoraciques, chirurgie si fuites graves.
Maladie de Basedow : **P = 1% de la population** **TATAS Hyper chaudes** **(4)**	• **Définition :** Maladie auto-immune touchant la thyroïde. La personne atteinte produit des anticorps anormaux dirigés contre les cellules folliculaires de la thyroïde. Elle concerne près de ¾ des hyperthyroïdies. • **TRN :** 5 à 10 fois plus fréquent chez les femmes. La maladie peut survenir à n'importe quel âge, mais son incidence maximale se situe entre 20 et 40 ans. • **Tableau clinique : TATAS Hyper chaudes** 1. **T**roubles cardiaques : Tachycardie voire parfois rythme irrégulier 2. **A**sthénie 3. **T**roubles psychologiques : agitation, nervosité, tremblement... 4. **A**maigrissement contrastant avec un appétit conservé, voire augmenté 5. **S**oif permanente avec augmentation des mictions (polyurie-polydipsie) 6. **Hyper**sudation, avec parfois des attitudes d'évitement de la chaleur. • **Diagnostic :** TSH effondrée dans le sang avec un taux élevé de triiodothyronine (T3) et de thyroxine (T4). • **TTT :** 3 options : 1. Un TTT médicamenteux par antithyroïdiens de synthèse (Carbimazole (Néomercazole ®), ou méthimazole = thiamazol ou propylthiouracile). 2. TTT chirurgical : Thyroïdectomie (après une préparation médicale ayant permis d'obtenir l'euthyroïdie) 3. Irathérapie : Utilisation d'iode radioactif (iode 131).
Maladie de Becker : **I = 1/18 000 à 1/31 000** **(4)**	• **Définition :** Maladie neuromusculaire génétique, de transmission récessive liée à l'X, caractérisée par une atrophie et une faiblesse musculaires progressives dues à une dégénérescence des muscles squelettiques, lisses et cardiaques. Maladie similaire à la maladie de Duchenne mais moins sévère. • **TRN :** Débute pendant l'enfance, souvent à 11 ans, et touche les garçons. Filles asymptomatiques et vectrices. Les filles symptomatiques sont très rares.

	• **Taleau clinique :** 1. Faiblesse musculaire symétrique prédominante aux MI : difficulté à monter les escaliers ou à se lever d'une chaise. 2. Pseudo-hypertrophie musculaire affectant les muscles des mollets pouvant être accompagnée d'une atrophie des muscles plus proximaux (quadriceps). 3. Contractures surtout du tendon d'Achille. 4. Perte de la marche après 16 si atteinte sévère. • **TTT :** Pluridisciplinaire + kinésithérapie + orthèses.
Maladie de Behçet : **P = 6/100 000** **(4)**	• **Définition :** Vascularite touchant les vaisseaux de tout calibre beaucoup plus souvent les veines que les artères. Maladie chronique, récidivante et multisystèmique caractérisée par des lésions cutanées, des manifestations vasculaires, articulaires, oculaires et du SNC. • **TRN :** Adulte jeune (15-45 ans), plutôt masculin, d'origine japonaise ou du pourtour méditerranéen. L'antigène HLAB5101 est associé à la maladie de Behçet dans 50% à 70%. • **Tableau clinique :** (1 critère obligatoire + 2 secondaires) 1. **Signes cutanés :** Aphtes buccaux (critère obligatoire), aphtes génitaux (critères secondaires), pseudo folliculites cutanées (critères secondaires). Pathergie test : la moindre piqure entraine une réaction importante avec apparition de petites vésicules ou de petites pustules. 2. **Signes oculaires :** Uvéite postérieure (critères secondaires). 3. **Atteintes vasculaires :** Atteintes veineuses avec thrombophlébites superficielles, profondes ou viscérales ; atteintes artérielles avec thromboses ou anévrismes. 4. **Atteintes cardiaques :** Manifestations touchant l'endocarde, le myocarde ou le péricarde. Possible fibrose myocardique. 5. **Atteintes articulaires :** mono ou oligoarthrites aiguës ou chroniques, polyarthrite bilatérale pouvant simuler une PR, atteinte préférentielle des grosses articulations hanche et genoux. • **Remarque :** Chercher une fièvre pour faire le diagnostic différentiel avec la fièvre méditerranéenne familiale.

	• **Etiologie :** Inconnue. Facteurs génétiques et environnementaux prédisposant. • **TTT :** Corticothérapie, puis en cas de besoin ou si corticodépendance : immunosuppresseurs (Azathioprine, Cyclophosphamide, Méthotrexate). Infliximab et alpha interféron efficaces surtout si uvéites sévères.
Maladie de Berger : **P = 1% de la population mondiale** **I = 1 500 cas/an en France**	• **Définition :** Glomérulonéphrite à dépôt mésangiaux d'IgA. C'est la plus fréquente en France des glomérulonéphrites chroniques. • **TRN :** Adulte jeune. L'âge moyen de début est 28 ans. 2 hommes pour 1 femme. • **Tableau clinique :** 1. Hématurie microscopique au cours d'épisodes infectieux (ORL : angine, pharyngite). Dans 50% des cas l'hématurie est macroscopique. 2. Hématurie microscopique persistante entre les épisodes infectieux 3. Associée à une protéinurie modérée 4. La présence d'un syndrome néphrotique (5%) des cas est une présentation atypique. Dans 10 à 20% des cas, la maladie est passée inaperçue et elle n'est diagnostiquée qu'au stade d'insuffisance rénale chronique. • **Diagnostic :** Biopsie rénale et immunofluorescence pour mise en évidence des IgA. • **TTT :** Pas de TTT spécifique, le but est d'éviter ou de ralentir l'évolution vers une insuffisance rénale. On utilise des corticoïdes (méthylprednisone) ou des immunosuppresseurs (Azathioprine, Cyclophosphamide, Cyclosporine A) pendant 4 à 6 mois.
Maladie de Bernard Soulier :	• Voir syndrome de Bernard Soulier.
Maladie de Bessel Hagen : **P = 1/50 000** **(3) + (1)**	= **Ostéochondromes multiples** • **Définition :** Exostoses multiples. Maladie caractérisée par le développement de plusieurs excroissances osseuses entourées de cartilage (ostéochondromes) des os longs. Le nombre moyen de localisations est de 15 à 18. La plupart sont asymptomatiques. • **TRN :** 1,5 fois plus les hommes que les femmes.

	• **Tableau clinique :** 1. Douleurs 2. Problèmes fonctionnels 3. Déformations. • **Tableau radiologique :** On observe de multiples excroissances osseuse coiffées de cartilage. • **Etiologie :** Maladie génétique de transmission autosomique dominante (mutations dans les gènes suppresseurs de tumeurs EXT1 et EXT2). Maladie bénigne contrairement aux ostéosarcomes. • **TTT :** Exérèse des ostéochondromes.
Maladie de Biermer :	**= Anémie pernicieuse = Anémie de Biermer.** • **Définition :** Carence en vitamine B12 (cobalamine) qui est, elle même, la conséquence d'un déficit de sécrétion par la muqueuse gastrique en facteur intrinsèque (FI). En effet, cette glycoprotéine permet l'absorption de la vitamine B12 en la protégeant de la digestion intestinale. Le FI est sécrété par les glandes du fundus et du cardia de l'estomac. • **Tableau clinique :** 1. Anémie « pernicieuse » par son début progressif et son caractère normochrome 2. Tableau neurologique : Troubles moteurs (syndrome spastique), troubles sensitifs (paresthésies), trouble du caractère, hallucinations… 3. Glossite de Hunter dans 50 % des cas. • **Diagnostic :** Anémie macrocytaire + ↘ du taux sanguin de la vitamine B12 + présence d'anticorps anti-facteur intrinsèque ou Ac anti cellules pariétales. Le myélogramme n'est pas nécessaire si le diagnostic est évident. Une endoscopie gastrique retrouve une gastrite atrophique, et un tubage gastrique : une achlorydrie résistante à la pentagastrine. Le test de schilling corrigé par l'absorption de facteur intrinsèque peut également révéler le diagnostic. • **TTT :** Cures de vitamines B12 A VIE.
Maladie de Blackfan – Diamond : **P = Inconnue** **I = 1/150 000**	**= Anémie de Blackfan Diamond.** • **Définition :** Erythroblastopénie congénitale, elle se présente comme une anémie arégénérative le plus souvent macrocytaire. • **Tableau clinique et biologique : Point GAMMA** 1. **P**âleur isolée

<table>
<tr>
<td>Point GAMMA

(6)</td>
<td>2. Génétique : grande hétérogénéité. Sporadique dans 55% des cas et familial autosomique dominant dans 45 %.
3. Anémie normo ou macrocytaire arégénérative apparaissant avant 2 ans.
4. Myélogramme : moelle riche avec érythroblastopénie ou moelle complétement pauvre avec aplasie médullaire
5. Malformations associées (yeux, pouces, dysmorphie faciale, syndrome de Pierre Robin) 30 à 40 %
6. Absence de fragilité chromosomique au caryotype constitutionnel = diagnostic différentiel avec anémie de Fanconi.
• TTT : Corticothérapie initiale. Support transfusionnel + chélation si surcharge martiale. Allogreffe de moelle osseuse dans les formes sévères.</td>
</tr>
<tr>
<td>Maladie de Bouveret :

(4)</td>
<td>• Définition : Tachycardie jonctionnelle paroxystique survenant en dehors du syndrome de Wolf Parkinson White, et liée à l'existence d'un circuit de réentrée intranodal (la duplication des voies de conduction se situe au niveau du nœud de Tawara = nœud auriculo-ventriculaire).
• Tableau clinique :
1. Palpitations régulières et rapides d'apparition et d'arrêt brutal sans facteur déclenchant
2. Tachycardie
3. Augmentation transitoire de la production d'urine = polyurie
4. Possible douleur thoracique +/- malaises ou angoisse.
• Tableau électrique : En cas d'accès de cris :
1. Complexes QRS réguliers (180 < FC < 200/min)
2. FINS de durée < à 80 ms (activation synchrone des deux ventricules à partir du tronc du faisceau de His)
3. Onde P de type rétrograde (négative en D2 - D3 et VF) située le plus souvent derrière le QRS, et parfois dedans.
<table>
<tr><td colspan="2">• Etiologies :</td></tr>
<tr><td>1. Tachycardie paroxystique supraventriculaire
2. Valvulopathie</td><td>3. Cardiothyréose
4. Cœur pulmonaire chronique
5. Idiopathique (sujet jeune, cœur sain)</td></tr>
</table>
</td>
</tr>
</table>

	• **TTT :** Si bien toléré : manœuvre de Valsalva et/ou ATP : Krénosin ® ou Striadyne ® : 1 ampoule IV. Si mal toléré : β-bloquants, vérapamil, amiodarone. Ablation du tissu conductif pathologique par radiofréquence (sondes endocavitaires).
Maladie de Bowen : **(3)**	• **Définition :** Carcinome épidermoïde intra-épidermique = carcinome in situ, favorisé par le soleil et l'arsenic. La maladie peut toucher la peau ou les muqueuses. Il s'agit d'une lésion dermatologique **précancéreuse.** • **Tableau clinique** : 1. Lésion brun-rougeâtre 2. Arrondie, bien limitée 3. Surface surélevée et squameuse. • **TTT :** En 1ère intention : Exérèse chirurgicale précoce et complète, confirmée par l'examen histologique.
Maladie de Buerger : **P = 1 à 5/10 000** **(8)**	= **Thrombo angéite oblitérante** • **Définition :** Artériopathie inflammatoire exclusivement distale, touchant et oblitérant les vaisseaux, artères et veines, de moyen et petit calibre, pouvant être à l'origine d'un phénomène de Raynaud. • **TRN :** Maladie survenant habituellement chez l'homme jeune dans un contexte d'addiction tabagique importante. Il existe une composante génétique et ethnique. Maladie relativement rare mais grave, représentant 1 à 2 % des artériopathies des MI. • **Diagnostic :** Critères cliniques publiés par Olin en 2000 : 1. Un âge inférieur à 45 ans 2. Une consommation actuelle ou passée de tabac 3. La présence d'ischémie des extrémités mises en évidence par une claudication typiquement plantaire 4. Une douleur au repos au stade d'ischémie permanente chronique 5. Des ulcères ischémiques et nécroses digitales 6. L'exclusion des maladies auto-immunes, des états d'hypercoagulabilité et d'un diabète sucré 7. L'exclusion d'une source proximale d'emboles par échocardiographie ou artériographie 8. Des observations artériographiques cohérentes au niveau des membres qu'ils scient atteints ou non : occlusions distales.

	• **TTT :** Le sevrage tabagique total reste le seul moyen de limiter la progression de la maladie. L'action d'autres outils thérapeutique n'est pas bien démontrée.
Maladie de Cacchi Ricci : **P = 5/100 000** **(4)**	• **Définition :** Ectasies canaliculaires précalicielles conduisant à la formation de calculs. Anomalie congénitale correspond à la dilatation précalicielle des tubes rénaux pouvant toucher 1 seul ou les 2 reins. Souvent asymptomatique il est presque toujours de découverte fortuite. Cette maladie est aussi appelé « rein en éponge » en raison de la forme particulière du ou des reins au scanner. • **Tableau clinique :** 1. Lithiases rénales et insuffisance rénale obstructive (coliques néphrétiques à répétition) 2. Stase favorisant les infections urinaires (brûlures en urinant, fièvre...) 3. Hématuries 4. Hypercalciurie parfois. • **Tableau radiologique :** 1. Dilatation précalicielle des tubes rénaux 2. Microkystes 1 à 7 mm localisés dans la médullaire interne 3. Néphrocalcinose précalicielle typique. • **TTT :** Absence de traitement étiologique. Traitement symptomatique des complications. Une technique est décrite pour le traitement des calculs précaliciels : urétéroscopie souple associé au laser Holmium – YAG. • **Remarque :** S'il existe des anomalies des voies biliaires associées, on parle de syndrome de Caroli (et plus rarement de maladie de Caroli).
Maladie de Caroli : **P = Inconnue (< 250 cas dans le monde)**	• **Définition :** Affection congénitale rare caractérisée par une dilatation segmentaire multifocale des canaux biliaires intra-hépatiques sans autre anomalie hépatique (≠ du syndrome de Caroli). Elle s'accompagne d'une cholangite bactérienne récidivante et de lithiases biliaires entraînant des coliques biliaires ou des épisodes de pancréatite. • **TRN :** Affecte surtout les femmes. • **Tableau clinique et radiologique :** 1. Angiocholite (douleur, fièvre, ictère : dans cet ordre) 2. Lithiase biliaire avec coliques 3. Kystes du cholédoque 4. Pancréatite.

	• **TTT :** Conservateur (antibiotiques, acide ursodéoxycholique, drainage biliaire) ou chirurgical (incluant en dernier recours une transplantation hépatique). • **Etiologie :** Inconnue.
Maladie de Carrington : **P = Inconnue** **FATA** **(4)**	• **Définition :** Pneumopathie chronique à éosinophiles. • **La clinique retrouve : FATA** 1. **F**ièvre 2. **A**sthme fluctuant 3. **T**oux 4. **A**maigrissement. • **Tableau biologique :** 1. Une hyperéosinophilie > 1 000/mm^3 2. LBA = alvéolites à prédominance d'éosinophiles. • **Tableau radiologique :** 1. Opacités alvéolaires périphériques sous pleurales d'aspect palissadique (image typique d'OAP inversé). • **TTT :** Corticothérapie orale.
Maladie de Castleman : **P = Inconnue** **(4)**	= **Hyperplasie ganglionnaire angiofolliculaire ou hyperplasie lymphoïde angiofolliculaire.** • **Définition :** Maladie lymphoproliférative bénigne de forme localisée ou multicentrique (lorsqu'elle est associée au VIH). Pathologie rare touchant les ganglions et associée à la présence de **HHV8**. L'atteinte se traduit par des lésions, de plusieurs centimètres, situées généralement au niveau de l'abdomen, des ganglions périphériques et du médiastin. • **Tableau clinique :** 1. AEG : Asthénie + amaigrissement 2. Fièvre 3. Adénopathies diffuses 4. Symptômes systémiques suivant le lieu de l'atteinte. • **Complication :** Apparition d'un lymphome. • **TTT :** Perfusion IV d'Etoposide (Celltop ®).
Maladie de Chagas : **(2)**	= **Trypanosomiase américaine** • **Définition :** Maladie parasitaire, trypanosomiase, qui sévit dans les régions tropicales d'Amérique du Sud et centrale. Elle est provoquée par Trypanosoma Cruzi, un trypanosome qui est transmis par des réduves, sorte de punaises hématophages.

	• **Tableau clinique :** 1. **Phase aiguë :** est habituellement asymptomatique, mais peut présenter des manifestations à type de fièvre, malaise, myalgies, céphalées, AEG, lymphadénopathie, légère hépatosplénomégalie, et myocardite. 2. **Phase chronique :** n'apparait que dans 1/3 des cas de la maladie et ne se produit pas avant des années voire des décennies après l'infection initiale. La maladie affecte le cœur, le système digestif et le système nerveux. • **Diagnostic :** Mise en évidence des trypanosomes dans le sang en phase aiguë ou sur la sérologie. • **TTT :** 1. La phase aiguë fait appel au nifurtimox ou au benznidazole. 2. Les cardiopathies chroniques et les organomégalies nécessitent une prise en charge adaptée. 3. La prophylaxie repose sur la lutte anti-vectorielle et l'amélioration de l'habitat.
Maladie de Charcot : **P = 1/25 000** **I = 800 cas/an** **PASS** **(4)**	= **Sclérose latérale amyotrophique :** • **Définition :** Maladie neurodégénérative caractérisée par un affaiblissement puis une paralysie des muscles des jambes et des bras, des muscles respiratoires, ainsi que des muscles de la déglutition et de la parole. Les fonctions intellectuelles et sensorielles ne sont pas touchées. • **TRN :** Hommes > femmes, débute généralement entre 50 et 70 ans. Plus grande incidence chez les grands sportifs. • **Tableau clinique : PASS** 1. **P**résence de signes bulbaires et pseudobulbaires 2. **A**bsence de tout trouble sensitif objectif et absence habituelle de trouble sphinctérien 3. **S**yndrome pyramidal 4. **S**yndrome neurogène périphérique avec fasciculation et crampes. • **TTT :** Il n'existe pas de TTT curateur. 1. Le Riluzol (Rilutek ®) permet de ralentir l'évolution de la maladie. Le Masitinib est en cours de demande d'AMM. 2. Association de kinésithérapie + ergothérapie

Maladie de Charcot Marie Tooth (CMT) : **P = 50/100 000** **PAF** **(3)**	• **Définition :** Maladie neurologique génétique fréquente. A ne pas confondre avec la maladie de Charcot = SLA. On distingue 4 types de maladies de CMT : 1. **Formes démyélinisantes :** c'est la myéline, gaine isolante entourant les nerfs, qui est atteinte. On distingue la CMT type 1 de transmission autosomique dominante, et la type 4 de transmission autosomique récessive. 2. **Formes axonales :** c'est l'axone conduisant l'influx nerveux, qui est atteint. On distingue la CMT type 2 de transmission autosomique dominante, et la type AR-CMT2 de transmission récessive. 3. **Formes intermédiaires :** la vitesse de conduction de l'influx nerveux est abaissée mais pas suffisamment pour faire partie des formes démyélinisante (vitesse comprise entre 25 m/s et 40 m/s). On distingue la CMTX de transmission dominante liée à l'X, la DI-CMT de transmission autosomique dominante et la RI-CMT de transmission autosomique récessive. • **Tableau clinique : PAF** 1. **P**erte de la sensibilité 2. **A**trophie musculaire pouvant entraîner une déformation des pieds **(= pieds creux)** et des mains 3. **F**aiblesse musculaire progressive touchant en priorité les extrémités des membres. • **Diagnostic : EEG :** 1. Si vitesse de conduction < 25 m/s : forme démyélinisante 2. Si la vitesse de conduction est comprise entre 25 m/s et 40 m/s : forme intermédiaire 3. Si la vitesse de conduction n'est pas atteinte (v > 40 m/s) et que l'intensité du signal transmis est diminué : forme axonale. • **TTT :** Pas de TTT curatif. TTT symptomatique : 1. Kinésithérapie pour retarder la survenue de déformations importantes et l'amyotrophie. 2. Usage d'une canne, le port d'attelles, de chaussures orthopédiques 3. Chirurgie orthopédique dans certains cas pour faciliter la marche.
Maladie de Churg and Strauss :	• Voir syndrome de Churg and Strauss.

Maladie de Corrigan :	• **Définition :** Lésion des valvules aortiques d'origine endocarditique. Provoque une insuffisance aortique.
Maladie de Creutzfeld Jacob : **P = 1-1,5/ 1 000 000** **SPAMS** **(6)**	• **Définition :** Encéphalopathie spongiforme bovine. Maladie rare entrainant une démence dégénérative (dégénérescence du SNC, présence de la protéine 14-3-3 à la PL) et évoluant toujours vers le décès. Ces maladies sont induites par des agents transmissibles non conventionnels, appelés prions dont la nature exacte n'est toujours pas connue avec précision et que l'on retrouve dans des aliments d'origine bovine contaminés. • **Tableau clinique : SPAMS** 1. **S**yndrome démentiel d'évolution subaiguë 2. **P**résence de décharges paroxystiques périodiques sur l'EEG 3. **A**taxie cérébelleuse 4. **M**yoclonies 5. **S**yndrome pyramidal associé à des signes extrapyramidaux. • **Etiologies :** Environ 85% des cas sont sporadiques, 10% génétiques, 5% iatrogènes. • **TTT :** Inexistant
Maladie de Crigler Najjar : **P = 1 - 10/100 000** **I = 1/1 000 000** **PILES H** **(6)**	= **Syndrome de Crigler Najjar :** • **Définition :** Maladie génétique très rare à transmission autosomique récessive, liée au déficit de l'activité de bilirubine-glucuronosyltransférase. On la retrouve dans la classification des ictères à bilirubine libre augmentée **sans hémolyse**. Il existe 2 types : ○ **Type 1 :** Maladie très sévère : Absence totale de conjugaison par activité nulle de la BUGT 1. Nécessite une transplantation hépatique précoce • **Type 2 :** Maladie grave : Forte diminution de l'activité BUGT 1. Traitement par phénobarbital • **Tableau clinique : PILES H** 1. **P**aralysie oculomotrice 2. **I**ctère isolé qui apparaît en début de vie et qui est plus sévère pour le type 1 que pour le type 2. 3. **L**éthargie lorsque le traitement n'est pas administré rapidement ou n'est pas adapté. 4. **E**ncéphalopathie bilirubinique = ictère nucléaire (moins important chez le type 2)

	5. **S**urdité 6. **H**ypotonie. • **TTT :** 1. Exsanguinotransfusion pendant la période néonatale 2. Type 1 : Photothérapie 10 à 12 heures par jour. Des chélateurs de la bilirubine et de l'acide ursodéoxycholique peuvent également être prescrits. Le seul traitement efficace du type 1 est la transplantation hépatique. 3. Type 2 : Administration quotidienne de phénobarbital. • **Pronostic :** Les enfants atteints du SCN type 1 peuvent développer des complications neurologiques dues à la neurotoxicité de la bilirubine non-conjuguée alors que le pronostic est généralement bon pour les patients atteints du SCN type 2.
Maladie de Crohn : **P = 1/1000** **I = 5/100 000** **DD La Fouine Aime les Syndromes** **(6)**	• **Définition :** Affection inflammatoire chronique pouvant toucher tout le tube digestif (« de la bouche à l'anus » !). • **Tableau clinique : DD La Fouine Aime les Syndromes** 1. **D**ouleurs abdominales inexpliquées 2. **D**iarrhée prolongée 3. **L**ésions ano périnéales (UFS) 4. **F**issures, abcès, fistules coliques ou sténose colique 5. **A**némie 6. +/- **Syndrome** inflammatoire, signe biologique de malabsorption, AEG, retard de croissance staturo-pondéral... • **TTT des poussées :** 1. Traitement nutritionnel 2. Corticoïdes topiques puis systémiques 3. Anti TNF alpha en cas de résistance ou d'intolérance • **TTT d'entretien :** A. Immunosuppresseurs : - Analogue des purines : azathioprine ou - Anti métabolites : méthotrexate B. Biothérapie : Anti TNF alpha si échec C. Chirurgie : exérèse des morceaux d'intestin atteint si complications mécaniques
Maladie de Crouzon : **P = 1 /50 000** **(5)**	= **Dysostose craniofaciale type Crouzon** • **Définition :** Association d'une craniosténose et une hypoplasie du massif facial.

	• **Tableau clinique :** 1. Craniosynostose en rapport avec une mutation du gène FGFR2 2. Fusion des sutures du crane avant la naissance 3. Hypoplasie du maxillaire supérieur, lèvre supérieure hypoplasique, hypertélorisme, exophtalmie 4. Pas de syndactylie 5. Intelligence normale Le risque de cette craniosynostose est : HTIC avec cécité. • **TTT :** Prise en charge chirurgicale au cas par cas.
Maladie de DiGeorge :	• Voir syndrome 22q11 ou syndrome de DiGeorge
Maladie de Dubin-Sprinz :	• Voir syndrome de Dubin Johnson.
Maladie de Duchenne : **I = 1/ 3 300** **(4)**	= **Dystrophie musculaire de Duchenne (DMD)** • **Définition :** Maladie se manifestant par une faiblesse musculaire symétrique touchant plus les muscles proximaux que distaux, due à une dégénérescence du tissu musculaire, elle-même résultant d'une mutation du gène de la dystrophine. • **TRN :** Début de la symptomatologie avant 5 ans. • **Tableau clinique :** 1.Faiblesse musculaire symétrique touchant plus les muscles proximaux que distaux 2.Hypertrophie graisseuse apparente des mollets 3.Marche dandinante 4.Perte de la marche avant l'âge de 13 ans (nécessite l'utilisation d'un fauteuil manuel ou électrique). • **Diagnostic :** Tableau clinique + biopsie musculaire (dystrophie et absence totale de dystrophine). • **TTT :** Prise en charge pluridisciplinaire : Kinésithérapie, orthèses, corticoïdes, prise en charge du surpoids…
Maladie de Duncan :	• Voir syndrome de Purtilo.
Maladie de Dupuytren : **P = 6 – 300/ 1 000 (↗ avec l'âge)** **(2)**	• **Définition :** Fibrose rétractile de l'aponévrose palmaire de la main. • **Tableau clinique :** 1. Rétraction et une flexion progressive et irréductible des doigts. 2. Atteinte souvent bilatérale, les tendons fléchisseurs des doigts sont indemnes, ce ne sont pas eux qui se rétractent.

	• **Etiologie** : inconnue. • **FDR :** Epilepsie, diabète, tabac, alcool ++. • **Remarque :** La maladie de Lapeyronie est à la verge ce que la maladie de Dupuytren est à la main ou ce que la maladie de Ledderhose est au pied.
Maladie de Ehlers-Danlos : **P = 1-9/100 000** **(3) + (5)**	• **Définition :** Affection génétique rare, caractérisée par une anomalie du tissu **conjonctif**. Cette maladie génétique, autosomique dominante, atteint le collagène (élastorrhexie). Il existe plusieurs formes cliniques correspondant à des types de la maladie. Les plus classiques sont le type I et II. • **Critères majeurs :** 1. Hyper extensibilité cutanée 2. Nombreuses cicatrices cutanées témoins de la fragilité tissulaire 3. Hyper laxité articulaire • **Critères diagnostiques mineurs :** 1. Tumeurs molluscoïdes 2. Sphéroïdes sous-cutanés 3. (Sub)luxations articulaires 4. Hypotonie musculaire 5. Histoire familiale positive • **TTT :** TTT symptomatiques (antalgiques, orthèses, kinésithérapie douce) et prise en charge psychosociale.
Maladie de Fabry : **P = 1-5/10 000** **I = 1/80 000** **(7)**	= **Maladie d'Anderson – Fabry** • **Définition :** Maladie génétique, progressive, multisystèmique, héréditaire (récessive liée à l'X) de surcharge lysosomale. Une mutation du gène GLA est à l'origine d'un déficit en α galactosidase A (α-Gal A), entrainant une accumulation progressive de glycopeptides Gb_3 dans les lysosomes provoquant des lésions organiques et un décès prématuré. • **Tableau clinique et biologique :** 1. Angiokératomes 2. Anomalie de la conduction cardiaque, arythmie, HVG, ischémie 3. Kystes rénaux, albuminurie, protéinurie, insuffisance rénale progressive 4. Douleurs abdominales, nausées/vomissements, constipations ou diarrhées 5. Trouble de l'audition, vertiges, accuphènes 6. AIT, AVC, problèmes neuropsychiatriques, léthargie

	7. Acroparesthésies, hypohidrose, sensibilité à la température. • **Diagnostic :** Le délai moyen entre symptôme et diagnostic est de 15 ans pour cette maladie ! Doser le niveau d'activité de l'enzyme α-Gal A dans les leucocytes ou sur une goutte de sang séchée. Confirmation génétique par mise en évidence de la mutation. • **TTT :** Il n'existe pas de TTT curatif. Prise en charge symptomatique + enzymothérapie substitutive (ETS).
Maladie de Fanconi : **P = 1/160 000** **SARA A** **(5)**	**= Anémie de Fanconi** • **Définition :** Maladie génétique rare faisant partie des syndromes d'insuffisance médullaire héréditaires. Mutations provoquant un désordre de la réparation de l'ADN associant pancytopénie progressive, aplasie médullaire (AM), malformations congénitales variables et prédisposition aux hémopathies et aux tumeurs. • **Tableau clinique :** 1. **S**yndrome dysmorphique : Dysmorphie faciale, anomalies rénales (tubulopathie de type proximal) et urologiques (2/3 des cas). Petit poids, petite taille, microcéphalie. 2. **A**nomalies cutanées à type d'hypopigmentation 3. **R**etard de croissance 4. **A**nomalies de la colonne radiale (pouces et radius) 5. **A**tteinte hématologique constante à partir de 20 ans = anémie, débutant souvent précocement (possible à partir de 2 ans, avec myelodysplasie évoluant vers l'aplasie médullaire). Purpura thrombopénique d'origine central, congénital. Risque de transformation en LAM à n'importe quel âge. • **Diagnostic** : Sur caryotype, puis enquête génétique. • **TTT :** Hématologique avec allogreffe osseuse après conditionnement atténué.
Maladie de Friedreich : **P = 1/50 000** **(4)**	**= Ataxie de Friedreich** • **Définition :** C'est la plus fréquente des ataxies héréditaires d'origine génétique (mutation FRDA sur le chromosome 9). C'est une affection de transmission autosomique récessive. La maladie est due à une diminution de la frataxine qui retentit sur la mitochondrie en altérant le métabolisme énergétique de la cellule. • **TRN :** Se déclare généralement à l'adolescence.

<table>
<tr><td></td><td>

- **Tableau clinique :**
  1. Signes neurologiques : Trouble de l'équilibre, troubles de la coordination des mouvements, dysarthrie
  2. Signes ostéoarticulaires : Pieds creux bilatéraux, déviation de la colonne vertébrale
  3. Signe viscéraux : Cardiomyopathie obstructive 4 à 5 ans après le début des signes neurologique.
  4. Parfois un diabète

</td></tr>
<tr><td>

Maladie de Gaucher (MG) :

P = 1/100 000

I = 1/60 000

(3) (2) (2)

</td><td>

- **Définition :** Maladie génétique, de surcharge lysosomale, caractérisée par l'absence ou le fonctionnement incomplet d'une enzyme : la glucocérébrosidase. Cela entraine une accumulation de glucocérébroside (substance lipidique) dans les cellules du système réticulo-endothélial du foie, de la rate et de la moelle osseuse. Il s'agit d'une maladie évolutive dont les symptômes s'aggravent avec le temps. Il existe trois formes principales :
- **Le type 1 (94%), chronique :**
  1. Organomégalie (splénomégalie 87%, hépatomégalie 79%, évolution possible vers la fibrose ou la cirrhose hépatique)
  2. Atteinte osseuse (douleurs 63%, ostéonécrose aseptique, ostéopénie, ostéoporose et fractures dans 94%)
  3. Cytopénies : Anémie (64%), thrombopénie (56%)
  4. Absence d'atteinte neurologique.
- **Le type 2 (< 1%), aigu neurologique :**
  1. Atteinte précoce du tronc cérébral, rapidement évolutive
  2. Organomégalie entraînant le décès des patients avant l'âge de 2 ans.
- **Le type 3 (5%), subaigu neurologique touchant l'enfant ou l'adolescent :**
  1. Encéphalopathie progressive (apraxie oculomotrice, épilepsie, ataxie)
  2. Manifestations systémiques du MG de type 1.
- **Diagnostic :** Prélèvement sanguin afin d'évaluer l'activité glucocérébrosidase. Le génotypage confirme le diagnostic.
- **TTT :** 2 traitements sont disponibles pour les MG de type 1 et 3 :
  1. Le traitement enzymatique de substitution (à l'imiglucérase ou vélaglucérase)
  2. Le traitement par réduction de substrat (miglustat).

</td></tr>
</table>

Maladie de Gelineau : **P = 1/3 300 à 1/5 000** **(4)**	= **Syndrome de narcolepsie-cataplexie** • **Définition :** Trouble du sommeil caractérisé par une somnolence diurne excessive accompagnée d'attaques de sommeil incoercibles et de cataplexies (perte du tonus musculaire déclenchée par une émotion souvent agréable). • **TRN :** Débute le plus souvent entre 10 et 30 ans, et dure toute la vie. • **Tableau clinique :** 1. Hypersomnolence diurne 2. Cataplexie = Pathognomonique : Perte brusque du tonus musculaire sans altération de la conscience et survenant à un moment quelconque de la journée. 3. Hallucinations pendant l'éveil 4. Paralysies du sommeil. Il existe des narcolepsies sans cataplexie. • **TTT :** Les stimulants (modafinil en 1ère intention, méthylphénidate ou amphétamine), et des anticataplectiques (antidépresseurs ou du sodium oxybate).
Maladie de Gilbert : **P = 6/100** **(1)**	= **Syndrome de Gilbert = Ictère familiale bénin** : • **Définition :** Anomalie génétique du métabolisme de la bilirubine libre sans hémolyse entraînant une augmentation de son taux dans le sang (hyperbilirubinémie). Ictère familiale bénin. • **Tableau :** Le seul symptôme est un ictère variable qui peut être favorisé par plusieurs conditions comme la fatigue, le stress, le jeûne ou une infection. Ce syndrome, qui doit être différencié des autres causes d'ictère, est bénin. • **TTT :** Aucun n'est nécessaire, antalgiques pour les douleurs abdominales. Eviction des facteurs favorisant l'ictère.
Maladie de Gilles de la Tourette : **P = 1/2 000** **(8)**	• **Définition :** Tics moteurs et faciaux multiples, souvent complexes. Associés à des tics vocaux simples ou complexes (palilalie, écholalie, coprolalie). Il existe une composante génétique. • **TRN :** Apparition entre 2 et 15 ans. • **Tableau clinique :** 1. Tics moteurs touchant au début le visage, la tête et les épaules 2. Tics sonores plus tardifs

	3. Un tic particulier peut être présent pendant quelque temps puis cesser brutalement et cé- der la place à un autre tic 4. Troubles obsessionnels compulsifs (TOC) (plus fréquents chez les filles) 5. Automutilations possibles 6. Troubles d'apprentissages, dysgraphie, dyslexie 7. Déficit de l'attention, hyperactivité, troubles du sommeil 8. Anxiété, phobie et crise de panique. • **TTT :** Il n'est pas curatif mais symptomatique. Si 1. Tics légers : agonistes dopaminergiques (Pergolide, Ropinirole), agonistes GABAergiques (Clonazepam), agonistes alpha2-adrénergiques (Clonidine, Guanfacine) 2. Tics modérés à sévères : neuroleptiques classiques (Pimozide, Halopéridol, Tiapride, Phénothiazine) ou atypiques (Cispéridone, Olanzapine, Aripiprazole) 3. TOCS : ISRS.
Maladie de Glanzmann : **P = Inconnue** **(4)**	= **Thrombasthénie de Glanzmann.** • **Définition :** Thrombopathie constitutionnelle rare. Maladie génétique à transmission autosomique récessive, hémorragique caractérisée par un défaut d'agrégation plaquettaire par anomalie de la GPII BIIIa plaquettaire (récepteur du fibrinogène). • **Tableau clinique :** 1. Ecchymoses 2. Hémorragies fréquentes, sévères et parfois fatales surtout aux niveaux des muqueuses (purpura, épistaxis, gingivorragies, ménorragies) 3. Saignements gastro-intestinaux (moins fréquents) 4. Hématuries (moins fréquents) • **TTT :** Hémostatiques locaux et/ou administration d'arginine vasopressive (DDAVP ou desmopressine). Si ces mesures ne suffisent pas, ou en cas d'intervention chirurgicale, la prise en charge repose sur la transfusion de concentrés plaquettaires HLA-compatibles.
Maladie de Goodpasture :	• Voir syndrome de Goodpasture
Maladie de Günther :	• **Définition :** Porphyrie Erythropoïétique Congénitale (PEC). Forme de porphyrie érythropoïétique caractérisée par une photodermatose mutilante et très sévère. Maladie

P < 1/ 1 000 000 **(3) + (3)**	génétique, de transmission autosomique récessive, due à un déficit en uroporphyrinogène-synthase (URO-S) qui entraîne une accumulation massive, dans la moelle osseuse, de porphyrines de type isomérique I (uro et coproporphyrines) • **Tableau clinique :** 1. Photosensibilité cutanée extrêmement sévère et mutilante des surfaces exposées au soleil (visage, mains, pieds) 2. Splénomégalie 3. Atteinte osseuse et risque de fractures. • **Tableau biologique :** 1. Urines rouges et brunes 2. Hémolyse +/- sévère, selon la sévérité de la maladie 3. Thrombocytopénie. • **TTT :** Transfusions itératives, splénectomie, photoprotection.
Maladie de Hirschsprung : **P = 1 – 5/10 000** **I = 1/5 000** **(3)**	• **Définition :** Trouble congénital de la motilité intestinale, caractérisé par des signes d'occlusion intestinale dus à la présence d'un segment aganglionnaire d'étendue variable dans le côlon terminal. Il existe 4 formes différentes. • **TRN :** Naissance • **Tableau clinique :** 1. Syndrome occlusif (d'origine basse) : impossibilité d'expulser le méconium durant les premières 48h, douleur abdominale, constipation, distension abdominale progressive, des vomissements et occasionnellement une diarrhée 2. Constipation sévère 3. Retard de croissance staturo pondéral. • **Diagnostic :** Biopsie rectale montrant une aganglionose et une surexpression de l'acétylcholine-estérase. • **Etiologie :** Neurocristopathie due à un défaut de développement du système nerveux entérique. Elle se caractérise par l'absence de cellules ganglionnaires (cellules de Cajal) (aganglionose) dans l'intestin terminal. Origine génétique et environnementale. • **TTT :** Chirurgical : Résection du segment aganglionnaire suivi de l'anastomose de l'intestin proximal avec la marge anale.

Maladie de Hodgkin : **P = 1 – 5/10 000** **I = 1/40 000** **FAT ce PH** **(5)**	• **Définition :** Cancer du système lymphatique caractérisé par une prolifération anormale de lymphocytes B ainsi que par la présence de cellules de Hodgkin mononucléées de grande taille et de cellules polynucléées de Reed-Sternberg. 2 formes principales : 1. Lymphome de Hodgkin classique : 95% des cas de LH 2. Lymphome nodulaire à prédominance lymphocytaire : 5% des cas de LH. • **TRN :** 2 pics : 15 – 35 ans et après 50 ans. Maladie un peu plus fréquente chez les hommes que chez les femmes. • **Tableau clinique : FAT ce PH** 1. **F**ièvre et sueurs nocturnes (symptômes B) 2. **AE**G : Perte de poids > 10 kg (symptôme B), asthénie 3. **T**uméfaction indolore d'un ganglion lymphatique 4. **P**rurit et douleur à l'ingestion d'alcool 5. **H**épatomégalie et splénomégalie • **TTT :** Radiothérapie + chimiothérapie : 1. **Formes localisées** = Stades I et II : 2/3 des cas : Chimiothérapie 4 cycles ABVD + radiothérapie 30 Gy 2. **Formes disséminées** = Stades III et IV : 1/3 des cas : 8 cycles ABVD seuls.
Maladie de Horton : **P = 1 - 5/10 000** **I = 1/ 3 000 à 1/25 000** **(5)**	= **Artérite à cellules géantes** • **Définition :** Vascularite affectant les artères de gros et moyens calibres. • **TRN :** > 50 ans avec un âge moyen au diagnostic de 70-75 ans. Les femmes sont deux fois plus touchées que les hommes. • **<u>Critères ACR de diagnostic :</u>** 1. Âge > 50 ans au début de la maladie 2. Biopsie artérielle : artérite nécrosante avec une prédominance de cellule mononuclées ou d'un processus granulomateux avec des cellules géantes multinucléées 3. Céphalées localisées (plutôt temporales ou occipitales dans la NOIAA) d'apparition récente 4. VS > 50 mm à 1h 5. Sensibilité ou diminution du pouls de l'artère temporal = artérite temporale indurée à la palpation (non pulsatile).

	• **Autres signes :** 1. Hyperesthésie du cuir chevelu = signe du peigne ou une nécrose du scalp 2. Claudication de la mâchoire 3. NOIAA (75%) ou OACR (20%) ou NORB (5%) 4. Une anisotension (sténose d'un axe axillo sous clavier) 5. Une diplopie 6. Aortite (+/- insuffisance aortique) et abolition d'un pouls radial • **Examens à demander :** 1. NFS, plaquettes : Leucocytose à PNN, anémie inflammatoire, thrombocytose... 2. VS, CRP, Fibrinogène : CRP > 200 mg/l et hyperfibrinoginémie 3. ASAT, ALAT gamma GT, PAL, bilirubine total : cholestase anictérique classique +/- ictère. 4. BAT : Biopsie de l'Artère temporale : artérite nécrosante 5. TDM TAP avec injection : épaissement de la paroi vasculaire, anévrysmes, sténoses. • **TTT :** Corticoïdes en TTT d'attaque 0,5 mg/kg sur 2 à 4 semaines en l'absence de signes d'atteintes ophtalmologiques sinon 1 mg/kg/j. Puis phase décroissante rapide 0,25 mg/kg/j puis lente 5 mg/j puis phase de sevrage milligramme par milligramme. Le méthotrexate peut être utilisé à visée d'épargne cortisonique.
Maladie de Hunter : **P = 1/166 000** **ADORE** **(5)**	• **Définition :** Maladie génétique, de surcharge lysosomale, récessive liée à l'X. Déficit ou absence en iduronate-2-sulfatase (I2S) ayant pour conséquence une surcharge en glycosaminoglycanes (GAG), conduisant à des lésions et à un dysfonctionnement progressif dans les cellules, les tissus et les organes de tout le corps. • **TRN :** Presque exclusivement les garçons. Rares cas de filles. • **Tableau clinique : ADORE** 1. **A**ugmentation du volume des amygdales et des végétations adénoïdes 2. **D**ysmorphies faciales : macrocéphalie, traits grossiers du visage, épaississement des lèvres et des narines, grosses joues 3. **O**tites à répétitions dans la petite enfance

	4. **R**hinorrhée 5. **E**volution vers une forme sévère (MPS2, forme sévère) caractérisée par une régression psychomotrice précoce, ou vers une forme atténue (MPS2, forme atténuée) se manifestant sans atteinte cognitive. • **Diagnostic :** Génétique. Diagnostic prénatal uniquement pour les sujets masculins. • **TTT :** Thérapie de Substitution Enzymatique (TSE) hebdomadaire +/- amygdalectomie et adénoïdectomie. Une dérivation crânienne doit être réalisée pour soulager les cas d'hydrocéphalie.
Maladie de Huntington : **P = 1/20.000 à 1/10.000** **Ton DST** **(4)**	• **Définition :** Maladie génétique avec atteinte du gène HD sur chromosome 4. Transmission autosomique dominante. Pénétrance complète. Triplet CAG trop répété (à 36 répétitions ou plus). Maladie héréditaire et orpheline, dégénérative, qui se traduit par une dégénérescence du striatum provoquant d'importants troubles moteurs et cognitifs. • **TRN :** Plutôt chez les 40-50 ans. • **Tableau clinique : Ton DST** 1. **T**roubles moteurs : Chorée, dystonie (mouvements anormaux distincts de la chorée), akinésie... 2. **D**émence dégénérative sous corticale = syndrome démentiel 3. **S**yndrome frontal 4. **T**roubles psychiatriques : dépression, psychose. • **TTT :** Pas de traitement étiologique aujourd'hui, traitement symptomatique par neuroleptique à discuter. Prise en charge pluridisciplinaire du handicap.
Maladie de Kahler : **I = 5/100 000** **(7)**	= **Myélome multiple.** • **Définition :** Prolifération maligne d'un clone plasmocytaire produisant de manière inadaptée et exagérée une immunoglobuline ou l'un de ses fragments et un facteur d'activation des ostéoclastes. • **TRN :** Sujet âgé > 60 ans, plus fréquent chez l'homme que chez la femme avec une incidence croissante avec l'âge. Âge moyen du diagnostic = 64 ans. • **Tableau clinique :** 1. Atteintes osseuses : Douleurs osseuses, fractures... 2. Complications neuro : Radiculalgies, compression médullaire 3. Atteintes hématologiques : Anémie, pancytopénie

	4. Atteinte rénale : Insuffisance rénale aiguë 5. Infections bactériennes récurrentes 6. Hypercalcémie symptomatique, anomalie de l'électrophorèse des protéines sériques 7. AEG. • **TTT :** Corticoïdes, agents alkylants, biphosphonates, chimiothérapie à forte dose avec greffe autologue de cellules souches.
Maladie de Kaposi : **P = 1 - 9/100 000** **(3)**	• **Définition :** Tumeur liée à HHV8. • **TRN :** Personnes immunodéprimées. • **Tableau clinique :** 1. Macule évoluant vers une papule puis vers un nodule et enfin vers une plaque ulcérovégétante. Lésion érythémateuse, puis violacée, bien délimitée pouvant ressembler à un hématome. 2. On retrouve une atteinte des muqueuses dans 50% des cas 3. C'est l'atteinte viscérale, en particulier l'atteinte pulmonaire qui signe la gravité de la maladie. On retrouve une toux, une dyspnée, une fièvre. • **TTT :** 1. Lésions cutanéomuqueuses extensives : Bléomycine. 2. Lésions cutanées, œdématiées ou lésions viscérales graves : Adriamycine + Bléomycine + Vincristine ou Vinblastine + Anthracyclines liposomiales + Taxanes.
Maladie de Kawasaki : **P = 1/12 000** **A_3CE** **(5) + (5)**	**= Syndrome lympho cutanéo muqueux.** • **Définition :** Maladie infantile, d'origine immunologique, consistant en une vascularite fébrile touchant les artères de gros, moyens et petits calibres. • **TRN :** Plutôt les enfants, puis les adolescents. Parfois quelques adultes. • **Diagnostic clinique : A_3CE** Doit être évoqué devant toute fièvre résistante aux antipyrétiques depuis > 5j avec **4/5 des critères suivant :** 1. **A**tteinte buccale : chéilite, stomatite = énanthème (langue framboisée) 2. **A**tteinte des extrémités : érythème exanthémateux puis desquamation palmo plantaire tardive 3. **A**dénopathies : cervicales > 1.5 cm 4. **C**onjonctivite : bilatérale, non purulente, avec hyperhémie

	5. **E**xanthème : Exanthème de type scarlatiniforme ou morbiliforme avec atteinte palmo plantaire (éruption très importante sur le site précédant le BCG ce qui est très caractéristique de la maladie). • **Diagnostic biologique :** 1. Thrombocytose 2. Elévation de la CRP 3. Décalage des transaminases 4. Hyponatrémie 5. Hypoalbuminémie. • **TTT :** Immunoglobulines IV à forte dose et aspirine.
Maladie de Kennedy : **P = 1/30 000** **I = 1/526 000** **(8)**	• **Définition :** L'amyotrophie bulbospinale est une maladie du motoneurone, récessive liée à l'X, caractérisée par une atrophie musculaire proximale et bulbaire. • **TRN :** Manifestations entre 30 et 60 ans. • **Tableau clinique :** 1. Tremblement 2. Crampes musculaires 3. Fasciculations 4. Fatigabilité musculaire 5. Dysarthrie 6. Puis faiblesse et amyotrophie proximale 7. Puis atteinte des muscles bulbaires : dysarthrie, dysphonie, mâchoire tombante. • **TTT :** kinésithérapie et rééducation. TTT médicamenteux des tremblements et des crampes musculaires. TTT hormonal ou chirurgical de la gynécomastie.
Maladie de Kimura : **P < 1/1 000 000** **(4)**	• **Définition :** Maladie inflammatoire chronique d'étiologie inconnue. • **Tableau clinique :** 1. Nodule(s) sous-cutané(s) unique ou multiples siégeant principalement dans la région cervicale 2. Adénopathies locales 3. Hypertrophie des glandes salivaires 4. Syndrome néphrotique à rechercher • **Tableau biologique :** 1. Hyperéosinophilie 2. Elévation des IgE totales • **TTT :** Chirurgical. Une corticothérapie est proposée dans les formes récidivantes et en cas d'atteinte rénale.

Maladie de Lapeyronie : **P = 400/100 000** **I = 25/100 000** **(3)**	• **Définition :** Pathologie de la verge, définie par une perte d'élasticité (sclérose) des corps caverneux se caractérisant par une courbure de la verge en érection. • **TRN :** Hommes d'une cinquantaine d'années (moyenne 53 ans). • **Tableau clinique :** 1. Douleurs à l'érection 2. Puis apparition des plaques indurées sur le dos de la verge (disparition de la douleur) 3. Courbure de la verge (vers le haut généralement). • **TTT :** 2 types : 1. Médical : limiter la fibrose : Vitamine E, injections locales de Vérapamil dans les plaques. 2. Chirurgical : Après 12 à 18 mois de TTT médical : Intervention de Nesbit = cavernoplastie. • **Remarque :** La maladie de Lapeyronie est à la verge ce que la maladie de Dupuytren est à la main ou ce que la maladie de Ledderhose est au pied.
Maladie de Leber : **P = 1/50 000** **(3)**	• **Définition :** Neuropathie optique héréditaire désignant un dysfonctionnement du nerf optique provoqué par des mutations sur l'ADN mitochondrial (ADNmt). • **TRN :** Adulte jeune, âge moyen de survenue : entre 18 et 35 ans. • **Tableau clinique :** 1. ↘ de l'AV n'affectant qu'un œil au début et conduisant à une AV < 20/400 en moins d'une semaine, ou progressive en 2 à 3 mois. 2. Atteinte de l'œil **controlatéral** secondairement 3. Des anomalies cardiaques, neurologiques ou squelettiques ont été rapportées, mais ne sont pas systématiques. • **Diagnostic :** FO : pseudo-œdème du disque avec hyperémie, dilatation des artérioles, tortuosité vasculaire, et télangiectasies péripapillaires. • **TTT :** Aucun.
Maladie de Ledderhose :	• **Définition :** Fibromatose qui touche l'aponévrose plantaire du pied. Cette pathologie se caractérise par un épaississement nodulaire de l'aponévrose plantaire. Les nodules sont découverts par la palpation. Les lésions peuvent être solitaires ou multiples, unilatéral ou bilatéral. • **TRN :** 30 – 50 ans avec une prédominance masculine.

	• **Tableau clinique :** 1. Déformation du pied en varus (= plante du pied tourné vers l'intérieur) 2. Nodules de tailles variées, fermes et élastiques 3. Flexion des orteils en griffe. • **TTT :** Médical : semelles orthopédiques, AINS, infiltrations. TTT chirurgical : fasciectomie partielle de l'aponévrose plantaire. • **Remarque :** La maladie de Lapeyronie est à la verge ce que la maladie de Dupuytren est à la main ou ce que la maladie de Ledderhose est au pied. 50% des maladies de Ledderhose ont une maladie de Dupuytren associée.
Maladie de Legg-Calvé-Perthes : **P = Inconnue** **(3)**	= **Ostéochondrite primitive de hanche.** • **Définition** : Nécrose avasculaire uni ou bilatérale de la tête fémorale chez l'enfant. La phase active de la maladie peut durer plusieurs années pendant lesquelles la tête fémorale devient partiellement ou entièrement nécrotique et progressivement déformée. Ce phénomène est suivi par une nouvelle formation osseuse (ré-ossification) au niveau de l'épiphyse et une éventuelle guérison. • **Tableau clinique :** 1. Boiterie 2. Douleur à la hanche, à la cuisse ou au genou 3. Limitation des mouvements de la hanche. Plus tard : une inégalité dans la longueur des jambes ou une atrophie musculaire autour de la hanche peuvent être observées. • **TTT :** Maintenir la tête fémorale dans l'acétabulum, par attelle ou par intervention chirurgicale (ostéotomie fémorale ou pelvienne).
Maladie de Letterer Siwe : **P = 1/1 000 000** **(5)**	• **Définition :** Forme disséminée et aiguë d'histiocytose langerhansienne. • **TRN :** Touche le nourrisson entre 3 et 6 mois. • **Tableau clinique :** 1. Polyadénopathies 2. Eruption croûteuse du tronc et du cuir chevelu 3. Altération de l'état général 4. Gingivo stomatite ulcéro hémorragique 5. Lésions osseuses : Ostéolyses à l'emporte-pièce. • **Diagnostic :** Histologique : prolifération de cellules de type langerhansienne.

	• **TTT :** Local dans les formes localisées. Si atteinte d'organe : chimiothérapie, corticothérapie, ou greffe dans certains cas.
Maladie de Lobstein : **P = 1 - 2/20 000** **(3)**	= **Maladie de l'ostéogenèse imparfaite (OI)** = **Maladie des os de verre.** • **Définition :** Maladie génétique de transmission autosomique dominante ou récessive. Atteinte des gènes de collagène de type 1 COL1A1 du chromosome 17 ou de type 2 COL1A2 du chromosome 7. 5 formes cliniques différentes d'OI ont été identifiées, toutes ont pour principale caractéristique une fragilité osseuse se manifestant par de multiples fractures spontanées. • **Tableau clinique :** 1. Surdité de transmission (à tympan anormal) 2. Sclérotique bleue : « Aspect bleu clair uniforme dû à un excès de transparence de la sclère résultant d'un amincissement ou d'une anomalie du collagène. 3. Hyperlaxité ligamentaire. • **Etiologie :** Dans 95% des cas maladie génétique de transmission autosomique dominante des gènes COL1A1 et COL1A2. • **TTT :** Multidisciplinaire (médical, chirurgical, kinésithérapie) avec prévention du déficit en vitamine D et calcium.
Maladie de Lyme : **P = Inconnue** **I = 5 - 350/100 000** **(3)**	• **Définition :** Infection bactérienne due à Borrelia Burgdorferi. • **Tableau clinique : 3 stades :** 1. Stade 1 : de 3 jours à 1 mois après la morsure de tique : Erythème migrant 2. Stade 2 : possible dissémination au système nerveux (paralysie faciale, encéphalite...), aux articulations, à la peau, au cœur ou à l'œil 3. Stade 3 : Stade chronique : Manifestations articulaires, neurologiques ou cutanées. • **TTT :** 1. Antibiotiques (Amoxicilline, Cycline). Ce TTT est d'autant plus efficace qu'il est donné précocement. 2. La prévention repose sur la lutte contre les tiques et la protection individuelle contre la morsure des tiques lors de séjours en zone particulièrement à risque.

Maladie de Marchiafava Bignami : **(5)**	• **Définition :** Maladie neurologique d'apparition progressive caractérisée par la démyélinisation puis la nécrose et atrophie du corps calleux. • **Tableau clinique :** 1. Démence avec mutisme akinétique 2. Dysarthrie 3. Trouble de la marche (astasie - abasie) 4. Hypertonie 5. Rarement : Tableau d'encéphalopathie avec confusion puis coma. • **Tableau radiologique :** Corps calleux hypodense au scanner et hyposignal T1 à l'IRM en coupe sagittale médiane. • **Pronostic :** Sombre à moyen terme. • **Etiologies :** 1. Alcoolisme chronique 2. Carences nutritionnelles
Maladie de Marchiafava Micheli : **P = 1/500 000** **(6)**	= **Hémoglobulinurie paroxystique nocturne (HPN)** • **Définition :** Maladie clonale acquise (mutations somatiques du gène PIG-A situé sur le chromosome X) des cellules souches hématopoïétiques caractérisée par une anémie hémolytique corpusculaire, une aplasie médullaire et par la survenue fréquente de thromboses. • **TRN :** Touche tous les âges, particulièrement les jeunes adultes. • **Tableau clinique et biologique :** 1. Anémie hémolytique (normo ou macrocytaire régénérative) → syndrome anémique (pâleur, asthénie, essoufflement à l'effort) 2. Thromboses des vaisseaux de moyen et gros calibres (veines hépatiques, abdominales, cérébrales et dermiques) dans 40% des cas, avec tableau de douleurs abdominales, ischémie intestinale, hépatomégalie selon l'endroit de la thrombose. 3. Hémoglobinurie : urines foncées 4. +/- insuffisance rénale 5. +/- ictère 6. +/- gingivorragies ou épistaxis. • **Diagnostic :** Déficit en protéines GPI-dépendantes mise en évidence par cytométrie de flux.

	• **TTT :** ○ Symptomatique : transfusion, érythropoïétine, glucocorticoïdes et anticoagulants. ○ L'eculizumab permet de réduire l'hémolyse, le besoin de transfusions, la fatigue, l'apparition des thromboses et le risque d'aggravation de l'insuffisance rénale. ○ Le seul vrai TTT est la greffe de moelle osseuse.
Maladie de Marfan : **P = 1/5 000** **(8)**	= **Syndrome de Marfan** • **Définition :** Mutations le plus souvent du gène *FBN1* (15q21) sur le chromosome 15 qui code pour la fibrilline-1, une protéine essentielle du tissu **conjonctif.** Maladie à transmission autosomique dominante, à pénétrance très élevée. Il existe plusieurs types de maladie de Marfan. • **Tableau clinique :** 1. Dolichosténomélie (longueur excessive des extrémités), une grande taille, une arachnodactylie, une hypermobilité articulaire, une déformation scoliotique, une déformation du thorax en pectus carinatum ou en pectus excavatum, une dolichocéphalie en axe antéropostérieur, 2. Dilatation aortique ou dissection aorte ascendante, insuffisance aortique ou insuffisance mitrale (conditionne le pronostic vital) 3. Palais ogival, visage étroit, rétrognathie, un micrognathisme ou une hypoplasie malaire. 4. Pneumothorax récidivant, pectus excavatum 5. Myopie axile pouvant favoriser un décollement rétinien et un déplacement du cristallin pouvant conduire à la cécité. 6. Signes d'appel présent dans la liste des critères de Ghent (1996) : hyper laxité • **TTT :** Multidisciplinaires. Objectif : limiter la dilatation aortique (béta-bloquants, limitation des sports) et surveillance de façon régulière (échocardiographies annuelles) afin de proposer un remplacement de la racine aortique en prévention de la dissection aortique. Chirurgie si anomalies squelettiques et oculaires (laser, remplacement du cristallin luxé). TTT symptomatique.

Maladie de May Hegglin : **P = 1 - 9/1 000 000** **(4)**	= **Syndrome de May Hegglin = Syndrome MYH9** • **Définition :** Maladie héréditaire : Thrombopénie constitutionnelle liée à MYH9. La transmission est autosomique dominante. Les plaquettes sont volumineuses et on note la présence d'inclusions basophiles dans les granulocytes neutrophiles et éosinophiles appelées corps de Döhle. • **Tableau clinique :** 1. Signes hémorragiques modérés (épistaxis…) 2. Possible surdité de perception 3. Possible atteinte rénale (protéinurie et hématurie microscopique pouvant évoluer vers une insuffisance rénale) 4. Possible cataracte mais beaucoup plus rare • **TTT :** Symptomatique
Maladie de Ménétrier : **P= Inconnue** **AVE Dominus Odiosus** **(5)**	**= Gastrite hypertrophique géante** • **Définition :** Maladie précancéreuse, rare, acquise de l'estomac. La maladie est caractérisée par des plis hypertrophiques géants localisés le plus souvent au niveau du fundus, avec une hyperplasie fovéolaire, une atrophie glandulaire et un épaississement de la muqueuse à l'examen histologique. • **Tableau clinique : AVE Dominus Odiosus !** 1. **A**norexie et perte de poids 2. **V**omissements 3. **E**xcès de sécrétion de mucus + baisse de sécrétion acide 4. **D**ouleur épigastrique 5. **Œ**dème • **Etiologie :** Inconnue, bien que des infections par H. Pylori et des infections par le CMV chez l'enfant aient été rapportées. • **TTT :** Gastrectomie totale ou partielle pour les patients présentant une maladie handicapante ou chez qui le développement d'un cancer gastrique est redouté.
Maladie de Ménière : **P = 1/600 à 1/10 000** **SAV** **(3)**	• **Définition :** Maladie du labyrinthe (oreille interne), de cause inconnue. Physiologie : Hydrops labyrinthique = augmentation de la pression endolymphatique. • **Tableau clinique :** On retrouve la triade caractéristique : 1. **S**urdité de perception endolabyrinthique (Weber latéralisé coté sain et Rinne) avec prédominance sur les fréquences graves et sensation de plénitude auriculaire

	2. **A**couphènes 3. **V**ertiges rotatoires intense (crises de vertiges de plusieurs heures accompagnées de nausées voire de vomissements) • **TRN :** Plus fréquente chez les femmes et favorisée par le stress. Plus fréquente entre 20 et 50 ans. • **Diagnostic :** L'IRM est normale et AUCUN test audiométrique ne permet d'affirmer le diagnostic. On retrouve en revanche un test au glycérol anormal et des otoémissions évocatrices • **Evolution vers :** 1. Une bilatéralisation (10% des patients) 2. Une majoration de la surdité (de perception) 3. Une majoration des vertiges (périphériques) • **Etiologies :** Les causes de la maladie sont inconnues et par définition, les hydrops endolymphatiques pour lesquels une étiologie est retrouvée n'entrent pas dans le cadre de la maladie de Ménière. • **TTT :** o De la crise : par anti vertigineux et antiémétique. o De fond : si maladie très invalidante (bêta-histidine, diurétiques, vasodilatateurs, corticoïdes, anxiolytiques...). o TTT chirurgical en dernier recours en cas de chutes fréquentes (crise de Tumarkin) : 1.Neurectomie vestibulaire chirurgicale ou 2.Labyrinthectomie chirurgicale ou chimique.
Maladie de Minkowski Chauffard : **P = 1/5 000** **ISS** **(3)**	= **Sphérocytose héréditaire** • **Définition :** Anémie hémolytique corpusculaire secondaire à des anomalies des protéines membranaires du globule rouge. La transmission est habituellement autosomique dominante mais, dans 25 à 35% des cas, on retrouve soit une mutation de novo soit une mutation autosomique récessive. • **Tableau clinique : ISS** (Station Spatiale Internationale) 1. **I**ctère 2. **S**yndrome anémique (asthénie, pâleur...) 3. **S**plénomégalie. • **Tableau biologique :** 1. Anémie (normocytaire ou macrocytaire régénérative) hémolytique 2. Frottis sanguin : Présence de sphérocytes.

	• **TTT :** Photothérapie, voire exsanguino-transfusion à la naissance, puis si persistance transfusion. A partir d'un an l'EPO peut permettre d'espacer les besoins transfusionnels.
Maladie de Monckeberg : **(5)**	▪ **Définition :** Rétrécissement aortique dégénératif. Calcifications progressive de l'anneau valvulaire et des sigmoïdes, aboutissant à un bloc calcifié immobile et à l'origine de troubles de la conduction. ▪ **TRN :** Patients > 65 ans, généralement hypertendus. ▪ **FDR :** L'hypertension, l'hypercholestérolémie, et surtout, l'insuffisance rénale dialysée. ▪ **Tableau clinique :** Souvent asymptomatique. 1. Syncopes ou lipothymies d'effort (traduisent l'ischémie cérébrale d'effort) 2. Angor d'effort (traduit l'ischémie myocardique d'effort) 3. Dyspnée d'effort 4. Souffle systolique au foyer aortique ou aboli en cas de RA serré calcifié 5. Abolition du B2. ▪ **TTT** : Chirurgical par résection de la valvule calcifiée et mise en place d'une prothèse valvulaire.
Maladie de Moschowitz :	• Voir syndrome de Moschowitz.
Maladie de Nicolas Favre : **(4)**	= **Lymphogranulomatose vénérienne (LGV) :** • **Définition :** Infection sexuellement transmissible due à une infection par Chlamydia Trachomatis. • **TRN :** Adulte jeune. Réémergence depuis les années 2000 chez les hommes ayant des relations sexuelles avec des hommes (HSH). • **Incubation** : de 3 à 30 jours. • **Tableau clinique :** 1. Stade primaire : A la suite d'un rapport sexuel, apparait un micro chancre unique et indolore au niveau de la porte d'entrée du germe (organes génitaux, sphère ano-rectale ou pharyngée) + une adénopathie satellite. Lésion primaire éphémère à type de papule, de pustule ou d'érosion. 2. Parfois fièvre et érythème noueux. 3. Prédominance de la topographie ano-rectale = contexte homosexuel.

	4. Chez la femme, ces lésions sont généralement vaginales et nécessitent un examen au spéculum pour être détectées. • **Diagnostic :** Par sérologie et cytoponction ganglionnaire avec PCR Chlamydia Trachomatis. • **TTT** : Par cyclines pendant 3 semaines.
Maladie de Paget : **DAD** **(3)**	• **Définition :** Ostéite déformante d'origine inconnue. Elle est caractérisée par un remodelage osseux excessif accompagné par des déformations. 2ème maladie osseuse en terme de fréquence après l'ostéoporose. • **TRN :** Rare avant 40 ans, touche 1,3 hommes pour 1 femme. • **Tableau clinique : DAD** 1. **D**ouleurs osseuses, plutôt sur les os longs 2. **A**symptomatique et découverte sur des radiographies 3. **D**éformation des os « en lame de sabre ». • **Diagnostic :** Des radiographies sont généralement suffisantes pour porter le diagnostic (les os longs sont plus blancs et plus gros que la normale). • **TTT :** Biphosphonates en cure plus ou moins longue.
Maladie de Parkinson : **P = 9/1 000** **I = 15/100 000** **HAT(T)** **(4)**	• **Définition :** Maladie démentielle dégénérative, sous corticale. • **Tableau clinique :** 1. **H**ypertonie **plastique** (roue dentée) sensibilisée par la manœuvre de Froment 2. **A**kinésie (ou bradykinésie) : mouvements rares et lents, adiadococinésie, hypomimie avec diminution du ballant du bras 3. **T**remblement de repos lent et régulier (4-6 Hz), faible amplitude, unilatérale ou asymétrique, touchant la main, la langue ou la mâchoire, accentué par le calcul mental ou le relâchement 4. +/- Troubles de la marche (marche à petits pas, tronc penché en avant, diminution du ballant des bras et freezing). • **TTT :** 1. Si < 70 ans : Monothérapie initiale par agonistes dopaminergiques ou IMAO B en monothérapie : Sélégiline ® 2. Si > 70 ans : Monothérapie initiale par Levodopa ou IMAO B en monothérapie : Sélégiline ® 3. Augmentation des doses ensuite si traitement insuffisant

Maladie de Pick : **P = 1 - 9/100 000** **(4)**	• **Définition :** C'est une des 4 formes de démence fronto temporale (DFT), caractérisée par des corps de Pick. Dégénérescence du cortex médian préfrontal et fronto-insulaire se traduisant par des changements progressifs du comportement associé à une dysfonction exécutive et à un trouble du langage. C'est la 2ème cause de démence après Alzheimer. • **TRN :** Plutôt chez les femmes de 45 – 65 ans. • **Tableau clinique :** 1. Troubles du comportement, progressifs : réactions surprenantes, apathie, désintéressement, plaintes de céphalées, hypochondrie, dépression. 2. Troubles du langage : diminution voir absence totale de parole 3. Troubles des mouvements : rigidités, marche à petits pas, tremblements. 4. Incontinence urinaire et parfois fécale • **Diagnostic :** Clinique + radiologique (scanner, IRM, scintigraphie cérébrale par émission monophotonique) • **TTT :** Absence de TTT curatif. Antidépresseurs : Trazadone ®. Anxiolytiques ou hypnotiques selon les besoins. Les inhibiteurs de la cholinestérase n'ont pas d'effet dans les DFT et peuvent même parfois aggraver les troubles du comportement.
Maladie de Raynaud : **(3)**	• **Définition :** Phénomène vasculaire intéressant les extrémités telles les doigts, les orteils, le nez et les oreilles en cas d'exposition à des changements de température ou de stress. • **TRN :** La maladie touche plus fréquemment les femmes et prédomine dans les pays froids. • **Tableau clinique :** 3 phases à retrouver : 1. **Phase ischémique = phase syncopale :** Extrémités blanches, froides, insensibles (nécessaire pour le diagnostic), avec engourdissements et perte de la sensibilité 2. **Phase asphyxique = cyanique :** Extrémités bleues et douloureuses, phase parfois absente 3. **Phase de récupération = hyperthermique :** Extrémités rouges et douloureuses. • **Remarques :** 1. Dans la maladie de Raynaud le pouce est habituellement épargné

	2. C'est généralement une maladie bénigne, n'interférant que peu avec la vie quotidienne et tendant à s'amender avec le temps. • **Etiologie :** Idiopathique. Ceci la distingue du syndrome de Raynaud, qui lui est secondaire à une maladie systémique ou encore une prise médicamenteuse. **En faveur d'un Raynaud secondaire :** - Atteinte du pouce - Absence de rémission estivale - Trouble trophique (ulcère digital) - Présence d'une sclérodactylie télangiectasie - Sexe masculin - Atteinte unilatérale. • **TTT :** Simples conseils. Eviter le froid et certains facteurs déclenchant ou aggravant comme le tabac, la caféine, les œstrogènes, les β-bloquants... Inhibiteurs calciques si symptômes invalidants.
Maladie de Recklinghausen : **P = 1 - 5/10 000** **(7)**	= **Neurofibromatose de type I** : • **Définition :** Maladie génétique (mutation gène NF1 sur le chromosome 17) à transmission autosomique dominante. • **Tableau clinique** : 1.Taches café au lait 2.Neurofibromes : tumeurs bénignes 3.Lentigines : tâches de rousseur dans le creux des aisselles ou le creux de l'aine 4.Nodules de Lisch : petits nodules colorés situés dans l'iris 5.Courbure et amincissement de la corticale des os longs 6.Retard mental 7.Puberté précoce d'origine central hypergonadisme hypergonadotrope. • **TTT :** Aucun aujourd'hui. Destruction des neurofibromes cutanés par électrocoagulation au laser. Chirurgie : opération des neurofibromes plexiformes devenus trop gênants et opération de déformations trop importantes de la colonne vertébrale.
Maladie de Rendu Osler (Weber) : **P = 1/5 000 à 1/8 000**	= **Télangiectasie hémorragique héréditaire (THH)** : • **Définition :** Angiomatose de transmission autosomique dominante, faisant partie des phacomatoses. Il s'agit d'une dérégulation de l'angiogenèse conduisant à des dilatations artério-veineuses : les télangiectasies cutanéomuqueuses hémorragiques et les shunts

MET (3)	viscéraux. Plus de 80 % des cas sont dus à des mutations dans les gènes ENG ou ACVRL1. • **Tableau clinique : MET** 1. **M**alformations artérioveineuse (MAV) pulmonaires, cérébrales, hépatiques, vertébrales et intestinales 2. **E**pistaxis chroniques et anémiantes (enfance) pouvant atteindre 1 litre par semaine 3. **T**élangiectasies cutanéomuqueuses (âge adulte) au niveau des lèvres, de la bouche, du nez et des doigts. • **TTT :** PEC de l'anémie, prévention et TTT des épistaxis, et PEC des MAV par radiologie interventionnelle. • **Pronostic :** donné par l'atteinte viscérale = de mauvais pronostic.
Maladie de Rosenthal : **P = 1 /1 000 000 (homozygotes)** **(2)**	= **Hémophilie C**. • **Définition :** Déficit congénital en facteur XI. Trouble héréditaire de la coagulation caractérisée par une réduction de l'activité et/ou de l'antigène du facteur XI se manifestant par des saignements plus ou moins sévères après traumatisme ou chirurgie. Transmission principalement autosomique récessive mais des formes dominantes ont été observées. • **TRN :** Plus fréquent dans la population juive. Tout âge. • **Tableau clinique :** 1. Saignements après extraction dentaire, circoncision, traumatisme ou intervention chirurgicale 2. Ménorragies possibles chez les femmes en âge de procréer. • **Tableau biologique :** 1. TCA augmenté avec TT normal 2. Mélange plasma malade + plasma témoin = correction du TCA, et observation d'un déficit en facteur XI (< 60 UI/dl) 3. Le TS et le TP sont normaux. • **TTT :** Concentré de facteur XI ou de plasma frais congelé en cas d'opération. Antifibrinolytiques (acide aminocaproïque, acide tranéxamique) possibles afin de prévenir l'hyperfibrinolyse que peut engendrer le déficit en facteur XI.

Maladie de Scheuermann : **(6)**	**= Cyphose juvénile, ou épiphysite vertébrale, ou ostéochondrose juvénile dorsale.** • **Définition :** Dystrophie rachidienne traumatique de croissance qui provoque une cyphose douloureuse au cours de l'adolescence. C'est une cause de rachialgies (cervicale – thoracique – ou lombaire) mécaniques chroniques. • **La maladie de Scheuermann familiale :** Maladie génétique autosomique dominante avec pénétrance complète chez les garçons et incomplète chez les filles. Les corps des vertèbres sont alors plus fragiles et vulnérables et les contraintes mécaniques entraînent une irrégularité des contours osseux et des déformations des corps vertébraux. • **TRN :** Elle survient au début de la puberté, vers 11 ans chez la fille et vers 13 ans chez le garçon. • **Tableau clinique :** Le plus souvent, elle touche la colonne vertébrale au niveau thoracique entrainant : 1. Des douleurs entre les omoplates 2. Un dos rond (accentuation de la cyphose dorsale). La déformation vertébrale inclut : 3. Des irrégularités des disques vertébraux 4. La présence de nodules de Schmorl 5. Un rétrécissement de l'espace discal 6. Une érosion des vertèbres. • **Diagnostic :** Par radiographie latérale de la colonne. • **TTT :** Kinésithérapie + TTT orthopédique avec un corset.
Maladie de Stargardt : **P = 1/10 000** **(5)**	• **Définition :** Dystrophie maculaire (maculopathie) héréditaire (autosomique récessive) la plus fréquente et d'apparition précoce. • **TRN :** Débute chez les personnes jeunes entre 6 et 15 ans. • **Tableau clinique :** 1. Une perte progressive de la vision centrale, mais avec une vision périphérique intacte 2. Une légère perte de la vision des couleurs 3. Une adaptation à l'obscurité retardée 4. Une atrophie maculaire avec ou sans taches paramaculaires = maculopathie en œil de bœuf 5. Une dégénérescence de l'épithélium pigmentaire de la rétine. • **TTT :** Aucun.

Maladie de Steinert : **P = 1/20 000** **(7)**	= **Dystrophie myotonique de Steinert** : • **Définition :** Maladie génétique de transmission autosomique dominante. Dystrophie musculaire myotonique caractérisée par une myotonie et par une atteinte multisystèmique. • **Tableau clinique :** 1. Myotonie (relâchement lent de la contraction musculaire volontaire) 2. Atrophies musculaires, déficit musculaire 3. Cataracte 4. Trouble du rythme ou de la conduction cardiaque 5. Atteinte endocrinienne 6. Troubles du sommeil 7. Calvitie. • **TTT :** Suivi multidisciplinaire annuel.
Maladie de Still : **P = 3 - 33/100 000** **I = 0,1 - 2,2/100 000** **(6) + (2)**	= **Arthrite juvénile idiopathique systémique** • **Définition :** Arthrite juvénile idiopath que caractérisée par l'intensité des signes extra-articulaires (fièvre, éruptions). Elle représente 10% des arthrites juvéniles idiopathiques. • **TRN :** Sex ratio de 1/1. Début entre 3 et 5 ns. • **Tableau clinique :** Triade 1. Fièvre > 39°C oscillante la journée avec des pics 2. Eruptions fugaces et diffuses érythémateuses ou pseudo-urticariennes 3. Douleurs articulaires (mono, oligo ou polyarthrites) 4. +/- Douleurs pharyngées 5. +/- Adénopathies 6. +/- Hépatosplénomégalies • **Tableau biologique :** 1. Syndrome inflammatoire 2. Hyperferritinémie • **TTT :** AINS à forte dose en 1ère intention. Si formes réfractaires : corticoïdes. Si corticorésistance ou cortico dépendance : méthotrexate, ciclosporine A ou anti TNF alpha.
Maladie de Takayasu : **P = 1 - 10/100 000** **I = 1 - 2,5 cas/million/an** **(4)**	= **Vascularite de Takayasu** • **Définition :** Artérite inflammatoire des vaisseaux de gros calibre qui atteint avec prédilection l'aorte et ses principales branches. • **TRN :** Les femmes entre 20 et 40 ans sont plus fréquemment atteintes que les hommes.

	• **Tableau clinique :** 1. Asymétrie tensionnelle, claudication artérielle des membres 2. Souffle vasculaire, abolition des pouls 3. HTA réno vasculaire 4. Aortite • **Diagnostic :** Le diagnostic est fondé sur l'imagerie (association de sténoses et anévrysmes artériels, dont sous claviers post vertébral). • **Remarque :** Association, au moins statistique, avec la tuberculose • **TTT :** Corticothérapie en 1ère intention. Si échec l'adjonction de méthotrexate permettrait de contrôler la maladie. L'angioplastie percutanée transluminale et parfois la chirurgie de revascularisation sont nécessaires en cas d'ischémie critique ou d'anévrysme menaçant, à réaliser de préférence en phase non inflammatoire.
Maladie de Trousseau : **(6)**	= **Névralgie essentielle** : • **Définition :** Névralgie se caractérisant par la survenue de douleurs intermittentes au niveau de la face, évoluant par accès, d'intensité très élevée et de quelques secondes. Atteinte du trijumeau. • **TRN :** Prédominance féminine, âge > 50 ans. • **Tableau clinique** 1. Douleurs à type de décharge électrique brève très intense 2. Douleurs unilatérales et siégeant toujours du même côté 3. Durée = quelques secondes (2 sec à 2 min) 4. Déclenchée par la stimulation d'une zone gâchette (aile du nez, lèvre supérieur) 5. Touche souvent 1 zone du V (le V2+++), parfois 2 zones et jamais les 3 zones. 6. Examen neurologique normale. • **TTT :** De la crise : anesthésique locale : lidocaïne en spray. TTT de fond : Carbamazépine (Tégrétol ®). Si échec : Oxcarbazépine, gabapentine, phénytoïne, clonazépam. Neuroleptique (Nozinan ®) ou anxiolytiques si anxiété.

Maladie de Vaquez : **P = 1/3 300** **I = 1/36 000 à 1/100 000** **ESPACE Temps** **(7)**	= **Polyglobulie de Vaquez** • **Définition :** Syndrome myéloprolifératif (SMP) acquis caractérisé par une élévation de la masse absolue des globules rouges due à une production non contrôlée, souvent associée à une hyperproduction de leucocytes et des plaquettes. • **Tableau clinique : ESPACE Temps** 1. **E**tourdissement, vertige 2. **S**plénomégalie et Hépatomégalie inconstantes 3. **P**rurit aquagénique 4. **A**couphènes 5. **C**éphalée 6. **E**rythrose cutanée (visage, paumes, lit des ongles), muqueuse et conjonctivale 7. **T**rouble visuel. • **Critères diagnostiques majeurs : OMS 2008** **1.** Hémoglobine **> 18,5 g/dL** chez **l'homme** ou **> 16,5 g/dL** chez **la femme** ou : a. **Mesure isotopique de la masse globulaire totale** au chrome 51 : Affirme le diagnostic si **VGI > 125 %. A faire sauf si Ht > 60% chez l'homme ou > 56% chez la femme**. 2. Présence de la mutation JAK2 V617F ou d'une mutation apparentée (biologie moléculaire) • **Critères mineurs :** 1. EPO sérique basse 2. Poussée spontanée des progéniteurs érythrocytaires en culture 3. BOM **:** Hyperplasie des 3 lignées. • **Remarque :** Patients présentant un risque accru de MTEV (hyperviscosité, microparticules). • **TTT :** • **En urgence :** si Ht > 60% ou si signes d'hyperviscosité : Saignées de 300 – 400 ml tous les 2 – 3 jours pour Ht < 45% • **TTT de fond :** A. <u>Sujet à haut risque vasculaire</u> (> 60 ans OU ATCD MTEV) : Hydroxyurée PO ou INF alpha en 1ère ligne. Pipobroman (Vercyte ®) en 2ème ligne. B. <u>Sujet à faible risque vasculaire</u> (< 60 ans ET pas d'ATCD MTEV) : Saignée tous les 1 à 3 mois (CI si plaquettes > 800 G/L).

	• **Modalités saignées :** 7 ml/kg chez l'adulte et 5 ml/kg chez l'enfant sans dépasser 550 ml (entre 300 et 400 ml en moyenne et CI si plaquettes > 800 G/L).
Maladie de Verneuil : **(3)**	• **Définition :** Forme d'hidrosadénite suppurée (inflammation chronique de la peau) entraînant l'apparition de nodules, d'abcès et de fistules inflammatoires aseptiques qui affectent des parties du corps pourvues d'un certain type de glandes sudorales (dites apocrines) : Les aisselles, l'aine, les fesses et les seins. • **Tableau clinique :** 1. Lésions nodulaires inflammatoires et douloureuses 2. Evoluant vers la suppuration et la fistulisation. 3. Le plus souvent, ces lésions croissent, se brisent et évacuent leur pus cicatrisant avec séquelles. • **TTT :** 1. Antibiotiques et antiseptiques peu efficaces. Tétracyclines sur le long terme pour les formes chroniques 2. AINS ou corticoïdes si douleurs importantes 3. Isotrétinoïdes mais résultats plutôt décevant 4. Antibiothérapie 5. Incision et drainage des abcès.
Maladie de Von Hippel Lindau : **P = 1/53 000** **I = 1/36 000** **(5)**	• **Définition :** Maladie génétique autosomique dominante, à haute pénétrance. Mutation du gène suppresseur de tumeur VHL sur le chromosome 3. Il s'agit d'une phacomatose : maladie impliquant une anomalie de développement du tissu **ectodermique** et aboutissant à des malformations diverses du névraxe à des tumeurs de petite taille (phacomes), cutanées, nerveuses et oculaires. • **Diagnostic :** Une seule tumeur caractéristique + ATCD familiaux. • **Tumeurs caractéristiques :** 1. Hémangioblastome du cervelet ou de la moelle épinière 2. Hémangioblastome de la rétine 3. Phéochromocytome 4. Adénocarcinome à cellules claires rénale ou kyste rénal 5. Cancer ou kyste du pancréas endocrine, ou tumeurs neuro endocrines du pancréas. • **TTT :** La chirurgie est le traitement de choix. La prise en charge nécessite un suivi à vie.

Maladie de Waldenström : **P = 1 - 10/100 000** **I : 5/1 000 000** **NASA SS** **(6)**	• **Définition :** Cancer hématologique caractérisé par des lymphoplasmocytes (stade intermédiaire entre lymphocyte B et plasmocyte) proliférant au niveau de la moelle osseuse et synthétisant une immunoglobuline monoclonale. • **TRN :** Age moyen 63 ans. Les 3/4 des malades sont des hommes. • **Tableau clinique : NASA SS** 1. **N**europathie périphérique dans 5 à 10 % des cas, symétrique, sensitive 2. **A**sthénie progressive 3. **S**plénomégalie ou hépatosplénomégalie modérée 4. **A**dénopathies dans 20 à 30 % des cas, fermes, indolores, non adhérentes 5. **S**yndromes hémorragiques cutanés, muqueux voire rétiniens 6. **S**yndrome d'hyperviscosité. • **TTT :** ○ Forme non sévère : monochimiothérapie orale continue ○ Forme sévère ou rapide : polychimiothérapie ○ Le sujet âgé est traité par monochimiothérapie ○ En cas de manifestation auto-immune, on associe la prednisone avec le Chlorambucil, le Cyclophosphamide et le Melphalan.
Maladie de Weber Christian : **P = Inconnue** **(5)**	= **Panniculite nodulaire (ou lobulaire) idiopathique** = **Syndrome de Pfeiffer-Weber-Christian** • **Définition :** Panniculite nodulaire aiguë fébrile non suppurative et récidivante qui prédomine dans les zones riches en graisses. Ces nodules sont sous cutanés, associés à une inflammation du tissu adipeux et à des signes systémiques. Ils évoluent vers la nécrose. • **TRN :** Plutôt les femmes de 30 à 60 ans. • **Tableau clinique :** 1. Présence de nodules sous la peau, de 1 à 2 cm de diamètre, essentiellement au niveau des jambes, des chevilles, et parfois des cuisses. Ils sont disposés symétriquement et sont mobiles, fermes, chauds, et quelquefois sensibles ou indolores à la palpation. 2. AEG 3. Fièvre 4. Arthralgies et myalgies 5. Douleurs abdominales.

	• **Diagnostic :** Tableau anatomo-clinique de panniculite lobulaire idiopathique riche en polynucléaires, ce qui suppose donc une biopsie et un bilan étiologique négatif. • **Etiologie :** La cause est inconnue, c'est pourquoi on parle de panniculite nodulaire idiopathique. • **TTT :** Corticoïdes et immunosuppresseurs. Ils suppriment les manifestations à la phase aiguë. Les AINS réduisent la fièvre et les manifestations articulaires.
Maladie de Wegener : **P = 1/42 000** **I = 2 - 12/1 000 000** **(4)**	**= Granulomatose avec polyangéite :** • **Définition :** Vascularite systémique caractérisée par un aspect anatomopathologique de granulome et une localisation oto-rhino-laryngologique et pulmonaire prédominante (atteinte des petits et des moyens vaisseaux). • **Tableau clinique :** 1. Manifestations ORL : rhinite, obstruction, rhinorrhée purulente et sanglante +/- destruction cartilagineuse et osseuse 2. Manifestations pulmonaires : Toux sèche, dyspnée, hémoptysie, lésions nodulaires au scanner/radio 3. Manifestations rénales : glomérulonéphrite avec HTA, protéinurie et hématurie microscopique → GNRP type 3 4. Manifestations neurologiques : présentes dans 1/3 des cas avec une neuropathie périphérique et des pachy méningites • **Tableau biologique :** cANCA (≠pANCA dans la polyangéite microscopique isolée). • **TTT :** Corticothérapie associée à du Cyclophosphamide IV, toutes les 2 semaines puis toutes les 3 semaines jusqu'à obtention de la rémission.
Maladie de Whipple : **P = inconnue** **I = < 1 million** **(6)**	• **Définition :** Pathologie infectieuse chronique (infection par Tropheryma Whippelii) pouvant toucher tous les organes. • **Tableau clinique et biologique :** 1. Fièvre 2. Arthralgies - Polyarthrite 3. Malabsorption digestive → diarrhée graisseuse avec amaigrissement massif et douleurs abdominales 4. Péricardites fréquentes 5. Polyadénopathies 6. Hyperéosinophilie à la NFS

	• 1 + 2 + 3 = triade de la maladie de Whipple, à ne pas confondre avec la triade de Whipple caractérisant l'hypoglycémie organique typique de l'insulinome. • **Diagnostic :** Histologique : Reconnaissance de la bactérie en forme de bâtonne, libre ou phagocytée dans les macrophages de la muqueuse duodénale ou d'un autre tissu. • **TTT :** Antibiothérapie : Pénicilline G + streptomycine IV pendant 2 semaines puis Cotrimoxazole (Bactrim ®) PO pendant un voire deux ans.
Maladie de Willebrand : **P = 1 - 5/10 000** **H4** **(4) + (4)**	• **Définition :** Affection hémorragique héréditaire due à un défaut génétique fonctionnel ou antigénique facteur Willebrand. Il existe 2 grands groupes de déficit en VWF : quantitatif, partiel **(type 1)** ou total **(type 3)**, et qualitatif **(type 2)** regroupant plusieurs sous-types (**2A** : défaut de liaison à la GPIb, **2B** : ↗ affinité pour la GPIb plaquettaire, **2M** : ↘ affinité pour la GPIb plaquettaire, **2N** : liaison au facteur VIII). • **Tableau clinique :** Manifestations hémorragiques de gravité variable : **H4** 1. **H**émorragies cutanées (ecchymoses) ou des muqueuses (épistaxis, méno-métrorragies, gingivorragies...) 2. **H**ématomes (formes sévères) 3. **H**émarthroses (formes sévères) 4. **H**émorragies profondes intra-abdominales et rétropéritonéales (formes sévères). • **Tableau biologique :** 1. Temps de saignement (TS) allongé (sauf type 2N = N) 2. TCA allongé avec TT normal : mélange plasma malade avec plasma témoin = correction du TCA 3. Facteur VIII ↘ (déficit en F VIII) 4. Activité cofacteur de la ristocétine du FW (WF-Rco) ↘ (sauf pour le type 2N = N). • **TTT :** Il dépend du type de la maladie. Dans le type 1, le TTT préventif ou curatif d'un saignement anormal fait appel à la desmopressine qui est généralement efficace. Dans le type 2, la réponse à la desmopressine est variable nécessitant souvent le recours à un traitement substitutif par facteur Willebrand humain purifié. Dans le type 3, la desmopressine est toujours inefficace, le traitement est substitutif par facteur Willebrand humain purifié associé à du facteur VIII, au moins pour la première injection.

Maladie de Wilson : **P = 1/25 000** **(3)**	• **Définition :** Mutation du gène ATB7B (transport intra et extra cellulaire du cuivre) sur le chromosome 13. Maladie à transmission autosomique récessive caractérisée par une accumulation toxique de cuivre essentiellement dans le foie et le système nerveux central. • **Tableau clinique :** 1. Atteinte hépatique : Accumulation de cuivre au niveau hépatique puis relargage dans la circulation sanguine 2. Atteinte ophtalmologique (anneaux de Kayser Fleischer) 3. Atteinte neurologique (syndrome extrapyramidale chez un adulte < 40 ans) et psychiatrique (troubles du comportement) • **TTT :** Chélateurs de cuivre et de zinc. En cas d'échec ou bien dans les formes fulminantes hépatiques, la transplantation hépatique doit être envisagée.
Maladie du hamburger :	• Voir Syndrome Hémolytique et Urémique

Section 3 :
Les syndromes :

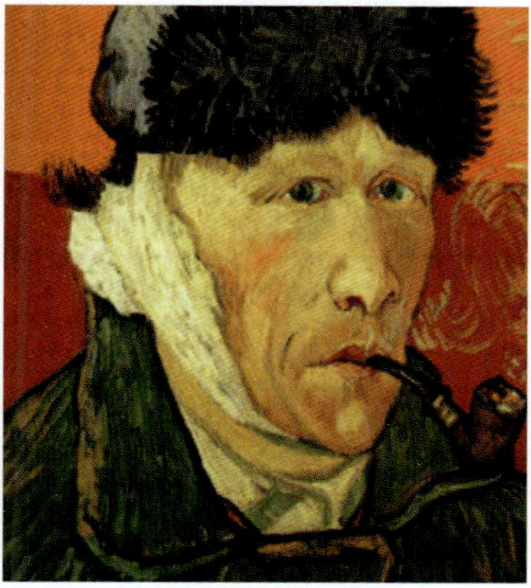

Autoportrait à l'oreille bandée,
Vincent Van Gogh, 1889

Le 23 décembre 1888, lors d'une dispute avec Paul Gauguin (auquel il voue une grande admiration), Van Gogh est pris d'un accès de folie et tente d'agresser son invité avant de retourner un rasoir contre lui-même et de se couper le lobe de l'oreille gauche !
Cette automutilation serait le symptôme d'une santé mentale déjà défaillante et le signe avant-coureur du suicide perpétré sept mois plus tard chez ce « peintre maudit » !

A cette période de sa vie, ses crises de démence dont il ne dit jamais rien (ou si peu, dans sa correspondance avec son frère Théo) sont particulièrement violentes.
Elles le font tomber dans la neurasthénie, troublent sa vision, le poussent à avaler ses tubes de peinture...
Il existe une véritable énigme au sujet de cette oreille coupée qu'il aurait apportée à Gabrielle pour certains une prostituée, et pour d'autres une femme de ménage. Une hypothèse veut que ce soit Gauguin qui, au court d'une partie d'escrime, aurait blessé son ami et pris la fuite...

Voir dans cet ouvrage :
Syndrome démentiel ≠ syndrome confusionnel

Pour plus d'informations :
http://www.medecine-des-arts.com/fr

ATRA syndrome : **DD Est Particulièrement Fébrile** **(5)**	= **Syndrome de différentiation** • **Définition :** Complication qui survient au cours de certaines leucémies par l'acide tout transrétinoïque et qui peut menacer le pronostic vital. • **Tableau clinique : DD Est Particulièrement Fébrile** 1. **D**éfaillance hémodynamique et/ou rénale 2. **D**étresse respiratoire aiguë 3. **E**panchements pleuraux et/ou péricardiques 4. **P**rise de poids 5. **F**ièvre • **TTT :** Dexaméthasone : 10 mg matin et soir pendant 10 j.
Blue toe syndrome : **LOL** **(3)**	• **Définition :** Embolies distales provenant d'une plaque d'athérome (emboles de cholestérol). Elles sont soit spontanées soit secondaires à un facteur déclenchant. • **Tableau clinique : LOL** 1. **L**ivedo lié au froid (reticularis) 2. **O**rteil cyanosé ET douloureux 3. **L**es autres orteils sont en général normaux et **L**es pouls distaux sont perçus. • **Facteurs déclenchant :** 1. Iatrogène : introduction d'un traitement anticoagulant, antiagrégant ou thrombolytique 2. Manipulation endovasculaire (artériographie des MI, cathétérisme…) 3. Traumatisme thoracique • **Etiologies :** 1. AOMI 2. Maladie des emboles de cholestérols. • **TTT :** Symptomatique (repos, réchauffement, réhydratation, antalgiques et AAP) + éviction du facteur déclenchant. Si besoin discuter une chirurgie (endartériectomie).
CREST syndrome : **P = 1/12 500** **(5)**	• **Définition :** Forme de sclérose systémique cutanée limitée. • **TRN :** Début à 40 - 50 ans. 4 femmes pour 1 homme. • **Tableau clinique : CREST** 1. **C**alcinose 2. **R**aynaud 3. o**E**sophage (trouble de la mobilité) 4. **S**clérodactylie 5. **T**élangiectasie. • **Etiologie :** Sclérodermie cutanée limitée (Ac anti centromères positifs).

<table>
<tr>
<td>Crise de Tumarkin :</td>
<td>
<ul>
<li>Définition : Crises survenant dans la maladie de Ménière. Elles sont marquées par des chutes brutales et traumatisantes en rapport avec une dysfonction aiguë du saccule, qui entraîne à son tour par la voie vestibulo-spinale une chute brutale du tonus des muscles extenseurs des membres inférieurs et donc des chutes à répétitions.</li>
</ul>
</td>
</tr>
<tr>
<td>Crush syndrom :</td>
<td>
<ul>
<li>Voir syndrome de Bywaters</li>
</ul>
</td>
</tr>
<tr>
<td>DRESS syndrome :

(5)

P = Inconnue</td>
<td>
<ul>
<li>Définition : Réaction d'hypersensibilité médicamenteuse. Le début de la maladie a lieu habituellement 2 à 6 semaines suivant l'administration de l'agent causal. Les manifestations peuvent persister pendant plusieurs semaines suivant la suppression de l'agent causal.</li>
<li>Tableau clinique :
<ol>
<li>Eruption cutanée généralisée (type érythrodermie)</li>
<li>Fièvre élevée</li>
<li>Troubles hématologiques (éosinophilie, lymphocytose)</li>
<li>Possible atteinte viscérale grave (hépatite, néphrite, pneumonie, péricardite et myocardite</li>
<li>Possible réactivation de HSV de type 6.</li>
</ol>
</li>
<li>Diagnostics différentiels : psoriasis, dermatites de contact, lymphomes T épidermotropes (mycosis fongoïde et syndrome de Sézary).</li>
</ul>
<table>
<tr><td colspan="2">• Etiologies : Médicamenteuses</td></tr>
<tr>
<td>1. Anticonvulsivants +++
2. Sulfamides +++
3. Allopurinol
4. Cyclosporine</td>
<td>5. Azathioprine
6. Sels d'or
7. Agents antiviraux</td>
</tr>
</table>
</td>
</tr>
<tr>
<td>Dumping syndrom :

(5)</td>
<td>
<ul>
<li>Définition : Syndrome où les aliments ingérés quittent l'estomac trop rapidement (ou post gastrectomie !) et entrent en grande partie dans l'intestin sans être digérés.</li>
<li>Tableau clinique :
<ol>
<li>Crampes et douleurs épigastriques</li>
<li>Palpitations</li>
<li>Sudation</li>
<li>Nausées / Vomissements</li>
<li>Diarrhées.</li>
</ol>
</li>
<li>Etiologie : Aliments hyperosmolaires quittant rapidement l'estomac chez des patients ayant eu une chirurgie bariatrique, ou post gastrectomie totale.</li>
<li>TTT : Repas fractionnés et en petites quantités. Ne pas boire pendant les repas et éviter les sucres rapides.</li>
</ul>
</td>
</tr>
</table>

	• **Dumping syndrome tardif :** Hypoglycémie post prandiale (après 2 à 3h) suite à une hypersécrétion d'insuline consécutive à l'arrivée massive d'aliments et donc de glucose. Toujours éviter la prise de sucres rapides post gastrectomie totale.
Gas Bloat Syndrom :	• **Définition :** Impossibilité d'éructer suite à une intervention chirurgicale curative d'un RGO (intervention de Nissen ou de Toupet).
HELLP syndrome : **P = Inconnue** **(7)**	• **Définition :** Microangiopathie gravidique disséminée, conséquence d'un défaut d'implantation trophoblastique. Complication grave de la pré éclampsie chez la femme enceinte. • **Statistiques :** 1 % des grossesses, 10 à 20 % des pré éclampsie, 70 % surviennent entre 27 et 37 SA. • **Tableau clinique :** 1. Hémolyse et bilirubine ↗ 2. ↗ des enzymes hépatiques 3. Thrombopénie (définie 3 stades de HELLP) 4. Douleurs qui irradient dans le dos 5. Nausées vomissements 6. HTA (160 -100 mmHg) 7. Protéinurie, œdèmes et prise de poids. • **TTT :** Extraction fœtale en urgence par césarienne. Loxen ® ou α et β bloquant type labétalol (Trandate ®) si TA > 150 mmHg. Transfusion de plaquettes si thrombopénie $\leq$ 50 000 plaquettes associée à un saignement. Transfusion de CGR si anémie sévère et mal tolérée. Sulfate de magnésium et diazépam en prophylaxie. Éliminer un hématome sous capsulaire hépatique à l'échographie abdominale en urgence.
Hungry Bones Syndrom : **(2)**	• **Définition :** Association : 1. Hypocalcémie et 2. Hypophosphorémie. • **Etiologie :** Survient après parathyroïdectomie par captation osseuse intense du calcium si absence de supplémentation calcique.

Locked in syndrom : **(6)**	= **Syndrome de déefférentation motrice** • **Définition :** Paralysie complète du corps excepté pour le mouvement des paupières et parfois celui des yeux. Les patients sont conscients et ont la sensation d'être « enfermé » dans leur corps. • **Tableau clinique :** 1. Rigidité de décérébration (extension des MS ou des MI) spontanée ou provoquée par un stimulus douloureux. 2. Diplégie faciale et labio-glosso-pharyngée. 3. Troubles de la déglutition et de la phonation. 4. Troubles de l'oculomotricité avec paralysie bilatérale de la latéralité sans atteinte de la verticalité. 5. Maintien des activités musculaires d'ouverture et de fermeture des paupières + verticalité du regard. 6. Initialement on retrouve des troubles majeurs de la respiration, avec insuffisance respiratoire associée. • **Etiologies :** 1. AVC +++ 2. Traumatisme détruisant le pont. • **TTT :** Symptomatique et étiologique + intubation initiale puis trachéotomie (aspirations bronchiques). Kinésithérapie respiratoire +++.
Phénomène de Koebner :	• **Définition :** Apparition sur le trajet d'une égratignure, de nouveaux éléments/lésions d'une dermatose dont le sujet est déjà porteur. • **Etiologies :** 1. Le psoriasis +++ 2. Le lichen plan 3. Les verrues 4. Les molluscum contagiosum.
Phénomène de Sutton :	= **Signe du halo** • **Définition :** On observe un halo autour d'un nævus. Il aboutit à la disparition progressive du nævus, dans la 2ème décennie de vie. • **TTT :** C'est un critère de bon pronostique, il faut rassurer le patient et s'abstenir de tout traitement.
Phénomène de Tullio : **(3)**	• **Définition :** Patients signalant que lors de l'exposition à certains sont forts (en général toujours les mêmes pour un même patient) ils éprouvent des vertiges rotatoires dont on peut vérifier l'authenticité par la présence : 1. D'un nystagmus 2. Des oscillopsies

	3. Une déviation de la tête et du corps. • **Remarque :** A chaque exposition, le phénomène se reproduit et dure le temps de la stimulation sonore.
Red Man Syndrom : **EPAD** **(4)**	• **Définition :** Réactions anaphylactoïdes lors d'une injection trop rapide de vancomycine. • **Tableau clinique : EPAD** 1. **E**rythème sur la face, le cou et la partie supérieure du tronc (flush cutané du cou et des épaules) 2. **P**rurit 3. **A**ngoisse 4. **D**ouleurs musculaires pulsatiles du cou et du dos.
Syndrome 22q11 :	• Voir syndrome de DiGeorge
Syndrome 5q- : **(5)**	• **Définition :** Syndrome myélodysplasique caractérisé par une délétion du bras long du chromosome 5. • **TRN :** Atteint surtout les femmes à partir de 60 ans. • **Tableau biologique :** 1. Anémie sévère macrocytaire arégénérative, avec macrocytose 2. Thrombocytose (jusqu'à 1000 G/L) 3. Neutropénie peu fréquente 4. Myélogramme : mégacaryocytes géants et unilobés 5. Dysmégacaryopoïèse prédominante. • **TTT :** Lénalidomide (Revlimid ®) mais hors AMM. Le problème des transfusions sanguines itératives est d'engendrer une hémochromatose secondaire.
Syndrome abdominal aigu : **(4)**	• **Définition :** Ensemble de symptômes et de signes cliniques traduisant une affection (quel que soit son mécanisme) d'un viscère abdominal. • **Tableau clinique** : 1. Une douleur abdominale +++ 2. Une défense abdominale 3. Des nausées/vomissements, diarrhées... 4. Des signes généraux : fièvre, fatigue, hypotension artérielle ou hypertension artérielle. • **Etiologie :** Urgence abdominale requérant un traitement chirurgical précoce (invagination intestinale aiguë, appendicite, occlusion intestinale, torsion d'annexe...).
Syndrome alterne :	• **Définition :** Il se définit par la présence, du côté de la lésion, des signes d'atteinte d'un ou plusieurs nerfs crâniens, et de l'autre côté de la lésion par des signes d'atteinte d'une voie longue, pyramidale, sensitive ou cérébelleuse.

<table>
<tr><td></td><td>

- **Exemples :**
  1. Syndrome de Weber (au niveau du pédoncule)
  2. Syndrome de Parinaud (au niveau du pédoncule)
  3. Syndrome de Millard Gübler (au niveau protubérantiel)
  4. Syndrome de Foville (au niveau protubérantiel)
  5. Syndrome de Wallenberg (au niveau bulbaire).

</td></tr>
<tr><td>

Syndrome alvéolaire :

(6)

</td><td>

- **Définition :** Disparition de l'air alvéolaire, remplacée par un liquide (sérosité, pus, sang) ou par un tissu néoplasique, sur une radiographie thoracique.
- **Tableau radiologique :**
  1. Contours flous et mal limités
  2. Systématisé (= occupe tout le lobe atteint)
  3. Tendance à la confluence = extension de proche en proche
  4. Bronchongramme aérien +++
  5. Effacement des vaisseaux
  6. Répartition en aile de papillon (OAP +++)

<table>
<tr><td colspan="2">

- **Etiologies :**

</td></tr>
<tr><td>

1. Pneumopathies bactériennes
2. Pneumopathies virales
3. Embolies pulmonaires avec infarctus

</td><td>

4. Pneumonies obstructives (Sténose bronchique tuberculeuse, cancer bronchique, métastases…)
5. Collapsus pulmonaires systématisés non aérés (Pneumonies bactériennes ou virales résolutives, sténose bronchique tuberculeuse, cancer bronchique, métastases…)

</td></tr>
</table>

</td></tr>
<tr><td>

Syndrome amotivationnel :

Fo ADAPTÉ Mec

(8)

</td><td>

- **Définition :** Il n'existe pas de définition précise et consensuelle. Il se rencontre fréquemment dans les intoxications et en particuliers dans les intoxications au cannabis.
- **Tableau clinique : Fo ADAPTÉ Mec**
  1. **Fo**nctionnement intellectuel altéré
  2. **A**sthénie (physique et intellectuelle)
  3. **D**ésinvestissement affectif et relationnel
  4. **A**u maximum : clinophilie, dénutrition, incurie
  5. **P**auvreté idéatoire
  6. **T**roubles de la concentration, troubles mnésiques
  7. **E**chec scolaire
  8. **M**arginalisation progressive, désinsertion.
- **TTT :** Arrêt de l'intoxication. Il disparaît ou diminue d'intensité quelques mois après l'arrêt de l'intoxication.

</td></tr>
</table>

Syndrome anémique : **(5)**	• **Tableau clinique :** 1. Sur le plan général : Asthénie 2. Sur le plan respiratoire : Polypnée, dyspnée d'effort 3. Sur le plan cardiaque : Tachycardie, souffle systolique voire douleur thoracique (angor) 4. Sur le plan neurologique : Céphalées, vertiges, bourdonnements 5. Sur le plan cutané : Pâleur généralisé de la peau.
Syndrome anticholinergique : **(3) + (4) + (4)**	• **Tableau clinique :** o **Troubles cardiologiques :** 1. Tachycardie 2. Hypotension orthostatique 3. Effet stabilisant de membrane avec troubles de la conduction sur l'ECG. o **Signes anticholinergiques :** 1. Mydriase 2. Constipation 3. RAU 4. Bouche sèche, xérostomie. o **Signes neurologiques :** 1. Troubles de la conscience 2. Convulsions tremblements 3. Détresse respiratoire 4. Hyperréflexie ostéo tendineuse = ROT vifs. • **Etiologies :** 1. Penser au surdosage en antidépresseurs tricycliques 2. Effets secondaires de certains médicaments anticholinergiques
Syndrome anticholinergique :	• Voir syndrome atropinique
Syndrome appendiculaire : **(4) + (2) + (3)**	• **Définition :** Ensemble de signes fonctionnels, cliniques et biologiques devant faire évoquer une appendicite. • **Signes fonctionnels :** 1. Douleur abdominal en FID (90% des cas) de début brutal et d'évolution rapide 2. Nausées > vomissements 3. Ralentissement du transit, constipation 4. Fièvre : fébricule autour de 38°C. • **Tableau clinique :** 1. Douleur provoquée en FID au point de Mc Burney 2. Le reste de l'examen est normal.

	• **Tableau biologique :** 1. NFS : Hyperleucocytose > 10 000 (à PNN dans 75% des cas) 2. BU : Négative 3. Echographie abdominale : 1) Diamètre > 6 mm 2) Paroi épaisse > 3 mm / déstratifiée 3) Appendice rigide/douloureux/incompressible 4) Méso épaissi ± fausses membranes 5) Infiltration de la graisse péri appendiculaire 6) Doppler couleur → hyperhémie.
Syndrome atropinique : **(6)**	= **Syndrome anticholinergique** • **Définition :** Il est dû à une substance type atropine qui inhibe les effets de la stimulation de la fibre post-ganglionnaire du nerf parasympathique, et possédant, à doses plus élevées, une action excitatrice centrale (effet anti-muscarinique). • **Tableau clinique :** 1. Tachycardie sinusale + hypertension artérielle 2. Mydriase (risque de GAFA) 3. Sécheresse cutanée (xérodermie) 4. Sécheresse des muqueuses (xérostomie) 5. Constipation (BHA diminués ou absents, iléus) et RAU 6. Hypertonie avec syndrome pyramidal • **En cas de fortes doses :** 1. Excitation 2. Confusion mentale 3. Hallucination 4. Hyperthermie 5. Coma et dépression respiratoire • **Etiologies :** 1. Intoxication aux tricycliques 2. Surdosage en neuroleptiques.
Syndrome canalaire :	• **Définition :** Conflit entre un tronc nerveux périphérique et une région anatomique particulière de son trajet où existent de multiples traumatismes avec des phénomènes irritatifs et inflammatoires conduisant à la souffrance progressive du nerf. • **Exemples :** 1. Syndrome du canal carpien 2. Syndrome de Morton 3. ...

Syndrome carcinoïde : **(3)**	• **Définition :** Diarrhée motrice liée à l'hypersécrétion de sérotonine. • **Tableau clinique :** 1. Flushes (bouffée vasomotrice → érythème congestif) 2. Hépatomégalie tumorale 3. ICD liée à une atteinte de la valve tricuspide.
Syndrome cardinal : **D PAPA** **(5)**	• **Définition :** Syndrome pathognomonique du diabète. • **Tableau clinique : D PAPA** 1. **D**éshydratation 2. **P**olyuro-Polydipsie 3. **A**sthénie 4. **P**olyphagie 5. **A**maigrissement.
Syndrome catatonique : **C Toujours Négatif** **(3)**	• **Tableau clinique : C Toujours Négatif** 1.**C**atalepsie (flexibilité cireuse avec maintien des attitudes) + 2.**T**roubles du comportement (stéréotypies, impulsions, écholalie…) + 3.**N**égativisme (résistance et opposition = refus de s'alimenter) • **Etiologies :** 1.Troubles neurologiques +++ 2.Troubles de l'humeur + 3.Schizophrénie.
Syndrome cave supérieur : **TOCCS** **(5)**	• **Tableau clinique : TOCCS** 1. **T**urgescence jugulaire bilatérale 2. **O**edème cervico faciale, en pèlerine 3. **C**omblement des creux sus claviculaires, cyanose faciale 4. **C**irculation veineuse collatérale thoracique 5. **S**ignes HTIC (céphalées, vomissement). • **Etiologies :** Evoquer un cancer (du poumon +++), ou un lymphome ou une adénopathie.
Syndrome cérébelleux statique : **Et Danse MaNon** **(4)**	• **Tableau clinique : Et Danse MaNon** 1. **E**largissement du polygone de sustentation 2. **D**anse des tendons 3. **Ma**rche pseudo ébrieuse 4. **Non** aggravés par l'occlusion des yeux (à l'inverse de l'atteinte proprioceptive).
Syndrome cérébelleux cinétique :	• **Tableau clinique : Dis A Ton Dentiste D'Arracher** 1. **D**yschronométrie (désorientation temporelle, épreuve doigt nez avec les 2 doigts en même temps) 2. **A**diadococinésie (épreuve des marionnettes)

Dis A Ton Dentiste D'Arracher **(6)**	3. **T**remblement d'action et d'intention 4. **D**ysmétrie (épreuve doigt – nez) 5. **D**ysarthrie (voix hésitante, scandée) 6. **A**synergie (à l'épreuve du levé en partant accroupie).
Syndrome cervical :	• **Aigu :** 1. Douleurs et raideurs cervicales (torticolis) 2. Survenue brutale au réveil • **Chronique :** 1. Douleurs mécaniques du rachis cervical 2. Irradiation vers l'occiput, l'épaule ou la scapula.
Syndrome cholériforme : **D Selles Vraiment Apyrétiques** **(4)**	• **Tableau clinique : D Selles Vraiment Apyrétiques** 1. **D**iarrhées aqueuses 2. **Selles** liquides profuses en 'eau de riz' fréquentes et abondantes, déshydratation ++ 3. **V**omissements et douleurs abdominales inconstants 4. **Apyrétique :** Pas de fièvre (sauf hyperthermie < 38,5° due à une déshydratation). • **Etiologie :** Mécanisme toxinique.
Syndrome cholinergique : **(8) + (4) + (4)**	• **Définition :** Ce syndrome se compose de l'intrication de syndromes muscarinique, nicotinique et central. • **Tableau clinique :** ○ **Syndrome muscarinique :** 1. Bradycardie + hypotension artérielle 2. Myosis 3. Hypersécrétions des muqueuses (larmes) 4. Hypersécrétions cutanée (sueurs) 5. Hypersécrétions intestinales (diarrhées) 6. Nausée, vomissement, douleur abdominale 7. Bronchoconstriction, dyspnée 8. Euphorie ou au contraire anxiété. ○ **Syndrome nicotinique :** 1. Tachycardie sinusale et hypertension artérielle 2. Asthénie 3. Paresthésies, fasciculations, crampes puis paralysie 4. Hyperleucocytose, hyperglycémie et hypokaliémie. ○ **Atteinte centrale :** 1. Agitation, céphalées, vertiges 2. Tremblements, confusion 3. Ataxie, convulsions, somnolence 4. Au maximum coma convulsif.

<table>
<tr><td></td><td>• Etiologies :
1. Intoxications aux pesticides
2. Inhalation de gaz de combat.
• TTT : L'antidote est l'atropine.</td></tr>
<tr><td>Syndrome climatérique :

Désolé Barbie Suce Pas Toujours

(4)</td><td>• Tableau clinique : Désolé Barbie Suce Pas Toujours
1. Diminution de la libido, Douleurs articulaires
2. Bouffées de chaleur
3. Sueurs nocturnes
4. Palpitations
5. Troubles de l'humeur, irritabilité, dépression +++.
• TTT : Traitement Hormonal Substitutif (THS) et si CI aux œstrogènes : Tibolone, ou phytothérapie (phytoestrogènes).</td></tr>
<tr><td>Syndrome confusionnel :

D SOTTE

(6)</td><td>• Tableau clinique : D SOTTE
1. Désorientation spatio temporelle
2. Survenue brutale ou rapidement, progressive et réversible
3. Obnubilation de la conscience, ralentissement psychomoteur
4. Troubles de l'attention et de la perception visuelle (illusions, hallucinations)
5. Troubles du comportement (agitation ou apathie)
6. Evolution fluctuante au cours du nycthémère.</td></tr>
<tr><td>Syndrome cordonal postérieur :

DD Trouble l'Hermitte

(4)</td><td>• Définition : Syndrome lié à une atteinte des cordons postérieurs de la moelle. Les troubles sont homolatéraux à la lésion.
• Tableau clinique : DD Trouble l'Hermitte
1. Douleurs cordonales postérieures : à type d'étau ou de striction.
2. Déficit sensitif épicritique = tact fin, hémi corporel.
3. Trouble de la sensibilité proprioceptive : Hypopallesthésie, agraphestésie, astéréognosie, ataxie proprioceptive = Romberg positif
4. Signe de Lhermitte : La flexion de la nuque provoque une douleur à type de décharge électrique descendant le long du rachis.
<table><tr><td colspan="2">• Etiologies :</td></tr><tr><td>1. Compression médullaire postérieure
2. Arrêt de vascularisation par l'artère spinale postérieure</td><td>3. Sclérose combinée de la moelle par carence en vitamine B12
4. Syphilis tertiaire
5. Sclérose en plaques</td></tr></table></td></tr>
</table>

Syndrome coronarien aigu : **(3)**	• **Définition :** Obstruction d'une ou de plusieurs artères coronaires. Il se différencie de la crise d'angor stable par la persistance d'une douleur thoracique malgré l'arrêt du facteur déclenchant (activité sportive, froid, stress...) ou la prise de médicaments spécifiques (dérivés nitrés). Au-delà de 6h, la partie du myocarde qui n'est plus vascularisée se nécrose ; on parle alors d'infarctus du myocarde proprement dit. • **Classification :** Il existe 2 types de SCA : 1. Absence de sus décalage du ST à l'ECG = SCA ST – : Angor instable (troponine -) ou IDM ST- (troponine +) 2. Sus décalage du ST à l'ECG = SCA ST+ = IDM ST+ (troponine +) • **Tableau clinique :** 1. Douleur thoracique : rétro sternale, violente, en étau et prolongée. Irradiation possible dans le dos, la mâchoire, les épaules, le bras, la main gauche, l'épigastre. 2. Dyspnée par oppression thoracique, et angoisse 3. +/- nausées ou vomissements, étourdissements ou une perte de connaissance. • **Diagnostic :** Faire en urgence devant toute suspicion de SCA : ECG + troponine • **TTT :** Selon le type de SCA. Voir les recommandations ESC.
Syndrome crampes fasciculations bénignes :	• **Définition :** Ce syndrome associe des crampes isolées et des fasciculations diffuses aggravées par l'effort mais sans atteinte clinique du 1er motoneurone. L'examen myographique objective des potentiels d'unités motrices de morphologie normale. • **Remarque :** Bien que bénin dans la majorité des cas, une surveillance régulière doit être envisagée compte tenu du risque rare d'évolution vers une sclérose latérale amyotrophique.
Syndrome d'Arnold-Chiari : **P = Inconnue**	• **Définition :** Malformation rare congénitale du cervelet. Les tonsilles cérébelleuses sont anormalement basses et viennent s'engager au travers du foramen magnum lui-même malformé. Parfois silencieuse, cette anomalie peut expliquer une hypertension intracrânienne ou certains troubles neurologiques. • **Etiologie :** Principale cause de syringomyélie.

Syndrome d'activation macrophagique (SAM) : **(5) + (7) + (1)**	• **Définition :** Stimulation inappropriée des cellules macrophagiques dans la moelle osseuse et dans le système lymphoïde, ce qui entraîne une phagocytose anormale des éléments figurés du sang et la libération de cytokines pro inflammatoires. • **Association de signes cliniques :** 1. Fièvre (élevée et généralement prolongée) 2. Asthénie 3. Hépatomégalie 4. Splénomégalie 5. Adénomégalies +++. • **Et de signes biologiques :** 1. Bi ou Pan - Cytopénie = Anémie (asthénie) + leucopénie + Thrombopénie (+/- saignements) 2. Hyperferritinémie > 500 µg/L 3. Hypertriglycéridémie > 3 mmol/l 4. Hypofibrinogénémie < 1,5 g/l 5. Hyponatrémie 6. Cytolyse +/- cholestase 7. LDH élevés. • **Et cytologiques :** 1. Images d'hémophagocytose (mais peut être présente sans qu'il n'y ait de SAM !). • **Etiologies :** Patients au stade sida dans 50% des cas : 1. Tuberculose 2. CMV 3. HHV8 (Maladie de Castleman, sarcome de Kaposi) 4. Lymphomes (LNH et maladie de Hodgkin EBV+).
Syndrome d'Adams et Hakim : **SIM** **(3)**	• **Définition :** 1. **S**yndrome démentiel (troubles cognitifs) 2. **I**ncontinence tardive : (troubles sphinctériens) 3. **M**arche à petits pas (troubles de la marche) • **Etiologie :** Caractéristique de l'Hydrocéphalie à Pression Normale.
Syndrome d'Alcoolisation Fœtale : **(SAF)** **D TIRS** **(5)**	• **Définition :** Conséquence de la consommation d'alcool chez la femme pendant la grossesse. • **Tableau clinique :** Chez le nouveau-né : **D TIRS** 1. **D**ysmorphie faciale : des fentes palpébrales raccourcies, un sillon naso-labial lisse, allongé, effacé, une lèvre supérieure mince, un philtrum long et bombant en verre de montre 2. **T**roubles de succion

	3. **I**rritabilité excessive = anomalie neuro comportementale 4. **R**CIU harmonieux dans le ventre de la mère 5. **S**ouffle de CIV.
Syndrome d'Alport : **P = 1/50 000** **(3)**	• **Définition :** Anomalies de structure du collagène de type IV qui constitue la membrane basale glomérulaire (lésions congénitales). Maladie héréditaire, de transmission liée à l'X. • **Tableau clinique :** 1. Néphropathie glomérulaire avec une hématurie (syndrome d'hématurie macroscopique récidivante). Evolution vers une insuffisance rénale terminale (IRT) 2. Surdité de perception (atteinte cochléaire) 3. Anomalies oculaires sont présentes dans 1/3 des cas (lenticone antérieur, lésions de la cornée). • **TTT :** Pas de TTT spécifique. Protection rénale avec des IEC pour retarder l'évolution vers l'IRT. Une fois l'IRT atteinte le TTT de choix est la transplantation rénale (parfois après une période de dialyse).
Syndrome d'Anton et Babinski : **(3)**	• **Définition :** Perte de la conscience de la moitié du corps paralysé. Le malade attribue l'hémicorps paralysé à un tiers, et cesse de l'intégrer dans l'image qu'il se fait de son corps. Il concerne le plus souvent l'hémi espace gauche en relation avec l'atteinte de l'hémisphère mineur (dans 90% des cas à droite). • **Tableau clinique :** 1. Hémiasomatognosie (refus de reconnaitre le côté paralysé) 2. Héminégligence (absence de ressenti des stimuli) 3. Anosognosie (ignorance voire déni du déficit). • **Etiologie :** AVC sylvien superficiel du côté de l'hémisphère mineur.
Syndrome d'Apert : **P = 1 - 9/100 000** **I = 1/50 000** **(5)**	• **Définition :** Craniosynostose d'origine génétique en rapport avec une mutation du gène FGFR2. La plupart des cas sont des mutations de novo mais les cas familiaux suggèrent une transmission autosomique dominante. • **Tableau clinique :** 1. Fusion prématurée des sutures coronales : le crane prend une forme de tour 2. Maxillaire supérieur très hypoplasique avec inversion de l'articulé dentaire et nez en forme de bec 3. Syndactylie +/- totale (fusion doigt des mains ou pieds)

<table>
<tr><td></td><td>4. Hypertélorisme constant et un exorbitisme parfois important
5. Retard mental
6. Trouble du langage.
• TTT : Multidisciplinaires + chirurgical.</td></tr>
<tr><td>Syndrome d'Apnées du Sommeil (SAS) :

(1) + (7) + (1)</td><td>• Définition : Trouble du sommeil caractérisé par un arrêt du flux respiratoire (apnée) ou une diminution de ce flux (hypopnée). Ce trouble est souvent très invalidant et peut dans certains cas entraîner la mort.
• Critères de définition : A+C ou 2B+C (à fortiori A+B+C) :
○ A. Somnolence diurne
○ B. Deux au moins parmi :
1. Ronflement sévère et quotidien
2. Sensation d'étouffement / suffocation pendant le sommeil
3. Eveils répétés pendant le sommeil
4. Sommeil non réparateur
5. Fatigue diurne
6. Difficultés de concentration
7. Nycturie (plus d'une miction par nuit)
○ C. Critères polysomnographique : apnées + hypopnées > 5 évènement par heure de sommeil
• Remarque : HTA et insomnie sont également en faveur du diagnostic de SAS.
• Etiologies :
○ 90 % des syndromes d'apnées du sommeil sont obstructifs (SAOS), associés à une obésité ou à un syndrome métabolique. Une apnée est dite « obstructive » s'il existe des efforts respiratoires pour lutter contre une obstruction des VAS.
○ 10 % sont neurologiques par anomalie du contrôle de la respiration.
• TTT :
1. Mesures hygiéno-diététiques
2. Ventilation à Pression Positive Continue (PPC)
3. Orthèses buccales
4. TTT chirurgicaux : orthèse d'avancée mandibulaire...</td></tr>
</table>

Syndrome d'Asperger : **P = 3 - 500/100 000** **(5)**	• **Définition :** Forme d'autisme sans déficience intellectuelle ni retard de langage et appartenant aux troubles du spectre autistique. • **TRN :** Affecte plus souvent les garçons que les filles. • **Tableau clinique** : 1. Troubles sévères dans la communication et l'interaction avec l'extérieur, mais un langage existe 2. Répertoire d'intérêts et d'activités restreints et/ou spécifiques 3. Comportements répétitifs 4. Hypersensibilité à certains bruits ou aliments, dysgraphie, élocution particulière. 5. Hyperacousie dans 70 % des cas et acouphènes dans 35 %. • **Nouveauté :** La dernière édition du DSM-V élimine le diagnostic du syndrome d'Asperger pour l'intégrer au sein d'un nouveau diagnostic de trouble du spectre autistique, et attribue une échelle de sévérité.
Syndrome d'astasie – abasie :	• **Définition :** Instabilité à la station debout avec rétropulsion spontanée (astasie) et l'incapacité de marcher et en dehors de la présence de tout syndrome pyramidal ou parkinsonien (abasie). • **TRN :** Ce trouble de la marche est fréquemment observé chez le sujet âgé. • **Etiologies :** 1. Lésion frontale 2. Hydrocéphalie 3. Etat lacunaire 4. Sans cause apparente (astasie-abasie pure).
Syndrome d'automatisme mental :	• **Définition :** Hallucinations intrapsychiques qui s'imposent à la conscience du patient, lui volent et devinent ses pensées, répètent ses pensées = écho de la pensée. Ces hallucinations poussent le patient à faire certaines choses qu'il ne veut pas. Contrairement aux hallucinations auditives, le patient entend les voix dans sa tête, et pas par ses oreilles.
Syndrome d'avance de phase : **(2)**	• **Définition :** Trouble du rythme circadien caractérisé par des horaires de sommeil très avancés par rapport aux horaires habituels (coucher 18-21 h, réveil 1-3 h). Il existe des formes familiales pour ce syndrome qui pourrait être d'origine génétique (mutation du gène PER2 sur le chromosome 2q)

	• **Tableau clinique :** 1. Insomnie matinale 2. Somnolence en seconde partie de journée. • **TTT :** Chronothérapie, luminothérapie et/ou prise de mélatonine à un horaire précis (résultat non démontré).
Syndrome d'Ehlers Danlos (SED) : **P = Inconnue** **I = 1 – 2/10 000** **(6)**	• **Définition :** Groupe hétérogène de maladies héréditaires du **tissu conjonctif** (anomalie de la synthèse du collagène) regroupant six formes cliniques (la transmission variant selon ces formes : autosomique dominante ou récessive ou liée à l'X). • **Tableau clinique :** Selon les formes : 1. Hypermobilité 2. Hyperlaxité (comme les Marfan et syndrome de l'X fragile) 3. Fragilité articulaire ((sub)luxations) 4. Fragilité cutanée (cicatrices) 5. Fragilité des tissus vasculaires (apparition spontanée d'hématome) 6. Propension accrue à la fatigabilité 7. Tumeurs molluscoïdes, sphéroïdes sous-cutanés. • **TTT :** Symptomatique (antalgiques, orthèses, kinésithérapie) et prise en charge psychosociale.
Syndrome d'Ekbom :	**= Délire dermatozoïque ou délire d'infestation cutanée ou délire de parasitose** • **Définition :** Forme particulière de délire chronique, apparaissant à l'âge adulte (typiquement chez la femme âgée), et centré sur la conviction délirante d'être infesté de parasites corporels. Il appartient au groupe des psychoses.
Syndrome d'Evans : **(2)**	• **Définition :** Trouble hématologique chronique rare caractérisé par l'association simultanée ou séquentielle : 1. AHAI : Anémie hémolytique auto immune 2. PTI : Purpura thrombopénique idiopathique On retrouve également parfois une neutropénie auto-immune. • **Etiologies :** 1. Est une complication possible de la LLC. 2. On le retrouve souvent associé dans le lupus.
Syndrome d'Hyperstimulation Ovarienne (SHO) : (8) + (1) + (1)	• **Définition :** Survient 3 à 10 j après l'injection d'hCG • **Tableau clinique :** 1. Début souvent progressif 2. Asthénie 3. Gene +/- douleur abdominale

	4. Distension abdominale (ascite) 5. Prise de poids (+1 à 2 kg) 6. Chute de la diurèse 7. Gene respiratoire = dyspnée 8. Une hypercoagulabilité risque thromboembolique +++. • **Tableau biologique :** Hémoconcentration par 3ème secteur (Ht augmenté). • **Tableau radiologique :** Echographie gynécologique **:** des ovaires augmentés de volume, et de l'ascite.
Syndrome d'hypertension Intra Crânienne (HTIC) : **(5)**	• **Tableau clinique :** 1. Céphalées (Progressives, **maximales au réveil,** résistantes aux antalgiques) 2. Vomissements (le matin, **sans effort**, en jet, soulageant les céphalées) 3. Troubles psychiques = trouble de la vigilance, coma 4. Troubles oculomoteur : Paralysie du VI (par compression) avec diplopie **horizontale NON** localisatrice, avec œdème papillaire bilatéral au FO, éclipses visuelles aux changement de positions 5. Regard en coucher de soleil, ↗ du PC et torticolis chez l'enfant.
Syndrome d'hyperthermie majeure : **DD CHAT** **(6)**	• **Définition :** Hyperthermie prolongée > 39°C chez le nouveau-né ou > 41°C chez le nourrisson ou chez un enfant atteint d'encéphalopathie convulsivante. Il est dû à l'immaturité des processus de thermorégulation, la diminution de la thermolyse et l'augmentation de la thermogenèse (infection intercurrente). • **TRN :** Plus fréquent chez le nourrisson < 1 an. Les derniers cas remontent à 1978. • **Tableau clinique : DD CHAT** 1. Diarrhée sanglante 2. Défaillance multiviscérale 3. Choc non expliqué par la déshydratation 4. Hyperthermie (pic précoce) 5. Atteinte neurologique : convulsions généralisées 6. Troubles de la conscience. • **TTT :** PEC de l'hyperthermie et de la défaillance viscérale.
Syndrome d'hyperviscosité : **Ce Vertige Pa FAT** **(6)**	• **Tableau clinique : Ce Vertige Pa FAT** 1. **C**éphalées 2. **V**ertiges 3. **Pa**resthésies 4. **F**lou visuel

	5. **A**couphènes 6. **T**roubles de la conscience. • **Etiologies :** Maladie de Vaquez, maladie de Waldenström.
Syndrome d'hypotension intracrânienne :	• **2 étiologies :** 1. **Syndrome post PL :** Céphalées quelques heures après une PL, céphalées posturales orthostatiques qui apparaissent en position debout ou assisse et qui disparaît en moins de 15 minutes en décubitus. Due à un écoulement du LCS dans une brèche méningée. L'IRM est identique que dans l'hypotension intracrânienne idiopathique. 2. **Hypotension intracrânienne idiopathique :** Elle est due à une fuite du LCR par un brèche durale spontanée ou apparue après un traumatisme rachidien mineur. La céphalée débute souvent progressivement (85%) mais peut être brutale (15%). Elle est typiquement posturale avec cervicalgies, acouphènes, hypoacousie, nausées et parfois diplopie horizontale par paralysie du VI. IRM montre un rehaussement intense des méninges après injection + un déplacement craniocaudal des structures encéphaliques et parfois un aspect collabé des ventricules. • **TTT** : Si persistance du syndrome au-delà de quelques jours : Injection péridurale de sang autologue pour combler la brèche = « blood patch ».
Syndrome d'Immuno-Déficience Acquise (SIDA) : **(3)**	• **Définition :** Destruction des défenses de l'organisme par augmentation de la charge virale du virus (« vitesse du train ») et diminution de l'immunité par destruction des CD4 (diminution de la « longueur des rails » avant chute dans un précipice) • **Tableau clinique :** 1. Syndrome pseudo grippal (fièvre, asthénie, myalgie) 2. Syndrome mononucléosique 3. Fièvre, céphalées, myalgies, asthénie. • **TTT :** Trithérapie antirétrovirale selon les recommandations.
Syndrome d'influence :	• **Définition :** Sentiment d'être dirigé, d'avoir sa volonté dominée et d'avoir sa personnalité modifiée à distance. Associé le plus souvent à des hallucinations acoustico-verbales qui commandent ou donnent des ordres au patient.

Syndrome d'inhalation :	• Voir Syndrome de Mendelson.
Syndrome d'insuffisance médullaire (3)	• **Tableau clinique :** 1. Syndrome infectieux 2. Syndrome anémique 3. Syndrome hémorragique.
Syndrome d'inter-métamorphose :	• **Définition :** Trouble psychiatrique. Le patient croit que les gens de son entourage échangent leurs identités et leurs apparences, se remplacent les uns les autres, comme sous l'effet merveilleux ou magique d'un charme.
Syndrome d'Irvine Gass :	• **Définition :** Oedème maculaire se développant après une chirurgie ophtalmique (généralement une chirurgie de la cataracte). • **Etiologies :** Chirurgie oculaire non compliquée (+ fréquemment en cas de complications au cours du geste chirurgical).
Syndrome d'Ogilvie : **I = 300/100 000** **(6)**	**= Colectasie aiguë idiopathique = Pseudo obstruction colique aigüe idiopathique (POIC)** • **Définition :** Pseudo occlusion colique aigue : dilatation colique SANS obstruction mécanique. • **TRN :** Plutôt les hommes. Existence d'un pic après 60 ans. • **Tableau clinique** : 1. Un météorisme abdominal : présence de gaz en quantité importante 2. Des douleurs 3. Des nausées/vomissements 4. Iléus paralytique 5. Des répercussions sur l'appareil respiratoire. • **Complication :** Risque majeur de péritonite stercorale. • **Etiologies :** 1. Post chirurgie intra ou extra abdominale 2. Traumatismes 3. Sepsis 4. Médicaments : neuroleptiques, morphine 5. Troubles métaboliques 6. Ventilation mécanique
Syndrome d'Ondine : **P = Inconnue** **I = 1/200 000**	**= Hypoventilation alvéolaire centrale congénitale** • **Définition :** Maladie génétique à transmission autosomique dominante caractérisée par une absence congénitale du contrôle central de la respiration et par une atteinte diffuse du système nerveux autonome. Une mutation hétérozygote du gène PHOX-2B est retrouvée chez 90% des patients. Une maladie de Hirschsprung est associée dans 16% des cas.

	• **TTT :** Multidisciplinaire et coordonnée. • **Pronostic :** Grave, marqué par un taux de mortalité élevé et une dépendance à la ventilation mécanique nocturne à vie.
Syndrome d'Ortner :	• **Définition :** Dysphonie par compression du nerf récurrent gauche. • **Etiologies :** 1. Anévrysme de la branche gauche de l'artère pulmonaire ou de l'aorte thoracique 2. Compression de l'oreillette gauche dans le rétrécissement mitral serré.
Syndrome d'Uhthoff :	= **Phénomène d'Uhthoff :** • **Définition :** Aggravation des symptômes d'une sclérose en plaque (SEP) par thermolabilité des axones démyélinisés lors : 1. De l'exercice = sport 2. A la chaleur = été La chaleur diminue la vitesse de conduction des fibres myélinisées même chez le sujet saint.
Syndrome d'Usher : **(2)**	• **Définition :** Syndrome rare de surdité de perception chez l'enfant associant : 1. Surdité de perception unilatérale 2. Rétinite pigmentaire.
Syndrome de Balint : **(3)**	• **Définition :** Lésion souvent bilatérale du lobe pariétal postérieur ou de la jonction pariéto-occipitale. 1. Apraxie optique (difficulté à fixer une cible) ; 2. Ataxie optique (trouble de la coordination visuomanuelle) 3. La simultagnosie ou déficit de l'attention visuelle (incapacité de percevoir deux objets en même temps).
Syndrome de Basser :	• **Définition :** Vertige paroxystique positionnel bénin de l'enfant.
Syndrome de Bean : **P = Inconnue** **(4)**	• **Définition :** Malformation vasculaire caractérisée par une angiomatose cutanée et digestive. • **Tableau clinique et biologique :** 1. Lésions cutanées 2. Lésions viscérales 3. Saignements pouvant être fatals 4. Anémie.

Syndrome de Benedikt : **(3)**	• **Définition :** Lésion siégeant dans le pédoncule cérébral au niveau du noyau rouge et du faisceau corticospinale. • **Tableau clinique :** Association : 1. Paralysie du III **homolatérale** 2. Syndrome cérébelleux **controlatérale** 3. Mouvements anormaux et involontaires (hypertonie musculaire chorée, et/ou athétose) **controlatéraux.** • **Etiologies :** 1. Accident vasculaire cérébral 2. Tumeur.
Syndrome de Bernard Soulier : **P < 1/1 000 000** **PESE Moi** **(5)**	= **Maladie de Bernard Soulier** • **Définition :** Thrombopathie constitutionnelle rare, caractérisée par une anomalie du complexe GPIb-IX-V plaquettaire responsable d'un trouble de l'adhésion au facteur de Willebrand. • **Tableau clinique : PESE Moi** 1. **P**urpura 2. **E**cchymoses au moindre traumatisme même minime 3. **S**aignements gingivaux et gastro-intestinaux 4. **E**pistaxis 5. **M**énorragies. • **Diagnostic biologique :** Basé sur un temps de saignement prolongé (PFA 100), une macro-thrombopénie, d'une absence d'agrégation plaquettaire, absence de la GP 1b-IX-V. • **TTT :** 1. Administration d'antifibrinolytiques, de facteur VIIa recombinant, de desmopressine 2. Contraceptifs oraux et traitements hormonaux (pour maîtriser les saignements menstruels) 3. Supplément de fer (si carence martiale) 4. Transfusions de plaquettes (seulement lorsque les saignements sont graves).
Syndrome de Boerhaave : **(4)**	• **Définition :** Rupture spontanée de l'œsophage (rare). • **Tableau clinique :** 1. Douleur thoracique violente à la suite d'un vomissement 2. Dyspnée 3. Emphysème sous cutané 4. Odynophagie

	• **Tableau radiologique :** 1. Emphysème sous cutané 2. Pneumomédiastin 3. Epanchement pleural. • **TTT :** Chirurgical.
Syndrome de Bonnet Dechaume Blanc : **P < 1/1 000 000** **(4)**	= **Syndrome de Wyburn-Mason** • **Définition :** Association de malformations artério-veineuses du maxillaire, de la rétine, du nerf optique, du thalamus, de l'hypothalamus et du cortex cérébral. • **Tableau clinique :** 1. Déficits neurologiques, épilepsies ou céphalées 2. Retard psychomoteur possible 3. Asymétries ou déformations de la face (maxillaire et mandibulaire) 4. Atteintes visuelles si MAV de la rétine.
Syndrome de Bourneville : **P = 1/25 000 à 1/11 300** **(5)**	= **Sclérose tubéreuse de Bourneville** • **Définition :** Maladie neurocutanée de transmission autosomique dominante, caractérisée par des hamartomes multisystémiques et associée à des manifestations neuropsychiatriques. Elle fait partie des phacomatoses. Atteintes des gènes TSC1 sur chromosome 9 et TSC2 sur chromosome 16 codant respectivement pour l'hamartine et la tubérine = suppresseurs de tumeurs. • **Tableau clinique :** 1. Manifestations cutanées : taches hypomélaniques, angiofibromes de la face, ongles hyperkératosiques 2. Manifestations cérébrales : épilepsie avec syndrome de West, troubles du comportement, retard mental 3. Manifestations cardiaques : rhabdomyomes = tumeurs d'origines musculaires 4. Manifestations rénales : angiomyolipomes du rein, kystes épithéliaux pouvant évoluer vers l'IR 5. Puberté précoce d'origine central : hypergonadisme hypergonadotrope. • **TTT :** La Vigabatrine (inhibiteur de la GABA transaminase) est efficace contre les spasmes infantiles et les convulsions d'apparition précoce. L'évérolimus (inhibiteur de la voie de signalisation mTOR) permet de traiter l'astrocytome sous-épendymaire à cellules géantes non résécable par chirurgie chez l'enfant et l'adulte, et les angiomyolipomes chez l'adulte.

Syndrome de Briquet : **P = 2/1 000** **(4)**	• **Définition :** Trouble somatoforme caractérisé par de nombreuses plaintes répétées concernant des symptômes douloureux gastro-intestinaux, sexuels et pseudo-neurologiques. • **TRN :** Début avant 30 ans. Touche un peu plus les femmes. • **Critères diagnostiques du DSM :** 1. Plusieurs plaintes physiques débutant < 30 ans qui s'étendent sur plusieurs années et qui résultent en la recherche de traitement, ou en un dysfonctionnement significatif de la vie sociale ou professionnelle 2. 4 symptômes douloureux : histoire de douleur à 4 endroits ou fonctions différents. 3. Les symptômes ne sont pas explicables par une condition médicale générale ou par un abus de substance 4. Les symptômes ne sont pas produits intentionnellement ou simulés. • **Etiologie :** Trouble de somatisation avec comme comorbidités des troubles de l'humeur ou des troubles anxieux. Il existerait aussi un lien avec des troubles de la personnalités (notamment antisociale, borderline, narcissique, histrionique évitante et dépendante).
Syndrome de Brocq : **(4)**	• **Définition :** Atélectasie du lobe moyen (= du poumon droit !), secondaire à une sténose bronchique par un obstacle ganglionnaire hilaire calcifié, entrainant une bronchectasie (= dilatation des bronches) du lobe moyen. • **Etiologie :** Complication possible de la tuberculose.
Syndrome de Brooks :	• **Définition :** Asthme survenant après une exposition unique, à taux élevé, à un agent irritant, persistant au moins **3 mois**, chez un sujet préalablement indemne d'antécédent asthmatique.
Syndrome de Brown Séquard : **(3)**	= **Syndrome de l'hémi-moelle** • **Définition :** Lésion d'une hémi-moelle latérale. Les signes neurologiques s'observent en dessous de la lésion. • **Tableau clinique :** 1. Syndrome pyramidal **homolatéral** (par atteinte de la voie pyramidale : faisceaux corticospinaux) : déficits moteurs. 2. Syndrome cordonal postérieur **homolatéral** (par atteinte des cordons postérieurs) : paresthésies intenses (sensation de striction ou d'étau).

	3. Syndrome spinothalamique **controlatéral** (par atteinte du faisceau spinothalamique) : abolition de la sensibilité thermo-algésique, respect de la proprioception. • **Etiologies :** 1. Compression médullaire par une tumeur 2. Lésion traumatique 3. Syringomyélie. • **TTT :** Etiologique.
Syndrome de Brugada : **P = 1/3 300 à 1/10 00**	= **Fibrillation ventriculaire idiopathique type Brugada** ▪ **Définition :** Syndrome électrique caractérisé à l'ECG par : 1. Un sus-décalage du segment ST en dérivations ant. (V1 à V3) 2. Un bloc de branche droit complet ou incomplet 3. Une susceptibilité à la TV et à la mort subite. Plusieurs gènes sont impliqués dans ce syndrome. La transmission est autosomique dominant avec une pénétrance variable. ▪ **TRN :** Plus fréquents chez les 30 à 40 ans et chez les hommes (sex ratio 8 : 1). ▪ **Tableau clinique :** 1. Syncope au repos ou pendant le sommeil 2. TV pouvant aller jusqu'à la mort subite. ▪ **TTT :** L'utilisation d'un DAI est le seul recours thérapeutique d'efficacité prouvée pour la prophylaxie primaire et secondaire de l'arrêt cardiaque. La Quinidine peut être utilisée en thérapie adjuvante pour les patients à risque accru de fibrillation et peut réduire le nombre des cas ayant recours au choc par DAI chez les patients à risque de récidives.
Syndrome de Budd Chiari : **(3)**	• **Définition :** Obstruction d'au moins une des trois veines sus-hépatiques par une thrombose, une tumeur ou un kyste hydatique du foie. Le résultat est une nécrose des segments hépatiques, exception faite du 1er segment qui se jette directement dans la veine cave inférieure sans passer par les veines sus-hépatiques. • **Tableau clinique :** 1. Hépatomégalie douloureuse +++ 2. Insuffisance hépatique aiguë 3. Hypertension portale (Splénomégalie, ascite, circulation collatérale).

	• **Etiologies :** 1. Syndrome myéloprolifératif (polyglobulie de Vaquez) 2. Maladie de Behçet 3. Kyste hydatique du foie 4. Mutation du facteur V de Leiden (thrombose) 5. Tumeur.
Syndrome de Burnett : **(3)**	= **Syndrome des buveurs de lait** • **Définition :** Tableau caractéristique dû à l'ingestion chronique d'importantes quantités de calcium et de substances alcalines (comme le lait, le bicarbonate de calcium ou le bicarbonate de sodium). On constate une recrudescence des cas en raison du recours aux suppléments de calcium (carbonate de calcium) dans la prévention de l'ostéoporose. C'est aujourd'hui la 3ème cause d'hypercalcémie et la 2nd cause d'hypercalcémie sévère. • **Tableau clinique et biologique :** 1. Hypercalcémie 2. Alcalose métabolique 3. Insuffisance rénale. • **TTT :** Arrêt de la source de calcium (régime).
Syndrome de Burnett :	• Voir syndrome des buveurs de lait
Syndrome de Bywaters : **(6)**	= **Crush Syndrom = Syndrome des compressions = Syndrome des ensevelis** • **Définition :** Ensemble des manifestations locales et générales due à une nécrose musculaire (rhabdomyolyse) d'origine ischémique. La gravité est donnée par l'atteinte rénale. Elle entraine un risque de syndrome des loges avec un myo-œdème et inextensibilité des aponévroses. • **Tableau clinique :** 1. Douleur musculaire 2. Signes cutanés (œdème, chaleur, rougeur) 3. Œdème musculaire palpable - paralysie sensitivomotrice 4. Urines foncées (insuffisance rénale) 5. Abolition des pouls suivant l'endroit de la compression 6. Recherche d'une fracture associée. • **Etiologies** : 1. Compressions musculaires continues et prolongées 2. Compressions lors de tremblement de terre, avalanches, explosion de mines… 3. Accidents motorisés (voitures, avions…) avec incarcérations

	4. Compressions traumatiques. • **Complications :** résultats d'1 compression intense/prolongée 1. Hypovolémie 2. Insuffisance rénale 3. Hyperkaliémie (ECG +++) 4. Acidose métabolique 5. Hypocalcémie 6. CIVD 7. Infections
Syndrome de Capgras :	= **Illusion des sosies** • **Définition :** Trouble psychiatrique dans lequel le patient, tout en étant parfaitement capable d'identifier la physionomie des visages, affirme envers et contre tout que les personnes de son entourage (conjoint...) ont été remplacées par des sosies qui leur ressemblent parfaitement. • **Etiologies :** 1. Schizophrénie paranoïde 2. Paranoïa, PHC, paraphrénie 3. Dépression/manie 4. Troubles schizo-affectifs 5. Attaque de panique 6. Maladie d'Alzheimer 7. Epilepsie 8. SEP 9. TC, AVC, tumeurs 10. Chorée de Huntington.
Syndrome de Caplan : (2)	• **Définition :** Association : 1. D'une PR 2. D'une pneumoconiose de type silicose.
Syndrome de Caroli : **(7)**	• **Définition :** Affection congénitale rare caractérisée par une dilatation segmentaire multifocale des canaux biliaires intra-hépatiques avec fibrose hépatique (≠ de la maladie de Caroli). Associée dans 85% à : 1. Polykystose rénale autosomique dominante (ou récessive) 2. Maladie de Cacchi-Ricci 3. Néphronophtise autosomique dominante. • **Tableau clinique et radiologique :** 1. Angiocholite (douleur, fièvre, ictère : dans cet ordre) 2. Lithiase biliaire avec coliques 3. Kystes du cholédoque 4. Pancréatite 5. Hypertension portale (splénomégalie, ascite, circulation veineuse collatérale, syndrome hyperkinétique) 6. Une hépatomégalie, une splénomégalie 7. Varices de l'œsophage et hémorragies gastro-intestinales.

	• **Etiologie :** Inconnue. • **TTT :** Conservateur (antibiotiques, acide ursodéoxycholique, drainage biliaire) ou chirurgical (incluant en dernier recours une transplantation hépatique).
Syndrome de Carpenter : **(3)**	• **Définition :** Polyendocrinopathie auto-immune (PEA) de type II définit par l'association d'un syndrome de Schmidt (1 + 2) et d'un diabète insulino requérant : 1. Maladie d'Addison 2. Atteinte thyroïdienne auto immune (hypothyroïdie) 3. Diabète insulino dépendant = diabète de type 1.
Syndrome de chevauchement :	• **Définition :** Association de plusieurs maladies auto-immunes spécifiques et non spécifiques d'organes. • **Exemples :** 1. Association de caractéristiques du lupus érythémateux disséminé avec certaines caractéristiques de la sclérodermie. 2. « Overlap syndrome » entre cirrhose biliaire primitive et hépatite auto-immune. 3. ...
Syndrome de Churg et Strauss : **P = 1/100 000** **(6)**	**= Granulomatose éosinophile avec polyangéite (EGPA)** • **Définition :** Maladie systémique caractérisée par un asthme, des infiltrats pulmonaires transitoires, une hyperéosinophilie, et une vascularite systémique. La vascularite systémique apparaissant en moyenne 9 ans après le début de l'asthme. Les pANCA sont présent dans 30 à 40% des cas (anti MPO). • **Tableau clinique :** 1. Polypose nasale, rhinite, sinusite 2. Apparition d'un asthme rapidement cortico-dépendant chez 3/4 des patients 3. Neuropathies périphériques (nerf sciatique poplité externe) 4. Glomérulonéphrite extracapillaire (histologie : présence de foyers de nécrose avec, à leur contact, une prolifération extracapillaire formant des croissants) 5. Infiltrats pulmonaires, hémorragies intra-alvéolaire diffuse (rare) 6. Hyperéosinophilie sanguine (> 10%) et tissulaire constante. • **Etiologie :** Inconnue. Processus auto immun très probable.

<table>
<tr><td></td><td>• TTT :
1. Formes modérées : corticoïdes
2. Formes sévères : cyclophosphamide.</td></tr>
<tr><td>Syndrome de Claude :</td><td>• Définition : Syndrome alterne rare du sujet âgé.
Association :
1. Hémisyndrome cérébelleux controlatéral
2. Atteinte du III homolatérale
• Etiologie : Infarctus du mésencéphale (noyau rouge) ou du pédoncule cérébelleux supérieur.</td></tr>
<tr><td>Syndrome de Claude Bernard Horner :

PME

(4)</td><td>• Définition : Atteinte des fibres du système nerveux sympathique innervant l'œil et/ou l'orbite.
• Tableau clinique :
1. Ptosis (le muscle releveur de la paupière est innervé par le système nerveux sympathique)
2. Myosis UNILATERALE
3. Enophtalmie
4. (Anhidrose = disparition de la sudation au niveau du cou ou de la face).
<table>
<tr><td colspan="2">• Etiologies : (du haut vers le bas du corps humain)</td></tr>
<tr><td>1. Tumeurs de l'hypothalamus
2. AVC ischémique = syndrome Millard Gubler ou syndrome de Wallenberg
3. Algies vasculaires de la face
4. Anévrysme carotidien</td><td>5. Dissection carotidienne
6. Etirement du plexus brachial
7. Cancer apex pulmonaire = syndrome de Pancoast Tobias</td></tr>
</table>
</td></tr>
<tr><td>Syndrome de Coagulation IntraVasculaire Disséminée (CIVD) :

(3) + (3)</td><td>• Définition : Une CIVD est la conséquence d'une activation diffuse de la coagulation. Elle est le plus souvent liée à une expression en excès de facteur tissulaire (FT). Cette surexpression de FT se traduit par une génération incontrôlée de thrombine qui entraine une consommation des facteurs de coagulation avec une réaction fibrinolytique variable.
• Tableau clinique :
1. Atteinte cutanée extensive et nécrotique (purpura fulminans)
2. Saignements cutanéomuqueux spontanés (purpura, ecchymoses), plus rarement viscéraux
3. Micro thromboses touchant des gros organes (rein. foie, poumon) avec des conséquences fonctionnelles parfois sévères (défaillance multiviscérale).</td></tr>
</table>

	• **Tableau biologique :** 1. Thrombopénie 2. Hypofibrinogénémie 3. ↘ du TP et des facteurs de coagulation (dont le FV). • **Bilan biologique à prescrire :** Numération des plaquettes, TP, PDF ou D-dimères, fibrinogène. • **Score : PAAF** 1. **P**laquettes : > 100G/l (0) < 100 G/L (1) <50 G/L (2) 2. **A**llongement du TQ : < 3s (0) 3 à 6 s (1) > 6s (2) 3. **A**ugmentation des D-Dimères : Absente (0), modérée (1), forte (2) 4. **F**ibrinogène : > 1 g/L (0), < 1 g/L (1) ➤ **Score ≥ 5 :** compatible avec une CIVD décompensée ➤ **Score < 5 :** compatible avec une CIVD latente (débutante), répéter les examens. • **TTT :** TTT étiologique avant tout. En cas d'hémorragie grave, le traitement symptomatique peut nécessiter : - L'apport de concentrés plaquettaires - L'injection de concentrés de fibrinogène ou de plasma frais congelé. • **Etiologies :** 1. Pathologies médicales : Infections sévères, cancers, incidents transfusionnels. 2. Pathologies obstétricales : HRP, embolie amniotique, toxémie gravidique, éclampsie, MFIU, môle hydatiforme placenta prævia. 3. Chirurgies et traumatismes : Chirurgies lourdes, polytraumatismes et brulures étendues. 4. Autres causes : Morsures de serpents, embolies graisseuses, MAV (hémangiomes, anévrismes. vascularites).
Syndrome de Cobb : **(5)**	• **Définition :** Association de lésions vasculaires localisées sur le territoire cutané, musculaire, osseux et médullaire d'un même métamère ou segment rachidien. • **Tableau clinique :** 1. Accidents hémorragiques aigus 2. Phénomènes de congestion veineuse chronique de la moelle épinière avec déficit cervicale, thoracique ou lombaire 3. Troubles sphinctériens 4. Lésions cutanées vasculaires planes (tâches de vin), angiokératomes, angiolipomes, lymphangiomes

	5. Douleurs musculaires et/ou osseuses. • **TTT :** Embolisations vasculaires +/- chirurgie +/- laser.
Syndrome de Cockett : **(3)**	= **Syndrome de May Thurner** (synonyme) • **Définition :** Compression de la veine iliaque commune gauche entre l'artère iliaque commune droite et le mur antérieur de la vertèbre lombaire. • **Tableau clinique :** Dans la jambe gauche : 1. **D**ouleurs, rougeur (formation de caillots → TVP) 2. **Œ**dème 3. **S**ignes d'insuffisance veineuse chronique (télangiectasies, varices, dermite ocre, lipodermatosclérose, ulcère...) • **Etiologies :** Congénitale ou acquise (encore discutée).
Syndrome de Cogan : **P = Inconnue** **(6)**	• **Définition :** Association d'une : 1. Kératite interstitielle non syphilitique 2. Atteinte vestibulaire (proche du syndrome de Ménière avec hypoacousie évoluant vers la surdité après 2 ans). Elle touche un autre organe dans 2/3 cas et donne un véritable tableau de maladie systémique, rappelant une vascularite, dans 1/3 cas. • **TRN** : Adultes jeunes. • **Tableau clinique :** 1. Vertiges sévères avec nausées/vomissements 2. Hypoacousie, évoluant vers la surdité 3. Kératite interstitielle bilatérale, prédominant sur la moitié postérieure de la cornée 4. +/- conjonctivite, uvéite, sclérite, épisclérite, névrite optique ou une kératite superficielle 5. +/- signes pulmonaires (toux, dyspnée, hémoptysies, pneumopathies interstitielles) 6. +/- vascularite des gros troncs artériels ressemblant à une maladie de Takayashu (gravité +++). • **Etiologie :** Inconnue (probable cause auto immune). • **TTT :** Corticothérapie. Divers immunosuppresseurs sont proposés en cas de cortico-résistance ou de cortico-dépendance. Les symptômes oculaires régressent le plus souvent, mais la surdité est exceptionnellement réversible.

Syndrome de compression aorto cave :	• **Définition :** Réduction du débit cardiaque par compression de la veine cave inférieure par l'utérus gravidique. Il en résulte une augmentation de la pression veineuse utérine qui majore la chute du débit de perfusion utérin. • **TTT :** La prévention repose sur le décubitus latéral gauche.
Syndrome de condensation pulmonaire : **(3)**	• **Tableau clinique :** 1. Palpation : Augmentation des vibrations vocales 2. Percussion : Matité 3. Auscultation : Murmure vésiculaire aboli, souffle tubaire, crépitants (signe le plus caractéristique) • **Etiologie :** 40 % des pneumonies, 35 % des pneumonies hospitalisées.
Syndrome de Cotard : **(4)**	• **Définition :** Etat délirant dont la thématique hypocondriaque associe des idées : 1. De négation d'organe ou d'absence d'organe (organes putréfiés ou détruits) 2. De négation du corps (le sujet pense ne plus avoir de corps ou d'être déjà mort) 3. D'immortalité (« je vais rester ainsi pour toujours ») 4. De négation du monde ou de damnation (« je mérite ce qu'il m'arrive c'est le châtiment »). • **Etiologie :** Dépression grave et intense : mélancolie délirante.
Syndrome de Cushing : **P = 1/26 000** **(12)**	= **Hypercorticisme** • **Définition :** Ensemble de troubles hormonaux causés par une exposition forte et prolongée aux glucocorticoïdes, qui peut être soit d'origine endogène (production par la corticosurrénale) ou exogène (iatrogène). • **Tableau clinique :** 1. Obésité du visage et du tronc 2. Signes d'hyper-catabolisme (peau fine, vergetures violines, ecchymoses, contusions sans traumatisme visible, faiblesse musculaire proximale avec amyotrophie, ostéoporose inexpliquée) 3. Un gain de poids 4. Ralentissement de la courbe de croissance chez l'enfant 5. Asthénie 6. HTA 7. Hypokaliémie 8. Intolérance au glucose 9. Acné, hirsutisme

<table>
<tr><td></td><td>
10. Des irrégularités menstruelles, une libido diminuée, une dysfonction érectile
11. Des troubles neuropsychologiques (incluant une dépression, une irritabilité, des troubles du sommeil, un déficit cognitif)
12. Susceptibilité accrue aux infections.
<table>
<tr><td colspan="2">• Etiologies :</td></tr>
<tr><td>Sd de Cushing ACTH dépendant (80%) :</td><td>Sd de Cushing ACTH indépendant (20%) :</td></tr>
<tr><td>1. Adénomes pituitaires (80%)
2. Sécrétion ectopique d'ACTH (20%)</td><td>1. Tumeurs bénignes (adénome surrénalien : 60%)
2. Tumeurs malignes (corticosurrénalome : 40%)</td></tr>
<tr><td colspan="2">Autres (maladies génétiques rares) :</td></tr>
<tr><td colspan="2">1. NEM 1
2. Le complexe de Carney (NCN)
3. Le syndrome de McCune-Albright (SMA)
4. Le syndrome de Li-Fraumeni (LFS)
5. L'adénome pituitaire isolé familial (FIPA)</td></tr>
</table>
</td></tr>
<tr><td>Syndrome de Cyriax :

(2)</td><td>
= Syndrome du rebord costal douloureux
• Définition : Causé par une subluxation de l'extrémité antérieure des côtes flottantes, il aboutit à une compression du nerf intercostal.
• Tableau clinique :
1. Une douleur épigastrique intense
2. Déclenchée par la palpation du rebord costal
• Etiologies :
o Causes directes : choc contre le volant de la voiture, chute sur le sol…
o Causes indirectes : efforts musculaires violents, efforts de traction…
</td></tr>
<tr><td>Syndrome de déefférentation motrice :</td><td>• Voir locked in syndrom</td></tr>
<tr><td>Syndrome de défaillance multiviscérale :

(3)</td><td>
• Définition : Présence de plusieurs dysfonctions d'organe ne permettant plus de maintenir l'homéostasie en l'absence de mesures spécifiques. Touche essentiellement 6 organes : cerveau, cœur, poumons, reins, moelle osseuse et foie Quantification des défaillances par le score de Knaus ou le MODS score divisé en 4 niveaux :
</td></tr>
</table>

	○ **Niveau 1** : Le patient est hypovolémique et l'alcalose respiratoire s'installe, accompagnée d'oligurie et d'hyperglycémie ○ **Niveau 2** : Le patient est polypnéique, hypocapnique et hypoxémique ; une défaillance hépatique peut s'installer, ainsi qu'une perturbation hématologique ○ **Niveau 3** : Le patient développe un état de choc, avec un déséquilibre acido-basique et une azotémie perturbée ; des anomalies de la coagulation apparaissent ○ **Niveau 4 :** Le patient est dépendant des vasopresseurs et oligo ou anurique ; une colite ischémique s'installe, ainsi qu'une acidose lactique.
Syndrome de Demons Meigs : **P = Inconnue** **(3)**	• **Définition :** Tumeur bénigne de l'ovaire associée à des épanchements liquidiens dans différentes cavités. • **Tableau clinique** : 1. Tumeur ovarienne bénigne (fibrome) 2. Pleurésie transsudative = épanchement pleural 3. +/- Ascite. • **TTT :** Curatif = chirurgical (exérèse de la tumeur).
Syndrome de Denny Brown : **(8)**	**= Polyneuropathie ataxiante par ganglionopathie paranéoplasique** • **Définition :** Neuropathie ataxiante la plus classique se développant avant, pendant ou au décours d'un cancer (souvent un cancer bronchique à petites cellules). L'origine n'est pas métastatique mais probablement immunologique avec mise en évidence d'Ac (anti-Hu) dirigés contre les noyaux des neurones, dans le sérum et le LCR des patients atteints. Dans plus de 75 % des cas cette neuropathie précède de quelques mois à 4 ans la mise en évidence du cancer. • **Tableau clinique :** 1. Douleurs 2. Paresthésies 3. Dysesthésies à type de brûlures 4. Sensation d'engourdissement des extrémités des 4 membres 5. Atteinte de la sensibilité proprioceptive (instabilité sévère à la marche) 6. Sensibilité vibratoire très altérée et toutes les autres modalités de la sensibilité sont atteintes 7. Abolition de tous les réflexes 8. +/- une dysautonomie.

	• **Examens complémentaires :** 1. Le LCR révèle une hyperprotéinorachie dans 2/3 des cas de 1 à 2 g/l et parfois une pléiocytose modérée (5 – 30 lymphocytes/mm^3). 2. L'EMG montre des potentiels sensitifs diminués ou absents. 3. Présence d'Ac anti-Hu. • **TTT :** Le TTT du cancer lorsqu'il est découvert change parfois le pronostic carcinologique mais pas l'évolution de la neuropathie qui le plus souvent s'aggrave pour son propre compte et est à l'origine du décès.
Syndrome de désorganisation :	• **Définition :** Perte de l'unité psychique entre idées, affectivité et attitudes. Ce syndrome est marqué par des manifestations, affectant notamment les cognitions, les émotions et les comportements • **Etiologie :** Schizophrénie.
Syndrome de Détresse Respiratoire Aiguë (SDRA) : **(4)**	• **Définition :** Oedème pulmonaire lésionnel survenant à la suite d'une agression directe ou indirecte de la membrane alvéolo-capillaire, associé à une inflammation pulmonaire intense et une hypoxémie sévère. • **4 critères selon la définition de 2012 :** 1. Insuffisance respiratoire aiguë qui évolue depuis une semaine ou moins. 2. Opacités bilatérales visibles sur l'imagerie thoracique. 3. Oedème pulmonaire dont la participation hydrostatique n'est pas prédominante. 4. Hypoxémie définie à partir du rapport PaO2/FIO2 avec stade léger si : $200 < PaO2/FIO2 \leq 300$ mmHg, modéré si $100 < PaO2/FIO2 \leq 200$ mmHg si sévère : $PaO2/FIO2 \leq 100$ mmHg • **Tableau clinique :** 1. Dyspnée et tachypnée avec hypoxie et hypocapnie 2. Hypoxémie majeure avec cyanose 3. Râles crépitants à l'auscultation, réalisant une IRA. • **TTT :** Etiologique + symptomatique (diminution des besoins en O2 = AG, intubation et apport de la FiO2 la plus basse possible, drainage des épanchements pleuraux, diurétiques, hémofiltration continue, modification des rapports ventilation perfusion = décubitus ventral et/ou NO…).
Syndrome de différentiation :	• Voir ATRA syndrome

Syndrome de DiGeorge : **P = 1 – 2/4 000 (mondiale)** **(5)**	= **Syndrome de délétion 22q11 = Maladie de DiGeorge** • **Définition :** Maladie génétique à transmission autosomique dominante, comportant une délétion sur le chromosome 22. Elle retrouve des malformations cardiaques et palatines, une dysmorphie faciale, un retard du développement et une immunodéficience. • **Tableau clinique** : 1. Malformations cardiaques congénitales (77%) 2. Fente palatine ou labio-palatine (75%) 3. Dysmorphie faciale (ptosis, hypertélorisme, épicanthus, base nasale proéminente, hypoplasie malaire) 4. Immunodéficience par aplasie/hypoplasie thymique (75%) → Déficit Immunitaire Congénital (lymphopénie T) 5. Retard du développement psychomoteur. • **TTT :** Chirurgie cardiaque et/ou palatine, rééducation orthophonique, alimentation par voie nasogastrique, supplémentation en calcium, psychothérapie.
Syndrome de Down = Trisomie 21 : **P = 1/2 000** **I = 1/700** **VARICES** **(7)**	• **Définition :** Anomalie chromosomique définie par la présence d'un 3ème exemplaire, en totalité ou en partie, du chromosome 21. • **Tableau clinique : VARICES** 1. **V**ieillissement plus précoce et maladie d'Alzheimer 2. **A**nomalies cranio faciales + extrémités 3. **R**etard mental et **R**etard staturo pondéral 4. **I**mmunité abaissé par hypogammaglobulinémie secondaire (= infections à répétition) 5. **C**anal Atrio Ventriculaire (CAV), malformation cardiaque = souffle (chez l'enfant !) 6. **E**nfant hypotonique 7. **S**yndrome dysmorphique. • **Diagnostic :** Caryotype (fœtal) • **TTT :** Multidisciplinaire et symptomatique.
Syndrome de Drash :	• **Définition :** Maladie rare caractérisée par l'association d'une néphropathie glomérulaire (sclérose mésangiale diffuse), des anomalies génitales (chez les patients ayant un caryotype XY) et d'une prédisposition aux tumeurs de Wilms (néphroblastome). • **Tableau clinique :** 1. Syndrome néphrotique ne répondant pas aux corticoïdes / IS 2. Evolution vers l'insuffisance rénale terminale avant 5 ans

	3. Pseudohermaphrodisme masculin. • **Diagnostic :** Biopsie rénale (anomalies des podocytes + lésions de sclérose mésangiale diffuse au niveau des glomérules). • **TTT :** Prise en charge du syndrome néphrotique et de l'insuffisance rénale, surveillance échographique régulière (néphroblastome ?). Transplantation rénale.
Syndrome de Dravet : **P = 1 – 2/40 000** **(3)**	= **Epilepsie Myoclonique Sévère du Nourrisson (EMSN)** • **Définition :** Epilepsie sévère du nourrisson, d'origine génétique, se manifestant par des crises convulsives et souvent déclenchées par de la fièvre. Mutation ou délétion du gène SCN1A sur le chromosome 2 dans 8 cas sur 10. • **TRN :** Nourrisson avant l'âge d'1 an (vers 5 mois). 2 garçons pour 1 fille. • **Tableau clinique** : 1. Crises tonico-cloniques ou myocloniques, hémicorporelles ou généralisées, sévères et fréquentes +/- longues (risque d'état de mal épileptique) 2. Certains auront beaucoup d'absences 3. +/- fièvre. • **Evolution :** 1. Retard de développement +/- troubles de l'apprentissage 2. Troubles du comportement (opposition) 3. Cyphose ou scoliose 4. Epilepsie pharmaco résistante. • **TTT :** Pas de TTT curatif. TTT et prévention de l'épilepsie : valproate + benzodiazépines (clobazam et le lorazépam). Association valproate + topiramate (Epitomax ®) possible à partir de 2 ans, ou valproate + stiripentol.
Syndrome de Dressler : **(5)**	• **Définition :** Péricardite post IDM. Il apparaît après 3 ou 4 % des infarctus (SCA) et survient généralement 2 à 11 semaines voire quelques mois après l'IDM. Une hospitalisation est nécessaire pour écarter le risque de tamponnade ou d'hémopéricarde par rupture ventriculaire. • **Tableau clinique :** 1. Fièvre 2. Syndrome pseudo grippal (douleurs articulaires +++) 3. Syndrome inflammatoire 4. Douleur thoracique plus forte à l'inspiration, calmée par l'antéflexion et non irradiante = Péricardite 5. Epanchement péricardique récidivant.

	• **Etiologie :** Ce syndrome est d'origine auto-immune probable. • **TTT :** Aspirine 1g x 3/24h.
Syndrome de Dubin-Johnson : **P = Inconnue** **(4)**	= **Maladie de Dubin-Sprinz** • **Définition :** Maladie hépatique chronique et bénigne. De transmission autosomique récessive elle est caractérisée par une augmentation de la bilirubine conjuguée et est proche du syndrome du rotor avec lequel elle ne doit pas être confondue. • **Tableau :** 1. Bilirubine conjuguée ↗ 2. Foie de pigmentation noire 3. Vésicule biliaire non visible à la scintigraphie au Tc 99 4. Coproporphyrine urinaire totale normale. • **TTT :** Aucun. Cas rapportés de réduction de l'hyperbilirubinémie après administration brève de Phénobarbital.
Syndrome de Fanconi : **(7)**	• **Définition :** Anomalies des transports tubulaires proximaux (tubulopathie de type 2). Précipitation des chaines légères d'Ig **kappa** sous forme de cristaux dans les cellules du tube proximal. • **Tableau clinique** : 1. Hypo uricémie par fuite urinaire 2. Hypokaliémie avec kaliurèse inadaptée 3. Amino-acidurie généralisée 4. Acidose tubulaire proximale de type 2 5. Diabète phosphaté source d'ostéomalacie à long terme 6. Glycosurie normoglycémique 7. Insuffisance rénale lentement progressive dans 1 cas sur 2. • **Etiologie :** Il se retrouve fréquemment (plusieurs mois à l'avance) associé à un myélome. Devant tout syndrome de Fanconi on doit rechercher l'existence d'une prolifération plasmocytaire (= gammapathie monoclonale isolée) associée.
Syndrome de Farndon **(5)**	= **Carcinome médullaire de la thyroïde familial isolé** • **Définition :** Forme héréditaire du cancer médullaire de la thyroïde. Il représente 35% des NEM2. • **TRN :** Débute généralement vers 40 ans. • **Tableau clinique et biologique :** 1. Nodule thyroïdien avec euthyroïdie ou un goitre multinodulaire

	2. +/- adénopathies satellites 3. +/- métastases 4. Flush (bouffée vasomotrice → érythème congestif) et diarrhées motrices sont possibles mais rare 5. Calcitonine élevée > 100 pg/ml. • **TTT :** Chirurgical après avoir éliminé un phéochromocytome.
Syndrome de Felty : **(3)**	• **Définition :** Polyarthrite rhumatoïde associée à : 1. Splénomégalie. 2. Neutropénie 3. Absence de prolifération médullaire et sanguine de grands LT monoclonaux. • **Pseudo syndrome de Felty : Définition :** Polyarthrite rhumatoïde associée à : 1. Splénomégalie + hépatomégalie 2. Neutropénie + thrombopénie 3. Prolifération médullaire et sanguine de grands LT monoclonaux.
Syndrome de Fiessinger Leroy (adieu Reiter !) : **P = 1/30 000** **(4)**	• **Définition :** Arthrite réactionnelle appartenant au groupe des spondylarthropathies. • **TRN :** Susceptibilité HLA B27. • **Tableau clinique** : 1. Fièvre 2. Arthrite – polyarthrite réactionnelle à une infection à Chlamydia, Shigella, Salmonella, ou Yersinia 3. Urétrite à Chlamydia (fièvre) ou à BGN 4. Conjonctivite (Chlamydia Trachomatis). • **Etiologie :** Infections à germes gram négatifs (Chlamydia, Shigella, Salmonella, et Yersinia). • **TTT :** Eradication de l'infection + prise en charge de la douleur.
Syndrome de fissuration : **(3)**	• **Définition :** 1. Douleur, état de choc 2. Réapparition d'un courant de lésion sus-épicardique 3. Signes droits cliniques. • **Etiologies :** Fissuration/rupture de la paroi libre du ventricule gauche avec tamponnade.
Syndrome de Fitz Hugh Curtis : **(3)**	• **Définition :** Péritonite se localisant sur l'hypocondre droit. D'origine vénérienne, le syndrome de Fitz-Hugh-Curtis est associé à plusieurs IST essentiellement à Gonocoque et à Chlamydia.

	• **Tableau clinique** : 1. Présence ou absence de fièvre 2. Douleurs de l'hypocondre droit 3. Douleurs abdomino-pelviennes ou abdominales diffuses. • **Etiologie :** Péritonite à point de départ génital : infection à Chlamydia ou à Gonocoque. • **TTT :** Spécifique adapté à l'IST.
Syndrome de Foville inférieur : **(3)**	= **Syndrome protubérantiel inférieur** • **Définition :** Lésion du tronc cérébral au niveau protubérantiel. • **Tableau clinique :** Présence d'un(e) : 1. Atteinte **homolatérale** du nerf abducens (VI) : paralysie de la latéralité du regard du côté de la lésion 2. Atteinte **homolatérale** du nerf facial (VII) : paralysie faciale périphérique du côté de la lésion 3. Déficit sensitivomotrice des membres du côté **opposé** à la lésion **SANS** atteinte de la face.
Syndrome de Foville supérieur : **(2)**	= **Syndrome protubérantiel supérieur** • **Définition :** Lésion du tronc cérébral au niveau protubérantiel. • **Tableau clinique :** Présence d'un(e) : 1. Atteinte du nerf abducens (VI) **homolatéral** : paralysie de la latéralité du regard du côté de la lésion 2. Déficit sensitivomotrice des membres du côté **opposé** à la lésion **AVEC** atteinte de la face.
Syndrome de fragilité : **(5)**	• **Définition :** Définit par les critères de Fried : 1. Perte non intentionnelle de poids (4,5 kg dans l'année précédente) 2. Epuisement rapporté par le patient 3. Faiblesse mesurée par la force de préhension 4. Vitesse de marche ralentie 5. Bas niveau d'activité physique.
Syndrome de Franceschetti - Klein : **P = 1-10/100 000** **I = 1/50 000**	= **Syndrome de Treacher Collins** • **Définition :** Anomalie congénitale du développement crânio-facial caractérisée par une dysplasie oto-mandibulaire bilatérale et symétrique sans anomalies des extrémités, associée à diverses anomalies de la tête et du cou. Maladie génétique autosomique dominante ou autosomique récessive.

Dans Ta FAC Oblique **(6)**	• **Tableau clinique** : **Dans Ta FAC Oblique** 1. **D**ysmorphie faciale avec hypoplasie bilatérale et symétrique des os malaires, de la margelle infra orbitaire, et de la mandibule (80%) 2. **T**rismus par anomalie des articulations temporaux mandibulaires 3. **F**ente vélo palatine (28 %) 4. **A**nomalies de l'oreille externe telles qu'une anotie ou une microtie, atrésie des conduits auditifs externes et anomalies de la chaîne des osselets (60%) 5. **C**olobome des paupières inférieures à l'union 1/3 externe-1/3 moyen (69%) 6. **O**bliquité des fentes palpébrales (89%). • **TTT :** Si détresse respiratoire postnatale discuter une trachéotomie, une VNI ou une distraction mandibulaire chirurgicale. La chirurgie maxillo-faciale, la chirurgie plastique, la chirurgie ORL sont les principaux traitements.
Syndrome de Fregoli :	• **Définition :** Trouble psychiatrique du groupe des psychoses chroniques non dissociatives qui survient chez l'adulte. Délire, le plus souvent de nature paranoïaque. Le sujet est persuadé qu'il est persécuté par une autre personne qu'il s'imagine déguisée et changeant régulièrement d'apparence. Le persécuteur est souvent un inconnu mais peut parfois être désigné comme un proche, un voisin, un soignant, un membre de la famille.
Syndrome de Frey : **(3)**	• **Définition :** Tableau caractéristique lié à une réinervation aberrante du territoire du nerf auriculo-temporale. • **Tableau clinique :** 1. Hypersudation à la mastication notamment (lors des repas++) 2. Rougeur et chaleur 3. Douleur de la région préauriculaire et temporale. • **Etiologies :** Abcès parotidien ou traumatisme, ou tout autre raison ayant conduit à une chirurgie mandibulaire ou une parotidectomie. • **TTT :** Toxine botulique (Botox ®).
Syndrome de Gaisböck : **P = Inconnue** **(5)**	• **Définition :** Polyglobulie secondaire. • **TRN :** Essentiellement les hommes, sédentaires et suivant un régime alimentaire très riche. • **Tableau clinique et biologique :** 1. Obésité 2. Hyperuricémie

	3. Hypercholestérolémie 4. Hypertension artérielle 5. ↘ du volume plasmatique : ↗ de l'hématocrite, de la viscosité sanguine. • **TTT :** Saignées uniquement.
Syndrome de Ganser : **(4)**	• **Définition :** Trouble dissociatif. Ce syndrome est caractérisé par des troubles de l'attention avec des réponses fausses, absurdes ou dépourvues de sens aux questions associé à des mouvements également dépourvus de sens. • **Tableau clinique** : 1. Désorientation 2. Fugue 3. Amnésie 4. Conversion somatique : transposition d'un conflit psychique et tentative de résolution de celui-ci dans des symptômes somatiques, moteurs (paralysies) ou sensitifs (anesthésie). D'après Freud ce terme rend compte du « saut du psychique dans l'innervation somatique ».
Syndrome de Garcin :	• **Définition :** Atteinte unilatérale diffuse de tous les nerfs crâniens par infiltration néoplasique de la base du crâne. • **Etiologie :** Peut révéler un lymphome malin non hodgkinien.
Syndrome de Gayet Wernicke : **CHAT** **(4)** **CAF**	= **Encéphalopathie de Gayet Wernicke :** • **Tableau clinique : CHAT** 1. **C**onfusion 2. **H**ypertonie extrapyramidale (plastique) 3. **A**taxie cérébelleuse, syndrome cérébelleux 4. **T**roubles oculomoteurs (nystagmus, paralysie oculomotrice bilatérale) s'aggravant à la vision de loin. • **Etiologie : CAF** 1. **C**hirurgie bariatrique 2. **A**lcool 3. **F**emme enceinte avec vomissements incoercibles. • **TTT :** Prévention par hydratation IV + B1 + B6 + PP + BZD (selon le score de Cushman → 7 à 14 = sevrage modéré → Valium 10 mg toutes les 4h, > 14 sevrage sévère → Valium 10 mg toutes les heures jusqu'à Cushman < 14).

Syndrome de Gerstmann : **(5)**	• **Définition :** Atteinte pariétale postérieure de l'hémisphère majeure = gyrus angulaire (gauche). • **Tableau clinique** : 1. Agnosie digitale : incapacité à reconnaître les différents doigts de la main 2. Indistinction droite/gauche 3. Acalculie 4. Dysgraphie = trouble de l'écriture, voire agraphie 5. Apraxie constructive parfois. • **TTT :** Aucun.
Syndrome de Gerstmann Straüssler Scheinker (SGSS) : **P = Inconnue** **(4)**	• **Définition :** Forme particulière et rare d'encéphalopathie spongiforme transmissible (EST) humaine, toujours liée à une mutation ou des insertions de nucléotides sur le gène codant la protéine prion (gène PRNP). On retrouve de nombreuses plaques amyloïdes au niveau du cervelet. • **Tableaux clinique :** 1. Syndrome cérébelleux inaugural 2. Troubles oculomoteurs 3. Signes pyramidaux ou pseudobulbaire 4. Troubles intellectuels. • **TTT :** Aucun.
Syndrome de Gilbert : **(1)**	**= Maladie de Gilbert :** • **Définition :** Anomalie génétique du métabolisme de la bilirubine libre sans hémolyse entraînant une augmentation de son taux dans le sang (hyperbilirubinémie). Syndrome bénin. • **Tableau clinique :** Le seul symptôme est un ictère variable qui peut être favorisé par plusieurs conditions comme la fatigue, le stress, le jeûne ou une infection. • **TTT :** Non nécessaire, antalgiques si douleurs abdominales.
Syndrome de Gitelman : **PP Fait D PC** **(6)**	= **Hypokaliémie-hypomagnésémie familiale** • **Définition :** Alcalose métabolique avec hypokaliémie, associée à une hypomagnésémie importante et une faible excrétion urinaire de calcium. • **TRN :** Après l'âge de 6 ans, diagnostiqué généralement pendant l'adolescence ou adulte jeune. • **Tableau clinique : PP Fait D PC** 1. **P**ériodes transitoires de faiblesse musculaire et de tétanie 2. **P**aresthésie du visage +++ 3. **F**ièvre 4. **D**ouleurs abdominales, nausées, vomissements

	5. **P**atients asymptomatiques avec découverte à l'âge adulte d'une chondrocalcinose entraînant un gonflement, une chaleur locale et un endolorissement au niveau des articulations affectées. 6. **C**roissance normale mais elle peut être retardée chez les patients avec de sévères hypokaliémies et hypomagnésémies. • **TTT :** Régime riche en potassium + complément en magnésium tout au long de la vie. Suivi néphrologique et cardiologique suivant les besoins des patients.
Syndrome de glissement : **(4)**	• **Définition :** Décompensation rapide de l'état général d'un patient faisant suite à une affection aiguë en voie de guérison. La personne semble refuser inconsciemment de vivre. • **Tableau clinique :** 1. Troubles digestifs : météorisme abdominal, constipation avec fécalome, trouble de la déglutition. 2. Troubles métaboliques : amaigrissement, déshydratation extra puis intracellulaire. 3. Troubles sphinctériens : incontinence ou rétention d'urine par un éventuel engorgement. 4. Troubles neuro-psychologiques : désintérêt total, clinophilie (resté couché), agitation.
Syndrome de glomérulonéphrite chronique : **(4)**	• **Définition :** Glomérulosclérose extensive avec une fibrose tubulo-interstitielle chronique et une atrophie du parenchyme rénal. Tableau caractéristique de l'évolution chronique d'une glomérulonéphrite (anciennement aiguë). Appartient aux syndromes glomérulaires. • **Tableau clinique :** 1. Protéinurie 2. +/- Hématurie 3. +/- HTA 4. +/- Insuffisance rénale. • **Etiologie :** Toutes les glomérulopathies.
Syndrome de glomérulonéphrite rapidement progressive (GNRP) : **(4)**	• **Définition :** Il fait partie des syndromes glomérulaires et est caractérisée par une nécrose des anses capillaires du glomérule. Présence de croissants = prolifération extracapillaire. • **Tableau clinique :** S'installe en qlq jours/semaines : 1. Protéinurie > 1g/j / parfois > 3g/j 2. Hématurie 3. **IRA rapidement progressive** (en quelques semaines)

	4. Signes extra rénaux. • **Etiologies :** Glomérulonéphrites nécrosantes à croissants également appelées glomérulonéphrites extracapillaires : o **Type 1** : Dépôts d'Ac anti MBG = IgG linéaire : syndrome de Goodpasture o **Type 2** : Dépôts de complexes immuns = Ig granuleux : o **CLIP** 1. **C**ryoglobulinémie (IgG, IgM) 2. **L**upus (IgG, IgA, IgM) 3. **I**nfectieux : Endocardite 4. **P**urpura rhumatoïde (IgA) o **Type 3 :** GN pauci immune = Absence de dépôts : 1. Granulomatose avec polyangéite (GPA = Maladie de Wegener, avec cANCA et anti PR3) 2. Maladie de Churg and Strauss = Granulomatose Eosinophilique Avec Polyangéite (EGPA) 3. Polyangéite microscopique (avec pANCA et anti MPO).
Syndrome de Good : **P = Inconnue** **(4)**	• **Définition :** Association rare d'un thymome et d'un déficit immunitaire. Il représente moins de 1% des patients atteints d'un thymome. • **TRN :** Age moyen = 60 ans, sex ratio = 1 • **Tableau clinique et biologique :** 1. Infections bactériennes (ORL et pulmonaires) dans 80% et virales (CMV, VZV) dans 20% des cas. Infections fongiques (candida) ou parasitaires (Giardiases intestinales) possibles. 2. Anomalies de l'immunité humorale (hypogammaglobulinémie) 3. Anomalies de l'immunité cellulaire (lymphopénie globale, lymphopénie T CD4 4. Manifestations auto immunes (aplasie médullaire, myasthénie, lichen plan...). • **TTT :** Ig polyvalentes + ATBprophylaxie par Bactrim ® si lymphopénie T CD4 + thymectomie + immunosuppresseurs pour TTT de l'aplasie.
Syndrome de Goodpasture : **P = Inconnue** **(3)**	= **Maladie des anticorps anti-membrane basale glomérulaire** • **Définition :** Affection auto-immune, très rare, caractérisée par l'association d'une hémorragie pulmonaire (intra alvéolaire), d'une glomérulonéphrite extracapillaire, et de la présence d'anticorps anti MBG.

Syndrome de Kaposi Juliusberg : MAF (3)	• **Définition :** Surinfection à herpès virus d'une dermatose chronique, le plus souvent la dermatite atopique. • **Tableau clinique** : MAF 1. **M**odification des lésions d'eczéma qui deviennent pustuleuses nécrotiques 2. **A**dénopathies 3. **F**ièvre et AEG. • **TTT** : Hospitalisation et Aciclovir IV.
Syndrome de Kartagener : P = 1/20 000 (4)	= **Dyskinésie ciliaire primitive type Kartagener** • **Définition :** Maladie génétique à transmission autosomique dominante ou autosomique récessive ou dominante liée à l'X. • **Tableau clinique** : 1. Toux et une bronchorrhée chronique 2. Bronchectasies 3. Sinusite chronique (rhinite chronique avec polypose nasale) 4. Situs inversus dans 50% des cas → Sd de Kartagener, sinon, si absence c'est une dyskinésie ciliaire primitive. • **TTT :** Symptomatique.
Syndrome de Kasabach Merritt (SKM) : P = Inconnue (3)	• **Définition :** Association d'une tumeur vasculaire, d'une thrombopénie majeure et d'une coagulopathie de consommation plus ou moins marquée. • **TRN :** Nourrisson. • **Tableau clinique et biologique :** 1. Tumeur vasculaire : angiome en touffes ou hémangioendothéliome kaposiforme 2. Thrombopénie majeure 3. CIVD. • **TTT :** Corticothérapie générale, Interféron alpha 2a ou 2b, vincristine, ou association anti-agrégante : ticlopidine et aspirine. Exérèse chirurgicale si possible.
Syndrome de Kelly Paterson : P < 1/1 000 000 DAL (3)	= **Syndrome de Plummer Vinson :** • **TRN :** Touche surtout les femmes vers la quarantaine • **Tableau clinique :** DAL 1. **D**ysphagie lentement progressive 2. **A**némie ferriprive (asthénie, pâleur, tachycardie) 3. **L**ésions buccales (glossites chéilite…). • **Etiologie :** Diverticule de Zenker = hernie de la muqueuse et de la sous muqueuse au niveau de la face postérieure de la jonction pharyngo-œsophagienne = muscle cricopharyngien.

	• **Remarque :** Risques de développer un carcinome de l'œsophage ou du pharynx +++.
Syndrome de Kleine Levin : **P = 1-2/1 000 000** **(3)**	• **Définition :** Maladie neurologique caractérisée par des épisodes d'hypersomnie associés à des troubles cognitivo comportementaux. • **TRN :** Adolescence, plutôt les garçons avec un âge de début moyen de 15 ans. • **Tableau clinique :** Episodes : 1. Hyperphagie 2. Hypersomnie 3. Désinhibition sexuelle (hypersexualité). • **Etiologie :** Inconnue. • **TTT :** Amantadine + thymorégulateurs (lithium, valproate, mais pas la carbamazépine).
Syndrome de Klinefelter : **P = 1/1 200** **GIGA RR** **(5)**	• **Définition :** Anomalie génétique caractérisée par la présence d'un chromosome X supplémentaire (47,XXY). On retrouve des manifestations cliniques particulières traduisant un retard pubertaire périphérique : Hypogonadisme hypergonadotrope. • **Tableau clinique** : **GIGA RR** 1. **G**ynécomastie chez Garçon (caryotype 47 XXY et rare XXYY) 2. **I**nfertilité, azoospermie 3. **G**rande taille par rapport à la fratrie 4. **A**bsence de déficit intellectuel 5. **R**etard pubertaire (petites testicules, taille du pénis normal, pilosité peu développée) 6. **R**etard dans les premières acquisitions (langage, lecture...) • **TTT :** Testostérone au début de la puberté, PMA si désir d'enfant.
Syndrome de Klippel Trenaunay (Weber) : **P = Inconnue** **D FACADES** **(8)**	= **Syndrome angio-ostéohypertrophique (AOH)** • **Définition :** Syndrome congénital vasculaire osseux (SCVO) caractérisé par la présence d'une malformation vasculaire, principalement de type artérioveineuse, dans un membre entraînant la surcroissance de ce dernier et une différence de longueur des membres (DLM). • **Tableau clinique : D FACADES** 1. **D**ilatation des veines superficielles 2. **F**istules artérioveineuse autour ou à l'intérieur de l'os 3. **A**ngiome plan

	4. **C**roissance excessive d'un os des MI (fémur et/ou tibia) de 1 à 10 cm → Différence de la Longueur des Membres (DLM) 5. **A**ugmentation de la température cutanée 6. **D**ermatite, ulcères (inconstants) 7. **E**largissement du membre (inconstant) 8. **S**aignements (inconstants). • **Diagnostic :** Clinique + radiographies + angiographie, angioscanner, angio-IRM (MAV). • **Conséquences :** 1. Troubles de la coagulation : Coagulation Intra Vasculaire Localisée (CIVL) confirmée par l'élévation des D-Dimères (80% des cas) 2. Ostéodystrophie et amyotrophie. • **Etiologie :** Inconnue (une transmission autosomique dominante a été observée). • **TTT :** Embolisation de la MAV (chirurgie à éviter car risque hémorragique élevé). Embolisation ou chirurgie des fistules artérioveineuses. Agrafes épiphysaires pour corriger la DLM.
Syndrome de Klüver Bucy : **(3)**	• **Définition :** Association : 1. Hyperphagie / Hyperoralité 2. Hypersexualité 3. Akathisie : impatience, agitation = hyper activité motrice • **Etiologies :** Complication possible d'une méningo encéphalite herpétique.
Syndrome de Koenig : **PAM** **(3)**	• **Définition :** Ce syndrome est dû à un dysfonctionnement de l'intestin grêle. • **Tableau clinique :** Il rassemble des symptômes divers à prédominance post-prandiaux précoces : **PAM** 1. **P**résence de douleurs abdominales très brutales, principalement péri-ombilicales transitoires et rapidement progressives. 2. **A**rrêt des gaz et résolution brutale avec soulagement à type de débâcle hydro-aérique 3. **M**étéorisme, borborygmes • **Etiologies :** Mécanisme occlusif transitoire du grêle par obstruction pouvant révéler une maladie de Crohn.
Syndrome de Korsakoff : **FADA + P** **(5)**	• **Définition :** Association : **FADA + P** 1. **F**abulations, fausses reconnaissances 2. **A**nosognosie 3. **D**ésorientation spatio-temporelle 4. **A**mnésie antérograde avec oublis à mesure 5. **P**olyneuropathie périphérique souvent associée si origine OH.

	• **Etiologies :** Complication du syndrome de Gayet Wernicke (déficit en B1) ou d'un patient non pris en charge lors d'un épisode de délirium tremens.
Syndrome de Krukenberg :	• **Définition :** Métastases ovariennes dans le cadre d'un cancer digestif (gastrique +++) ou du sein ou des organes pelviens.
Syndrome de l'arc aortique :	• **Définition :** Complication possible de la maladie de Horton. • **Tableau clinique :** 1. Claudication des membres supérieurs 2. Asymétrie tensionnelle ou du pouls 3. Acrocyanose.
Syndrome de l'hémi moelle :	• Voir syndrome de Brown Séquard
Syndrome de l'hémisphère majeur : **(3)**	• **Définition :** 1. Aphasie d'expression = Aphasie de **Broca** (non fluente) en cas d'infarctus antérieur = atteinte frontale OU Aphasie de compréhension = Aphasie de **Wernicke** (fluente) en cas d'infarctus temporal postérieur = atteinte temporale 2. Apraxie idéomotrice = atteinte pariétale 3. Syndrome de Gerstmann si atteinte pariétale postérieure (agnosie digitale – indistinction droite/gauche – acalculie – agraphie). • **Etiologie :** AVC sylvien superficiel de l'hémisphère majeure.
Syndrome de l'hémisphère mineur : **HHAA** **(4)**	• **Définition :** Syndrome d'Anton Babinski (1 à 3) avec : 1. **H**émiasomatognosie : refus d'admettre comme sien son hémicorps paralysé = c'est un « corps étranger » 2. **H**éminégligence = absence de ressenti des stimuli 3. **A**nosognosie : ignorance voire déni du déficit 4. ET **A**nosodiaphorie : indifférence à l'égard du déficit • **Etiologie :** AVC sylvien superficiel du côté de l'hémisphère mineur.
Syndrome de l'intestin irritable : **P = 5/100** **(3)**	**= Trouble Fonctionnel Intestinal (TFI) = Colopathie fonctionnelle** • **Définition :** Maladie chronique à symptomatologie digestive en rapport avec des modifications de la motricité et de la sensibilité de l'intestin et intriquées avec des facteurs psychologiques. • **TRN :** 2 femmes pour 1 homme, plutôt entre 20 et 40 ans. Dans 10% des cas il apparaît après une gastro-entérite.

<table>
<tr>
<td></td>
<td>

- **Tableau clinique :**
  1. Douleurs abdominales
  2. Ballonnements et/ou des flatulences
  3. Modification du transit :
     - Une accélération du transit intestinal, avec diarrhées fréquentes
     - Un ralentissement du transit intestinal, avec des épisodes de constipation fréquente
     - Un passage rapide entre épisodes de constipations et de diarrhées
     - +/- Maux de tête, fatigue, irritabilité…
- **Etiologie :** Inconnue. Plusieurs facteurs peuvent être responsable de ce syndrome : déséquilibre du microbiote intestinal (= dysbiose), responsable d'une perturbation de l'homéostasie entre les cellules épithéliales de l'intestin et sa flore commensale, stress, et possible facteurs génétiques (mutations SCN5A).
- **TTT :** Régime adapté (pour certain riche en fibres, pour d'autres sans gluten…) + activité physique + TTT symptomatique (Spasfon, anti-diarrhéique ou laxatif). La transplantation fécale est actuellement étudiée.

</td>
</tr>
<tr>
<td>

Syndrome de l'X fragile :

P = 1/2 500 (mutation complète)
P = 1/4 000 (symptomatique)

MORT
TT
PD TSH

(4) + (2) + (5)

</td>
<td>

= Syndrome de Martin Bell

- **Définition :** Maladie génétique associée à un déficit intellectuel (léger à sévère) pouvant être associé à des troubles du comportement et à des signes physiques caractéristiques. Mutation du gène FMR1 sur le chromosome X avec reproduction anormale de triplet CGG (> à 200). La transmission est dominante liée à l'X, à pénétrance incomplète chez les filles. 1ère cause de retard cognitif d'origine génétique chez le garçon.
- **Tableau clinique :**
  - **Chez les garçons : MORT**
    1. **M**acro orchidie après la puberté
    2. **O**tites et sinusites récidivantes et convulsions
    3. **R**etard des acquisitions motrices et/ou du langage
    4. **T**roubles du comportement (retard mental, autisme)
  - **Chez les filles : TT**
    1. **T**roubles intellectuelles dans 50% des cas (troubles de l'apprentissage)
    2. **T**roubles du comportement dans 50% des cas (troubles affectifs)

</td>
</tr>
</table>

	◦ **Chez les 2 sexes : PD TSH** 1. **P**ieds plats 2. **D**ysmorphie crânio faciale (visage allongé, oreilles décollées) 3. **T**roubles du comportement (hyperactivité, anxiété, troubles de l'humeur) 4. **S**coliose fréquente, Strabisme après la puberté 5. **H**yperlaxité des membres (comme les Marfan et Ehler Danlos). • **Diagnostic :** Il repose sur la biologie moléculaire (et non pas sur le caryotype). Mise en évidence de la mutation par Southern blot ou par PCR. • **TTT :** Stimulants + ISRS + neuroleptiques atypiques + orthophonie + ergothérapie + programmes éducatifs personnalisés + thérapies comportementales.
Syndrome de la compression médullaire : **(3)**	• **Tableau clinique :** **A. Syndrome Rachidien (localise le niveau de la lésion) :** 1. Douleur rachidienne reproduite à la palpation des épineuses 2. Contracture para vertébrale 3. Raideur rachidienne (indice de Schobert et distance doigt-sol) **B. Syndrome lésionnel (localise la racine) :** 1. Secondaire à la compression d'une racine au niveau de la lésion 2. Syndrome neurogène périphérique **C. Syndrome sous lésionnel :** 1. Secondaire à la compression des voies longues au sein du cordon médullaire 2. Atteinte motrice par compression du faisceau pyramidal → claudication médullaire + syndrome pyramidal.
Syndrome de la corne antérieur de la moelle : **(3)**	• **Définition :** Atteinte du noyau moteur dans la corne antérieure de la moelle épinière. On retrouve une atteinte purement motrice. • **Tableau clinique** : 1. Déficit moteur sans trouble sensitif 2. Amyotrophie 3. Fasciculations.

Syndrome de la jonction pyélo-urétérale : **P = 1/5 000 naissances** **PIC** **(3)**	• **Définition :** Rétrécissement entre le rein et le canal de l'uretère situé juste à la sortie du rein. Il peut être congénital ou apparaître secondairement (il existe alors une artère rénale polaire inférieure croisant la jonction pyélo-urétérale). Diagnostic prénatal possible. • **TRN :** Plus souvent chez le garçon (65%) et le côté gauche (60%). • **Tableau clinique : PIC** 1. **P**yélonéphrites 2. **I**nsuffisance rénale 3. **C**olique néphrétique (lithiases urinaires) • **Diagnostic :** Scanner abdomino-pelvien avec clichés tardifs et scintigraphie rénale (retentissement) : dilatation pyélo-calicielles. • **TTT :** Chirurgical : pyéloplastie.
Syndrome de la levée d'obstacle :	• **Définition :** Polyurie et natriurie massive faisant suite au TTT d'une insuffisance rénale obstructive. Il associe des anomalies glomérulaires (vasodilatation puis vasoconstriction, baisse du débit de filtration glomérulaire puis du débit sanguin rénal), et des anomalies tubulaires (augmentation de l'excrétion fractionnelle d'eau et de sodium). Son dépistage repose sur la surveillance horaire de reprise de la diurèse. • **Etiologie :** Après la levée d'un obstacle sur les voies urinaires. • **TTT :** Clampage préventif de la sonde urinaire.
Syndrome de la queue de cheval : **(4)**	• **Définition :** Souffrance des racines de la queue de cheval en dessous du cône terminal de la moelle spinale, entre les corps vertébraux de L2 et le sacrum. • **Tableau clinique :** 1. Troubles moteurs : Déficits moteurs, hypotonie 2. Troubles sensitifs : Douleurs, paresthésies, anesthésies-en selle, radiculalgies (cruralgie, sciatalgie) 3. Réflexes : Abolition des ROT au MI. Les réflexes périnéaux, anaux, bulbocaverneux, clitorido-anaux sont abolis 4. Troubles génitaux-sphinctériens : 1) Dysurie, miction impérieuse, rétention urinaire 2) Constipation ou hypotonie du sphincter anal 3) Impuissance et perte de l'éjaculation.

	• **TTT :** Chirurgical : son objectif est de décomprimer les racines lombosacrées par une laminectomie lombaire avec exérèse de la lésion compressive.
Syndrome de la tour de Pise :	= **Syndrome de Pise** • **Définition :** Dystonie acquise, permanente et potentiellement réversible du tronc, défini par une inclinaison latérale du tronc de 10° en position debout. • **Etiologie :** Certains médicaments comme le valpromide (antiépileptique, thymorégulateur) ou des antipsychotiques classiques (Haldol ®) ou atypiques, ou les inhibiteurs de l'acétylcholinestérase (dans la maladie d'Alzheimer).
Syndrome de la traversée-thoraco brachiale :	• **Définition :** Il regroupe l'ensemble des manifestations cliniques liées à la compression intermittente ou permanente des troncs du plexus brachial ou de l'artère ou de la veine sous-clavières dans cette traversée.
Syndrome de Lambert Eaton : **P = 1/100 000** **(6)**	• **Définition :** Affection neuromusculaire paranéoplasique (tumeur pulmonaire à petites cellules) caractérisée par une anomalie de la transmission neuro musculaire d'origine **présynaptique**. Des Ac dirigés contre les canaux calciques situés sur le versant présynaptique de la plaque motrice sont présents (50% des cas). • **Tableau clinique :** 1. Déficit moteur, s'améliorant transitoirement au cours d'un effort soutenu ou répété (à l'inverse de la myasthénie) 2. Abolition des ROT qui peuvent réapparaitre après l'effort. 3. Atteinte des muscles oculomoteurs entrainant une diplopie 4. Signes végétatifs = syndrome dysautonomique : syndrome sec, dysgueusie 5. EMG = Bloc neuromusculaire + incrément + phénomène de potentialisation à haute fréquence 6. Atteinte oculaire sous la forme d'un ptosis dans 70% des cas. • **TTT :** Prise en charge du cancer + immunosuppresseurs, plasmaphérèses, immunoglobulines intraveineuses ou la 3,4-diaminopyridine.
Syndrome de Lance Adams :	• **Définition :** Myoclonies d'action post anoxiques (MAPA). Il s'agit de séquelles d'une anoxie cérébrale touchant les noyaux gris centraux, entraînant des myoclonies diffuses, très invalidantes.

Syndrome de Landau Kleffner : **(2)**	= **Aphasie acquise de l'enfant avec épilepsie** • **Définition :** Maladie génétique de transmission autosomique dominante se manifestant tôt chez l'enfant par une aphasie. • **TRN :** Enfants de 3 à 7 ans. S'observe plus fréquemment chez le garçon. • **Tableau clinique :** 1. Aphasie : troubles de la parole, du langage ou de la compréhension. 2. Crises d'épilepsies (dans 50 à 80% des cas). • **EEG :** Constitué de paroxysmes plurifocaux de pointes-ondes et de polypointes-ondes. • **TTT :** Antiépileptiques et corticoïdes.
Syndrome de Lasthénie de Ferjol :	• **Définition :** Pertes par saignées volontaires cachées, ou par des dons de sang répétitifs ou encore par des scarifications sous anticoagulant. Pathologie psychiatrique dont l'objectif est d'aboutir à une hémorragie de privation afin d'obtenir un bénéfice secondaire et d'être le centre des préoccupations médicales.
Syndrome de Laubry Pezzy :	• **Définition :** Communication interventriculaire (CIV) avec insuffisance aortique. • **TTT :** Chirurgical.
Syndrome de Leiner Moussous :	= **Erythrodermie desquamative généralisée du nourrisson.** = **Dermatite séborrhéique du nourrisson** • **Définition :** Dermatose (dermatite séborrhéique) rare et bénigne d'origine inconnue. Elle est parfois confondue avec l'eczéma. • **TRN :** Elle touche le nourrisson avant 6 mois. • **Tableau clinique :** Plaques érythémateuses recouvertes de petites squames souvent grasses sur l'ensemble du corps (d'abord la région fessière et la région génitale puis le reste de la peau selon les individus). • **TTT :** L'évolution est spontanément favorable. Corticoïdes et bains d'antiseptiques peuvent être utilisés.
Syndrome de Lemierre : **P = Inconnue**	= **Septicémie post anginale** • **Définition :** Maladie rare mais grave causée principalement par la bactérie Fusobacterium necrophorum, qui est la 2ème cause d'angines bactériennes, après les streptocoques hémolytiques du groupe A.

FADAS **(5)**	• **Tableau clinique : FADAS** 1. **F**ièvre 2. **A**ngine ulcéreuse (de Vincent) 3. **D**ouleur latérocervicale (fébrile) 4. **A**EG 5. **S**ymptômes pulmonaires (clinique et radiologique) • **Conséquences :** Elle entraine une thrombophlébite septique d'une veine jugulaire interne et des emboles septiques multiples avec infarctus et abcès pulmonaires. • **TTT :** ATB et anticoagulant.
Syndrome de Lennox Gastaut : **P = 15/100 000** **I = /1 000 000** **C CAR** **(4)**	• **Définition :** Crise d'épilepsie généralisée symptomatique ou cryptogénétique. • **TRN** : 3 - 5 ans et prédominance masculine. • **Tableau clinique** : **C CAR** 1. **C**rises toniques cloniques nocturnes 2. **C**rises atoniques avec chute 3. **A**bsences atypiques 4. **R**égression intellectuelle avec troubles du comportement, troubles autistiques → retard mental. • **TTT :** Contrôle des crises grâce au nouveaux antiépileptiques : (felbamate, lamotrigine, topiramate, levetiracetam) ou rifunamide.
Syndrome de Leriche : **CIA** **(3)**	▪ **Définition :** Oblitération aorto-iliaque bilatérale. ▪ **Tableau clinique : CIA** 1. **C**laudication intermittente douloureuse (stade 2 = ischémie d'effort) 2. **I**mpuissance chez l'homme 3. **A**bolition des 2 pouls fémoraux. ▪ **Etiologie :** Athérome de la paroi aortique, auquel souvent s'ajoute un caillot, qui achève d'obstruer le passage du sang. • **TTT :** Chirurgical.
Syndrome de leucostase : **(4)**	• **Tableau clinique :** 1. Pulmonaire : SDRA lésionnel 2. Cérébral : Syndrome méningé 3. Neuro : Troubles de la conscience 4. Atteintes des nerfs crâniens. • **Etiologies :** Se retrouve dans les LAL et LAM 4 et 5 surtout • **TTT :** Chimiothérapie en urgence, leucaphérèse éventuelle, O2 et CI de transfusion de CGR qui majore la stase sanguine).

Syndrome de Li Fraumeni : **P = 1 à 10/100 000** **(3)**	• **Définition :** Maladie génétique rare du sujet jeune consistant en une prédisposition à développer plusieurs cancers (surtout des tissus mous). Mutation TP53 retrouvée dans 70 % des familles atteintes. Transmission autosomique dominante. • **Critères historiques :** 1. Une personne atteinte de sarcome avant l'âge de 45 ans **et** 2. Un parent au premier degré présentant un cancer avant l'âge de 45 ans **et** 3. Un parent au premier ou second degré présentant soit un cancer avant l'âge de 45 ans, soit un sarcome à tout âge. • **Les tumeurs les plus caractéristiques sont :** 1. Les ostéosarcomes 2. Les sarcomes des tissus mous 3. Les cancers de sein 4. Les leucémies/lymphomes 5. Les tumeurs cérébrales 6. Les corticosurrénalomes. • **Remarque :** Aucune mesure de surveillance n'est efficace, à l'exception de celle pour le cancer du sein chez les femmes âgées de plus de 20 ans. • **TTT :** Celui du cancer développé.
Syndrome de Liddle : **P = Inconnue 80 cas existants à ce jour** **(2) + (3)**	• **Définition :** Maladie génétique, de transmission autosomique dominante, avec atteinte du gène codant le canal ENaC ayant pour conséquence une hypertension artérielle précoce et une hypokaliémie. Fait partie des pseudohyperaldostéronismes. • **Tableau clinique :** 1. Hypertension artérielle précoce sévère 2. Hypokaliémie : Faiblesse, asthénie, myalgie, constipation • **Tableau biologique :** 1. Hyporéninisme-hypoaldostéronisme 2. Hypokaliémie 3. Alcalose métabolique. • **Diagnostic :** Examens génétiques • **TTT :** Régime pauvre en sodium + DIU épargnateurs de potassium (amiloride ou triamtérène).

Syndrome de Löffler (ou Loeffler) : **La Fièvre de TATA PD est Hyper Fugace** **(9)**	• **Définition :** Présence d'infiltrats pulmonaires para-hilaires ou sous-claviculaires, labiles, liés le plus souvent aux phénomènes mécaniques et allergiques secondaires à la présence de larves (parasites) dans les alvéoles pulmonaires. Ascaris est responsable du syndrome de Löffler, on parle de pseudo syndrome de Löffler si atteinte par : Ankylostomes, Anguillules, Bilharzies. Il apparaît 3 à 4 jours après l'infestation. • **Tableau clinique : La Fièvre de TATA PD est Hyper Fugace** 1. **F**ièvre modérée 2. **T**roubles digestifs 3. **A**rthralgie 4. **T**oux sèche, productive, non purulente 5. **A**sthénie 6. **P**arfois asymptomatique 7. **D**yspnée avec râles crépitants diffus 8. **Hyper**éosinophilie +++ 9. Infiltrat radiologique **fugace.** • **Tableau radiologique :** Images radiologiques d'infiltrats pulmonaires associées à une hyperéosinophilie sanguine. • **Etiologies :** 1. Parasitoses : Ascaridiose surtout, anguillulose moins souvent 2. Hypersensibilité à un antigène inhalé : médicament/aliment 3. Aspergillose broncho pulmonaire allergique.
Syndrome de Löfgren : **EPAAF** **(5)**	• **Définition :** 1. **E**rythème noueux 2. **P**olyarthralgies 3. **A**dénopathies médiatisnales 4. **A**nergie tuberculinique (disparition temporaire d'une allergie) 5. **F**ièvre. • **Etiologie :** Sarcoïdose (examens complémentaires inutiles).
Syndrome de Lyell : **(5)**	= **Nécrolyse épidermique toxique** • **Définition :** Dermatose bulleuse toxique caractérisée par la destruction et le détachement de l'épithélium de la peau et des muqueuses sur **plus de 30 %** de la surface corporelle.

	• **Tableau clinique :** 1. Fièvre 2. Dysphagie 3. Sensations de brûlures oculaires 4. Bulles et décollements épidermiques dans les 1 à 2 jours. 5. Atteinte des muqueuses respiratoires, digestives, buccales ou vaginales est presque toujours associées. • **TTT :** En urgence : remplissage vasculaire, antisepsie cutanée, pansements non adhésifs. TTT d'une défaillance viscérale.
Syndrome de Lynch : **P = Inconnue** **(4)**	**= Syndrome HNPCC = cancer colorectal héréditaire sans polypose** • **Définition :** Mutation des gènes du système MMR (MLH1 ou MSH2 ou MSH6) impliqués dans la réparation des erreurs de l'ADN (fonction suppressive de tumeur) sur le chromosome 3 ou 2 (MLH1 ou MSH2). Transmission autosomique dominante et mutation de novo sont possibles. Critères d'Amsterdam et critères de Bethesda. • **Critères d'Amsterdam** (tous les critères) : 1. **Un** des cancers du spectre HNPCC avant l'âge de 50 ans (cancer du côlon, cancer de l'endomètre, de l'ovaire, de l'estomac, de l'intestin grêle, du foie, de l'appareil urinaire supérieur, du cerveau et de la peau) 2. **Deux** générations atteintes 3. **Trois** membres de la famille atteints de cancer colorectal héréditaire sans polypose dont un au premier degré 4. Absence de polypose colique dans la famille. • **TTT et surveillance :** Une surveillance coloscopique est proposée aux personnes porteuses d'une mutation constitutionnelle du gène MSH2, MLH1 ou MSH6 dès l'âge de 20 ans. Il n'existe pas de traitement médicamenteux préventif.
Syndrome de lyse tumorale : **(5) + (3)**	• **Définition :** Conséquence de la destruction massive de cellules tumorales, conduisant au relargage dans la circulation des composés intracellulaires. Le risque majeur est l'insuffisance rénale aiguë soit par précipitation de cristaux phosphocalciques, soit par néphropathie uratique. • **Syndrome de lyse biologique :** 1. Hyperkaliémie : K > 6 mmol/L ou augmentation de 25% ou plus

	2. Hyperuricémie : Uricémie > 476 µmol/L ou augmentation de 25% ou plus 3. Hyperphosphatémie : Phosphatémie > 1.45 mmol/L ou augmentation de 25% ou plus 4. Hypocalcémie : Ca tot < 1.75 mmol/L ou baisse de 25% 5. Elévation des LDH. • **Syndrome de lyse tumorale clinique :** Syndrome de lyse biologique + 1 manifestation clinique parmi : 1. Insuffisance rénale aiguë (organique par précipitation tubulaire de cristaux uratiques et phosphocalciques avec NTA) 2. Mort subite ou trouble du rythme 3. Convulsions. • **Etiologies :** 1. LAM 3 – 4 – 5, LAL (plutôt LAL B : lymphome de Burkitt) 2. LMC et LLC 3. LNH. • **TTT :** 1. Hyperhydratation au sérum physiologique 2. Hyperdiurèse (1,5 à 3L/j) + diurétiques 3. Ne pas alcaliniser les urines 4. TTT d'une hyperuricémie (allopurinol 400 à 800 mg/j per os si patient à faible risque ou par rasburicase 0,20 mg/kg/jour si patient à haut risque). 5. Ne pas corriger les hypocalcémies asymptomatiques au risque de majorer l'hypocalcémie. L'alcalinisation des urines n'est plus recommandée. 6. Epuration extra rénale si anomalie métabolique menaçante (cas sévères). 7. Chélateurs du phosphate pour diminuer l'hyperphosphatémie (intérêt et efficacité limité).
Syndrome de MacDuffie : **P = Inconnue** **(4)**	**= Vascularite urticarienne hypocomplémentémique de MacDuffie** • **Définition :** Forme rare d'œdème angioneurotique secondaire par acquisition d'anticorps anti-C1q. • **TRN :** Plutôt les femmes dans la quarantaine. • **Tableau clinique :** Association : 1. Urticaire 2. AEG 3. Arthralgies et myalgies 4. Douleurs abdominales

<table>
<tr>
<td></td>
<td>• Complications : glomérulonéphrite, neuropathie, tableau de pseudo tumeur cérébral.
• TTT : Pas de consensus. Corticoïdes, Méthotrexate, biothérapies.</td>
</tr>
<tr>
<td>Syndrome de malabsorption :

(10) + (6)</td>
<td>• Tableau clinique : A évoquer devant :
1. Diarrhées chroniques, stéatorrhée : selles grasses, molles
2. Asthénie, amaigrissement en fonction de l'importance de la stéatorrhée, avec hyperphagie paradoxale
3. Retard de croissance chez l'enfant
4. Œdème et ascite : carence en albumine
5. Baisse de la vision nocturne : carence en vitamine A
6. Polynévrite, paresthésie : carence en vitamine B12.
7. Ostéomalacie et rachitisme : carence en Ca et vitamine D
8. Hématomes, épistaxis ou gingivorragies : carence en vitamine K
9. Alopécie : carence en fer.
10. Crise de tétanie
• Tableau biologique :
1. Anémie : microcytaire par carence en fer, ou normocytaire si association d'une carence en acide folique et/ou en vitamine B12.
2. Hypoalbuminémie
3. Hypocalciurie, une hypocalcémie, une hypophosphorémie ou une hypomagnésémie
4. ↗ des PAL (d'origine osseuse)
5. ↘ des facteurs de la coagulation vitamine K dépendant
6. Carence en vitamine A, B9, B12, D
<table>
<tr><td colspan="2">• Etiologies :</td></tr>
<tr><td>1. Maladie cœliaque
2. Maladie de Whipple
3. APLV
4. Lymphome</td><td>5. Pancréatite chronique
6. Cancer du pancréas
7. Syndrome du grêle court
8. Zollinger Ellison.</td></tr>
</table>
• TTT : Etiologique.</td>
</tr>
<tr>
<td>Syndrome de Mallory Weiss :

(2)</td>
<td>• Définition : Lacérations longitudinales de la muqueuse du cardia, provoquées par des vomissements répétés et prolongés ce qui aboutit à une hémorragie digestive haute avec :
• Tableau clinique :
1. Vomissements itératifs récidivants
2. Hématémèse =hémorragie digestive haute nécessitant un traitement hémostatique endoscopique si récidivante.</td>
</tr>
</table>

	• **Etiologies :** 1. Boulimie 2. Alcool.
Syndrome de Marine Lenhart :	• **Définition :** Association : 1. D'une maladie de Basedow 2. D'un adénome toxique.
Syndrome de Martin Bell	• Voir syndrome de l'X fragile
Syndrome de Masters et Allen : **(4)**	• **Définition :** Mobilité anormale du col de l'utérus par rapport au corps utérin. Cette mobilité est due à la rupture des ligaments utérosacrés et à la déchirure du ligament large. • **Tableau clinique :** 1. Douleurs pelviennes et permanentes (chroniques) 2. Majorées en position debout (orthostatique) et en cas de fatigue 3. Dyspareunies 4. Hypermobilité du col à l'examen gynécologique. • **Diagnostic :** Cœlioscopie. • **Etiologie :** Accouchement traumatique (gros bébé) • **TTT :** Chirurgical, raccourcissement des ligaments ronds.
Syndrome de May Thurner :	• Voir syndrome de Cockett
Syndrome de McCune Albright : **P = 1/500 000** **(3)**	• **Définition :** Le (SMA) est classiquement défini par une triade clinique comportant : 1. Une dysplasie fibreuse des os (atteinte du tissu **conjonctif**, de localisation métaphysaire) (boiterie, scoliose) 2. Des taches cutanées « café au lait » 3. Une puberté précoce (hypergonadisme hypogonadotrope).
Syndrome de Meige : **(2)**	• **Définition :** Type de dystonie comportant : 1. Blépharospasme 2. Dystonie oro mandibulaire (DOM). • **Diagnostic :** uniquement clinique. • **Etiologie :** Non élucidée. Facteurs génétiques. • **TTT :** Toxine botulique.

Syndrome de mélanome familial multiple :	**= Mélanomes atypiques multiples familiaux** (FAMMM, pour familial atypical multiple mole-melanoma). • **Définition :** Il faut avoir : o Soit une famille avec trois patients atteints de mélanome (quel que soit leur degré de parenté) o Soit une famille au sein de laquelle un mélanome a été diagnostiqué chez deux apparentés de premier degré. Un mélanome est héréditaire dans environ 10% des cas. D'autres cancers peuvent être associés au mélanome : carcinome pancréatique, autres cancers gastro-intestinaux et cancer du sein. • **TTT :** Voir TTT codifié du mélanome.
Syndrome de Melkerson Rosenthal : **I = 8/10 000** **POL** **(3)**	• **Définition : POL** 1. **P**aralysie faciale à répétition ou à bascule 2. **Œ**dèmes de la face (lèvres) récurrent 3. **L**angue plicaturée « scrotale » • **Etiologie :** Inconnue mais une prédisposition héréditaire est probable.
Syndrome de Mendelson :	**= Syndrome d'inhalation bronchique** • **Définition :** Inflammation pulmonaire qui résulte de la pénétration dans les bronches et les poumons de liquide gastrique.
Syndrome de MicroAngiopathie Thrombotique (MAT) : **I = 5 – 10/1 000 000**	• **Définition** : Maladies caractérisées par la constitution de thromboses microcirculatoires secondaires à une agrégation endothélio- plaquettaire pathologique. Des thrombus hyalins et fibrineux provoquent une obstruction précapillaire qui induit une destruction mécanique des hématies avec schizocytose et une thrombopénie. • **TRN :** 3 femmes pour 2 hommes. Peut-être favorisé par une grossesse. • **Tableau clinique et biologique :** 1. Anémie hémolytique mécanique (schizocytes sur le frottis sanguin avec test de Coombs négatif) et donc asthénie, dyspnée, tachycardie, hypotension… 2. Thrombopénie importante et donc saignements… 3. Souffrance d'organe en fonction de la localisation des thromboses.

<table>
<tr><td></td><td>

<table>
<tr><td colspan="2">• Etiologies :</td></tr>
<tr><td>1. Purpura Thrombotique Thrombocytopénique (PTT, = maladie de Moschowitz)
2. Syndrome Hémolytique et Urémique typique
3. SHU atypique
4. Prééclampsie sévère, syndrome HELLP, SHU du post-partum</td><td>5. Origine médicamenteuse (Thiénopyridines, Anti-calcineurines, Tacrolimus, Gemcitabine)
6. MAT post-transplantation
7. MAT des maladies systémiques auto-immunes (LED, sclérodermie...)</td></tr>
</table>

</td></tr>
<tr><td>Syndrome de Mikulicz :

(2)</td><td>• Définition : Il s'agit de l'association :
1. Sous maxillites (manifestations salivaires)
2. Parotidites.
• Etiologie : Sarcoïdose.</td></tr>
<tr><td>Syndrome de Millard Gubler :

(2)</td><td>• Définition : Lésion du tronc cérébral située dans la région protubérantielle inférieure. Paralysie alterne :
1. Paralysie du VI et/ou du VII homolatérale à la lésion = déficit de l'aBDuction de l'œil et/ou paralysie faciale périphérique homolatérale à la lésion
2. Paralysie d'un hémicorps, controlatérale à la lésion.
• Etiologie : Souvent provoqué par un AVC vertébrobasilaire.</td></tr>
<tr><td>Syndrome de Miller Fisher :

P = 1 - 9/1 000 000

I = 1/1 000 000

(3)</td><td>• Définition : Forme rare du syndrome de Guillain-Barré touchant les nerfs crâniens.
• Tableau clinique :
1. Ataxie à la marche : Manque de coordination des mouvements volontaires
2. Aréflexie : Absence de réflexes
3. Ophtalmoplégie : Paralysie des muscles moteurs des yeux entrainant principalement une vision double (diplopie).
• Diagnostic : Dosage des Ac anti gangliosides.
• Etiologie : Post infection par Campylobacter Jejuni.
• TTT : Symptomatique. (Les Ig polyvalentes et les échanges plasmatiques ne semblent pas influencer l'évolution).</td></tr>
<tr><td>Syndrome de Minor :

(2)</td><td>• Définition : Syndrome de déhiscence du canal semi-circulaire supérieur dans l'oreille interne (le vestibule).
• Tableau clinique :
1. Vertiges provoqués par un stimulus sonore (bruit fort, c'est le phénomène de Tullio).</td></tr>
</table>

	2. +/- surdité de transmission unilatérale ou bilatérale. Les réflexes stapédiens sont présents. • **TTT :** médical et/ou chirurgical.
Syndrome de Mirizzi :	• **Définition :** Cholécystite aiguë lithiasique associée à obstruction de la VBP provoquant un ictère. Elle est 2nd à une infection de la vésicule biliaire, elle-même 2nd à l'enclavement d'un calcul dans le canal cystique et ne provoque donc pas d'ictère. • **TTT :** Cholécystectomie.
Syndrome de Morel Lavallée :	• **Définition :** Décollement sous cutané, supra facial, source d'un épanchement séro hématique post traumatique immédiat puis lymphatique (dans la phase chronique). Se retrouve plutôt sur la face latérale de la cuisse ou de l'avant-bras • **TTT** : Chirurgical avec drainage et application du lambeau sur le fascia.
Syndrome de Morton :	• **Définition :** Syndrome canalaire du pied consécutif à la souffrance du nerf digital dans le tunnel intermétatarsien des 2^{ème}s et 3ème espaces interdigitaux avec paresthésies et douleurs des orteils à la station debout, la marche, le port de chaussures serrées, soulagées par le déchaussement • **Remarque :** Le syndrome de Morton est le diagnostic différentiel du syndrome du tunnel tarsien (douleur de la plante des pieds non soulagées par le déchaussement). • **TTT :** Médical : infiltration de l'espace douloureux et orthèse de correction d'un trouble statique du pied) et si échec → neurolyse chirurgicale du névrome après confirmation par l'IRM.
Syndrome de Moschowitz : **(4)**	= **Maladie de Moschowitz** • **Définition :** Purpura Thrombotique Thrombocytopénique (PTT) appartenant aux microangiopathies thrombotiques (MAT). D'origine auto-immune, elle est due à un auto-anticorps inhibiteur rendant inactive une protéine nommée ADAMTS13, entraînant la formation anormalement élevée de thrombi dans la microvascularisation. • **TRN :** Plutôt les femmes entre 20 et 30 ans. • **Tableau clinique :** 1. Atteinte cérébrale au 1er plan : Confusion, obnubilation, déficit, coma 2. Thrombopénie profonde 3. Anémie hémolytique 4. Atteinte rénale absente ou modérée.

	• **TTT :** Plasmaphérèse. Possible thérapie immunosuppressive supplémentaire (Vincristine, cyclophosphamide…). Rituximab si forme réfractaire.
Syndrome de Muir Torre :	• **Définition :** Variante du syndrome de Lynch. • **Tableau clinique :** Association : 1. Des tumeurs du spectre HNPCC 2. Des tumeurs cutanées (kérato-acanthomes ou kystes sébacés).
Syndrome de Münchhausen :	• **Définition :** Pathologie psychologique caractérisée par un besoin de simuler une maladie ou un traumatisme dans le but d'attirer l'attention ou la compassion. Il est lié au **syndrome de Münchhausen par procuration**, dans lequel un individu blesse volontairement un autre, notamment un enfant, dans le but d'obtenir de l'attention.
Syndrome de Noonan : **P = 2 – 5/5 000** **(7)**	• **Définition :** Maladie génétique avec mutation du gène PTPN11 sur le chromosome 12 dans 50 % des cas. Transmission autosomique dominante. Maladie caractérisée par une petite taille, une dysmorphie faciale caractéristique et des anomalies cardiaques congénitales. • **Tableau clinique :** 1. Cardiopathie congénitale dans 80 % des cas 2. Petite taille 3. Cryptorchidie bilatérale chez le garçon 4. Troubles de l'apprentissage 5. Pectus excavum 6. Facies caractéristique (oreilles bas implantées, yeux écartés, philtrum profond) avec un large cou 7. Troubles de la coagulation (maladie de Willebrand, thrombocytopénie). • **Diagnostic :** Génétique sur échantillon de sang. • **TTT :** Multidisciplinaire (cardiologue, ORL, kinéthérapeute…)
Syndrome de Pancoast Tobias : **TON DS** **(5)**	• **Définition :** Manifestations possibles d'un cancer de la partie supérieure du thorax ou de la partie inférieure du cou et le plus souvent d'un cancer des apex des poumons. • **Tableau clinique : TON DS** 1. **T**achycardie avec troubles de la sudation 2. **O**stéolyse des arcs postérieurs des 2 premières côtes 3. **N**évralgies cervico brachiale C8 - D1 4. **D**ouleurs irradiant jusque dans le bras et la main (paresthésies) 5. **S**yndrome de Claude Bernard Horner **homolatéral.**

	• **Etiologie :** Cancer de l'apex pulmonaire (thorax/poumon/cou). • **TTT :** Prise en charge du cancer.
Syndrome de Parinaud : **(4)**	• **Définition :** Syndrome alterne. Lésion du tronc cérébral au niveau pédonculaire (= mésencéphale). • **Tableau clinique :** 1. Paralysie de la verticalité du regard, principalement vers le haut (regard en coucher de soleil = yeux vers le bas et en dehors) 2. Paralysie de la convergence oculaire 3. Hyper activation des releveurs supérieurs de la paupière 4. Nystagmus. • **Etiologies :** 1. SEP 2. Tumeurs cérébrales sur HTIC 3. AVC .
Syndrome de Parsonage Turner : **P = 1 - 5/10 000** **I = 1/50 000** **(6)**	**= Névralgie amyotrophiante de l'épaule = amyotrophie névralgique auto immune de l'épaule.** • **Définition :** C'est un syndrome neurologique résultant d'une inflammation de cause inconnue du plexus brachial • **Tableau clinique** : 1. Douleur aiguë de l'épaule de début brutal, à type de brûlure et d'arrachement, rebelle aux antalgiques 2. Précédent une paralysie qui deviendra rapidement amyotrophique au niveau d'un ou de plusieurs groupes musculaires de la ceinture scapulaire et du membre supérieur, avec une régression en parallèle des douleurs 3. Concerne surtout les muscles innervés par les branches du plexus brachial supérieur : deltoïde, dentelé antérieur, infra et supra épineux et parfois le diaphragme 4. ROT normaux 5. Pas de fasciculation 6. Les signes sont généralement unilatéraux mais une bilatéralisation n'est pas rare. • **Etiologies :** 1. Après un traumatisme 2. Après une intervention chirurgicale 3. Après une grossesse 4. Après une vaccination 5. Après une maladie de système 6. Après une infection 7. Maladie auto immune

Syndrome de Pendred : **P = Inconnue** **(2)**	• **Définition :** Syndrome rare de surdité de perception chez l'enfant associant : 1. Surdité neurosensorielle bilatérale 2. Goitre euthyroïdien.
Syndrome de pénétration : **(6)**	• **Définition :** Inhalation d'un corps étranger au niveau des voies aériennes inférieures. • **Tableau clinique :** 1. Début brutal 2. Quintes de toux violentes, expulsives 3. Accès de suffocation avec tirage, cornage, cyanose 4. Survenant au cours d'un repas ou du jeu 5. Accompagné d'une rougeur et de pétéchies du visage, d'une dyspnée, de suffocations et d'angoisse. 6. Spontanément résolutif en quelques secondes à quelques heures. • **TTT :** Exploration par un examen endoscopique dans les meilleurs délais afin de retirer le corps étranger.
Syndrome de Pepper :	• **Définition :** C'est une forme métastatique de neuroblastome. • **TRN :** Il se voit de façon sélective chez le nourrisson. • **Tableau clinique :** 1.Dominé par une hépatomégalie importante 2.Parfois des petits nodules métastatiques sous cutanées palpables • **Dans le cadre du neuroblastome :** 1.Les taux de catécholamines urinaires sont généralement franchement élevés : VMA et HVA 2.De fines calcifications peuvent se voir sur une ASP et une radio de thorax
Syndrome de perte de sel : **(4) + (4)**	= **Cerebral Salt Wasting Syndrom (CSWS)** • **Définition :** Perte rénale de sodium supérieure à la perte d'eau, associée à une pathologie intracrânienne (hémorragie méningée, tumeurs cérébrales, adénomes hypophysaires, traumatisme médullaire). Il en résulte une contraction (diminution) du VEC et une balance sodée négative. A ne pas confondre avec le SIADH, où l'on retrouve une augmentation du VEC sans modification du pool sodé.

- **Tableau clinique :** Association des :
  - Signes de déshydratation :
    1. Soif
    2. Pli cutané
    3. Perte de poids
    4. Hypotension artérielle, tachycardie compensatrice
  - Signes de l'hyponatrémie : **TOCC**
    1. **T**roubles de la vigilance, coma
    2. **O**bnubilation
    3. **C**éphalées, confusion
    4. **C**rises convulsives, état de mal épileptique
- **Diagnostic différentiel** : entre CSWS et SIADH (D'après l'étude de H. Attout et al, annales d'endocrinologie 68 (2007) 395-397) :

Paramètres :	**CSWS :**	**SIADH :**
Natrémie :	Hyponatrémie	Hyponatrémie
Osmolalité plasmatique :	Basse	Basse
Natriurèse :	↗ +++	↗
Osmolalité urinaire :	Haute	Haute
Diurèse :	**Elevée**	**Faible**
Volume plasmatique :	**↘**	**↗**
Balance sodique :	**Négative**	**Variable**

- **TTT :** C'est sur ce point qu'une mauvaise distinction entre CSWS et SIADH peut être délétère. En effet en cas de CSWS l'hyponatrémie se corrige par perfusion de NaCl isotonique IV, tandis que dans le SIADH une restriction hydrique s'impose.
- **Remarque :** L'échec de restriction hydrique à 24 – 48h est un élément important en faveur du diagnostic de CSWS !

Syndrome de Peutz Jeghers :

P = < 1/50 000

(2)

- **Définition :** Secondaire à une mutation sur le gène LKB1/STK11. Le syndrome de Peutz-Jeghers est une polypose hamartomateuse de l'ensemble du tube digestif, qui s'accompagne d'une lentiginose labile de la muqueuse buccale, de la sphère anale et des doigts.
- **Tableau clinique :**
  1. Polypes hamartomateux sur le grêle et le colon, lentiginose péri orificielle (bouche et anus).
  2. Tumeurs de l'ovaire (cellules de la granulosa), du testicule (cellules de Sertoli), du col utérin et du pancréas
- **Remarque :** Les risques cancéreux portent sur le colon, le grêle, le pancréas et les ovaires.

Syndrome de Pierre Marie (Foix) : **(6)**	**= Syndrome de Pierre Marie Bamberger** **= Ostéoarthropathie hypertrophiante pneumique (2nd)** • **Définition :** Ostéite symétrique des 4 membres, principalement localisée aux phalanges et aux épiphyses terminales des os longs de l'avant-bras et de la jambe, se prolongeant parfois aux extrémités proximales des membres et des os plats. • **Tableau clinique :** 1. Hippocratisme digital 2. Polyarthrite : Polysynovites avec douleurs articulaires 3. Périostite au niveau des os longs 4. Douleurs osseuses (extra-articulaires) et œdème des extrémités 5. +/- Cyphose dorsale 6. +/- Entorses des articulations • **Etiologies :** 1. Cancers : surtout cancer bronchique non à petites cellules mais autres cas décrits (rein, sein,...) 2. Infections pulmonaires 3. Idiopathique.
Syndrome de Pierre Marie Bamberger :	• Voir syndrome de Pierre Marie (Foix)
Syndrome de Pierre Robin : **P = 1/10 000** **(3)**	• **Définition :** Présence à la naissance de : 1. Rétrognathisme 2. Fente vélo-palatine 3. Glossoptose.
Syndrome de Plummer Vinson : **P = < 1/1 000 000** **(3)**	**= Syndrome de Kelly Paterson :** • **TRN :** Touche surtout les femmes entre 40 et 80 ans. • **Tableau clinique :** Triade : 1. Anémie ferriprive (asthénie, pâleur, tachycardie) 2. Dysphagie lentement progressive 3. Lésions buccales (glossites chéilite…). • Un des aspects cliniques les plus importants du syndrome de Plummer-Vinson est son association à des cancers du tube digestif supérieur. • **L'étiopathologie** du Plummer-Vinson est inconnue. • **TTT :** Supplémentation en fer et dilatations œsophagiennes.
Syndrome de POEMS : **P = Inconnue** **(5)**	• **Définition :** 1. **P**olyneuropathie périphérique 2. **O**rganomégalie 3. **E**ndocrinopathie

	4. **M**onoclonal Protein 5. **S**kin changes. • **Etiologie :** Myélome condensant.
Syndrome de Poland : **P = 1 - 3/100 000** **(9)**	• **Définition :** Absence ou hypoplasie unilatérale du grand pectoral associée à des anomalies **homolatérales** de la main : le plus souvent une symbrachydactylie. • **TRN :** Prédominance masculine. • **Tableau clinique :** 1. Aplasie ou hypoplasie unilatérale du grand pectoral 2. Anomalies mammaires et mammelonnaires variables 3. Syndactylie ou oligodactylie 4. Anomalie du radius, cubitus ou humérus 5. Asymétrie des membres supérieurs 6. Anomalie du diaphragme 7. Cœur situé à droite (situs inversus) 8. Anomalie du foie, du colon et des reins 9. Problèmes respiratoires fréquents et scolioses fréquentes. • **Etiologie :** Elle serait d'origine vasculaire, par défaut d'irrigation de l'artère sous-clavière. • **TTT :** Chirurgical.
Syndrome de Prader Willi : **P = 1/50 000** **I = 1/25 000** **(TRH)²** **(6)**	• **Définition :** Dysfonctionnement hypothalamohypophysaire associé à une hypotonie majeure pendant la période néonatale et les deux premières années de vie. Atteinte du chromosome 15. • **Tableau clinique : (TRH)²** 1. Traits caractéristiques (front étroit, yeux en amande, lèvre supérieure fine et coins de la bouche tombants) 2. Trouble de la croissance : petite taille (déficit en GH), petites mains et petits pieds 3. Retard pubertaire central : Hypogonadisme hypogonadotrope 4. Retard des acquisitions, trouble de la succion 5. Hypotonie néonatale 6. Hyperphagie : anomalie de la satiété (par atteinte de l'hypothalamus) → risque d'obésité secondaire. • **TTT :** Multidisciplinaire.
Syndrome de Protée : **P < 1/1 000 000** **(8)**	= **Syndrome de Proteus** • **Définition :** Croissance excessive de multiples tissus (toutes les lignées cellulaires sont possibles) avec distribution en mosaïque des lésions.

	• **Tableau clinique :** 1. Mégalodactylies 2. Anomalies vertébrales et croissance asymétrique des membres avec inégalité de longueur 3. Hyperostoses 4. Croissance excessive des viscères (rate et thymus) 5. Répartition anormale et disproportionnée des graisses 6. Développement asymétrique des muscles 7. Nævi du tissu conjonctif, nævi épidermiques 8. Malformations vasculaires • **TTT :** Multidisciplinaire.
Syndrome de Purtilo : **P = 1/1 000 000** **(4)**	= **Maladie de Duncan = Syndrome XLP** • **Définition :** Maladie héréditaire lymphoproliférative liée à l'X. Il s'agit d'une immunodéficience caractérisée, dans la plupart des cas, par une réponse inappropriée à une infection par le virus d'Epstein-Barr (EBV). La transmission est récessive liée à l'X. • **Tableau clinique :** 1. Fièvre importante 2. Syndrome mononucléosique : Mononucléose infectieuse fatale (prolifération polyclonale des lymphocytes T et B envahissant de nombreux organes provoquant une destruction massive et aiguë des organes hématopoïétiques, du foie, du cerveau, du cœur et d'autres tissus) 3. Syndrome d'Activation Macrophagique dans 90 % des cas. 4. Ictère et cytolyse hépatique • **Diagnostic :** Détection de l'EBV par IgM et d'IgG anti-VCA et d'anticorps anti-EA(O), en l'absence d'anticorps anti-EBNA. Puis diagnostic génétique par atteinte du gène SAP. Le décès peut survenir en 2 ou 3 semaines ! • **TTT :** - Curatif : Allogreffe de cellules souches hématopoïétiques. - Autres TTT : Corticoïdes, chimiothérapie par VP16 ou globulines anti-thymocytes, ou rituximab pour baisser la charge virale en EBV.
Syndrome de Randall : **P = 0,5%** **(5)**	• **Définition :** Dépôt non amyloïde de chaine légère habituellement de type kappa (rouge Congo -). Atteinte rénale **glomérulaire**.

<table>
<tr><td></td><td>

- **Tableau clinique :**
  1. Insuffisance rénale chronique précoce (90% des cas)
  2. Néphropathie glomérulaire, avec une protéinurie abondante, > 1 g/jour (75% des cas)
  3. Syndrome néphrotique (20 à 65% des cas). La protéinurie est constituée principalement d'albumine, accompagnée d'une clairance d'Ig monoclonale (le plus souvent kappa).
  4. HTA et une hématurie microscopique (50%)
  5. Manifestation extra rénales (hépatiques, cardiologiques…).
- **Diagnostic :** Histologique sur biopsie rénale.
- **TTT :** 3 stratégies thérapeutiques :
  1. Chimiothérapie classique
  2. Traitement intensif suivi d'une autogreffe de cellules souches hématopoïétiques
  3. Protocoles de chimiothérapie utilisant les nouveaux agents efficaces dans le traitement du myélome.

</td></tr>
<tr><td>

Syndrome de Raynaud :

P = 15% chez la femme et 10% chez l'homme

(3)

</td><td>

- **Définition :** Acrosyndrome survenant au froid ou au stress.
- **TRN :** Prédominance féminine.
- **Tableau clinique :** 3 phases à retrouver :
  1. **Phase ischémique = phase syncopale :** Extrémités blanches, froides, insensibles (nécessaire pour le diagnostic), avec engourdissements et perte de la sensibilité.
  2. **Phase asphyxique = cyanique :** Extrémités bleues et douloureuses, phase parfois absente.
  3. **Phase de récupération = hyperthermique :** Extrémités rouges et douloureuses.
- **Remarque :** Le syndrome de Raynaud s'oppose à la maladie de Raynaud (= syndrome de Raynaud primitif) par le fait qu'elle possède une étiologie (origine médicamenteuse ou liée à d'autres maladies). L'atteinte du pouce est évocatrice d'une connectivite.

- **Etiologies :**

Médicamenteuses :	**2nd à d'autres maladies :**
1. β-bloquant 2. Dérivés de l'ergot de seigle	1. Sclérodermie ou CREST syndrome 2. Syndrome de Gougerot Sjögren 3. Lupus 4. Maladie de Buerger

</td></tr>
</table>

Syndrome de référence olfactive : **(6)**	• **Définition :** Crainte obsédante d'être malodorant, d'exhaler des odeurs nauséabondes qui pourraient importuner l'entourage. Ce syndrome est considéré comme un sous-type de la dysmorphophobie. Il peut être rapproché ou se retrouver associé à un Trouble Obsessionnel Compulsif (TOC) ou trouble anxieux. • **Tableau clinique :** 1. Conviction inébranlable d'être malodorant 2. Sentiment de honte, d'embarras à l'origine d'une détresse psychique et d'un comportement d'évitement 3. Compulsions : toilettes répétées, usage excessif de déodorants, parfums, produits pour l'haleine, utilisation excessive de bougies parfumées, encens... 4. Tendance à interpréter les attitudes d'autrui comme des comportements ou des commentaires liés à l'odeur imaginée. 5. Personnalité évitante 6. Visite fréquente chez le médecin. • **TTT :** TCC ou psychothérapie d'inspiration analytique. IRSR.
Syndrome de relargage des cytokines : **(5)**	• **Tableau clinique :** 1. Fièvre + frissons 2. Erythème cutané, prurit 3. Hypo-hypertension 4. Dyspnée (avec +/- bronchospasme) 5. Régression à l'arrêt des perfusions. • **Etiologie :** Principale toxicité du Rituximab.
Syndrome de renutrition inappropriée : **(6) + (5)**	= **Refeeding syndrom :** • **Définition :** Ensemble des manifestations survenant lors de la renutrition des patients dénutris ou ayant subi un jeûne prolongé. Il apparaît en général dans les **4 jours** qui suivent la reprise de l'alimentation. Pendant la renutrition, surtout si les apports de glucides sont élevés, l'augmentation de la sécrétion d'insuline va entraîner un flux massif de glucose, de phosphore, de potassium et d'eau dans le MIC. Parallèlement, la filtration glomérulaire de phosphore ↗. • **Tableau clinique :** Conséquences de l'hypophosphorémie : 1. Cardiaque : Insuffisance cardiaque, arythmies, insuffisance cardiaque congestive, mort subite... 2. Neuromusculaires **:** asthénie, aréflexie ostéo-tendineuse, confusions, comas, paralysie des nerfs crâniens, neuropathies sensitives, paresthésies, rhabdomyolyse...

	3. Hépatiques : Insuffisance hépatocellulaire 4. Respiratoires : Insuffisance respiratoire aiguë 5. Hématologiques : Altérations morphologiques des globules rouges, anémie hémolytique, dysfonctionnement des globules blancs, thrombopénies, altération des fonctions plaquettaires 6. Squelettiques : Ostéomalacie. • **Tableau biologique :** 1. Hypophosphorémie +++ 2. Rétention hydrosodée (HEC) et états hyperosmolaires 3. Hypokaliémie et hypomagnésémie 4. Carences vitaminiques (Thiamine +++) 5. Hypoglycémie (par hyperinsulinisme) ou hyperglycémie (par apports trop importants inappropriés) • **TTT :** Correction des troubles hydroélectrolytique et réalimentation progressive.
Syndrome de Reperfusion Coronaire : DRAP (4)	• **Définition : DRAP** 1. **D**isparition de la douleur d'un SCA 2. **R**etour du ST à la ligne isoélectrique 3. **A**rythmie de reperfusion → RIVA 4. **P**ic de troponine.
Syndrome de réponse inflammatoire systémique (SRIS) : **(8)**	• **Définition :** Présence d'au moins deux des signes suivants : 1. Température > 38,3 °C ou < 36 °C 2. FC > 90 battements/min 3. FR > 20 /min 4. Leucocytes>12000/mm^3 ou <4000/ mm^3 ou > 10 % de cellules immatures 5. Glycémie > 7,7 mmol/l 6. Altération des fonctions supérieures 7. TRC > 2 secondes 8. Lactatémie > 2 mmol/l.
Syndrome de retard de phase : **(4)**	• **Définition :** Trouble du rythme circadien caractérisé par des horaires de coucher et de lever tardifs. Il s'agit du syndrome le plus couramment retrouvé dans les anomalies du rythme veille sommeil. Il représente 10% des insomnies. • **TRN :** Adolescents et jeunes adultes +++. • **Tableau clinique :** 1. Plainte d'insomnie d'endormissement si le coucher a lieu à une heure dite normale 2. Plainte de lever difficile à une heure dite normale

<table>
<tr><td></td><td>3. Somnolence diurne excessive
4. Performances diurnes altérées sauf en fin de journée.
• TTT : Chronothérapie, luminothérapie et/ou prise de mélatonine le soir à 22h (résultat non démontré).</td></tr>
<tr><td>Syndrome de Rett :

P = 1/15 000 filles

(8)</td><td>• Définition : Maladie génétique, de transmission dominante liée à l'X, caractérisée par un trouble grave et global du développement du système nerveux central. Le développement est normal jusqu'à 1 an environ.
• TRN : Touche les filles et apparait entre 1 et 4 ans.
• Tableau clinique :
1. Régression du développement à partir d'1 an
2. Perte de l'utilisation volontaire des mains
3. Retrait social
4. Stéréotypies manuelles très évocatrices
5. Langage absent ou rudimentaire
6. Marche apraxique et parfois jamais acquise
7. ↘ de la croissance du périmètre crânien (atrophie cérébrale)
8. Apparition d'une épilepsie d'une scoliose et d'un polyhandicap.
• TTT : Symptomatique</td></tr>
<tr><td>Syndrome de revascularisation :

(2) + (5)</td><td>• Définition : C'est l'ensemble des conséquences du rétablissement brutal de la circulation du membre ischémique.
• Conséquences locales :
1. Apparition d'un œdème par altération de la membrane capillaire
2. Puis augmentation de la pression dans les loges musculaires rendues inextensibles par les aponévroses (syndrome des loges, compression musculaire aggravant une rhabdomyolyse).
• Conséquences générales :
1. Hypovolémie liée à la transsudation de liquides et de protéines dans les territoires ischémiques.
2. Acidose métabolique
3. Hyperkaliémie brutale aggravée par l'acidose pouvant être responsable d'un arrêt cardiaque
4. Tubulopathie rénale avec oligurie due à la myoglobinémie
5. Risque de surcharge droite.</td></tr>
</table>

Syndrome de Reye : **(3)**	• **Définition :** Syndrome potentiellement mortel associant une atteinte cérébrale non inflammatoire et une atteinte hépatique, essentiellement chez des enfants. 10 % des enfants atteints ont présenté une varicelle dans les jours précédents ce syndrome. • **TRN :** Enfant de 6 mois à 6 ans sous aspirine au long cours (pour un syndrome de Kawasaki par exemple). • **Tableau clinique :** triade : 1. Vomissements +/- Déshydratation 2. Encéphalopathie chez patient apyrétique, troubles de la conscience 3. Hépatite aiguë grave stéatosique, avec hépatomégalie chez 50 % des patients. • **Attention : Mortalité = 30 %.** • **Etiologie :** Inconnue. Lien avec l'utilisation d'aspirine (ou autres salicylés) chez des enfants atteints d'une pathologie virale. • **TTT :** Symptomatique + perfusion en urgence.
Syndrome de Richter : **(5)**	• **Définition :** Survenue d'un lymphome de haut grade au cours d'une LLC. Il s'observe dans 3 à 10 % des cas. • **Tableau clinique :** 1. AEG 2. Amaigrissement, fièvre, sueurs nocturnes 3. Augmentation rapide du volume des adénopathies 4. Augmentation des LDH 5. Hypercalcémie parfois. • **Diagnostic** : Porté sur une biopsie ganglionnaire.
Syndrome de Ringel : **(4)**	• **Définition :** Syndrome pré-suicidaire caractérisé par : 1. Un calme apparent 2. Une attitude de retrait 3. Une diminution de la réactivité émotionnelle et affective 4. Une diminution de l'agressivité Ces signes non rassurants cachent un envahissement fantasmatique par des idéations suicidaires.
Syndrome de Rokitanski-Küster-Hauser : **P = 1/4 500 femmes** **(3)**	• **Définition :** Pathologie caractérisée par une absence congénitale totale ou partielle de vagin et d'utérus mais avec des trompes et des ovaires normaux. • **Tableau clinique** : 1. Une aménorrhée primaire 2. Avec caractères sexuels secondaires normaux 3. Pas de douleurs cycliques. • **TTT :** Chirurgical : reconstitution d'un néo vagin. Soutien psy.

Syndrome de Rotor : **P = Inconnue (50 cas décrits)** **(4)**	• **Définition :** Maladie congénitale autosomique récessive +/- bénigne. Elle se manifeste par une augmentation de la bilirubine conjuguée. Il est très similaire au syndrome de Dubin-Johnson mais diffère par le taux de coproporphyrine urinaire totale élevée. • **Tableau biologique et radiographique :** 1. ↗ bilirubine conjuguée 2. Foie d'histologie et d'apparence normales 3. Vésicule biliaire visible à la scintigraphie au Tc 99 4. Coproporphyrine urinaire totale élevée +++ • **Etiologie :** Inconnue.
Syndrome de Schmidt : **(2)**	• **Définition :** Association : 1. Maladie d'Addison = insuffisance surrénalienne chronique 2. Atteinte thyroïdienne auto immune.
Syndrome de Schnitzler : **P = Inconnue (150 cas décrits)** **(5)**	• **Définition :** Ce syndrome est apparenté aux maladies auto inflammatoires avec trouble auto-inflammatoire acquis. • **Tableau clinique** : 1. Une fièvre intermittente pouvant dépasser les 40°C 2. Une éruption cutanée : urticaire chronique, souvent résistant aux traitements habituels 3. Une organomégalie 4. Des arthralgies avec une ostéosclérose des os longs 5. Une gammapathie monoclonale (souvent une IgM kappa dans 90% des cas). • **TTT** : Par inhibition de l'interleukine 1 avec l'anakinra (Kineret ®) ou le canakinumab (Ilaris ®).
Syndrome de Schwartz Bartter : **(5)**	• **Définition :** Syndrome caractérisé par une libération excessive d'hormone antidiurétique (ADH ou vasopressine) de l'hypophyse postérieure (SIADH). • **Tableau clinique :** signes de l'hyponatrémie : 1. Nausées/vomissements, diarrhée 2. Asthénie, anorexie 3. Troubles du comportement, confusion 4. Céphalées 5. Convulsion, coma, si HIC sévère. • **Tableau biologique :** 1. Hyponatrémie (Na < 130 mmol/L = HIC) 2. Hypoosmolarité plasmatique (< 280 mmol/kg) 3. VEC augmenté 4. Natriurèse > 20 mEq/L en l'absence de prise de diurétiques 5. Osmolalité urinaire augmenté

	6. Fonction rénale, surrénalienne et thyroïdienne normales. • **Etiologie :** 1. Cancer broncho pulmonaire à petites cellules 2. Processus expansif intracérébral (tumeur primitive, métastases cérébrales…) 3. Médicaments : melpha an, lévamisole, carbamazépine, oxcarbazépine, tricycliques, morphine. • **TTT :** Correction d'une hyponatrémie sévère en urgence (restriction hydrique et respect des apports sodés).
Syndrome de sclérose combiné de la moelle : **(2)**	• **Association :** 1. D'un syndrome cordonal postérieur (par atteinte du cordon postérieur) et 2. D'un syndrome pyramidal (par atteinte du cordon latéral). • **Etiologies :** 1. Carence en vit B12 (via une maladie de Biermer) 2. Dégénérescence spinocérébelleuse (dans la maladie de Friedreich).
Syndrome de sevrage alcoolique : **(3)**	• **Définition :** Survient dans les **6 à 48H** après un arrêt brutal ou une réduction drastique de l'alcool consommé de manière chronique. Il se dissipe dans les 2 à 5 jours. Il peut toutefois se compliquer de crises tonicocloniques et évoluer vers un Delirium Tremens (DT). • **Tableau clinique** : 1. Confusion 2. Hallucinations visuelles à type de zoopsies 3. Signes neurovégétatifs (sueurs, tachycardie, trouble du rythme). • **TTT :** Le TTT préventif est une urgence ! Hyperhydratation prudente + vitamines B1 (1g) B6 (500 mg) PP (500 mg) IV initialement puis relais PO pendant l'hospitalisation. Valium 10 mg PO en fonction du score de Cushman avec réévaluation tous les 6h par le score de Cushman pdt 48H.
Syndrome de sevrage aux opiacés : **(6)**	• **Tableau clinique :** 1. Tachycardie + hypertension artérielle 2. Mydriase 3. Sueurs profuses 4. Nausées/vomissements, diarrhées, DEC 5. Anxiété, irritabilité, insomnie 6. Myalgies intenses et spasmes musculaires.

Syndrome de Sézary (SS) : **P = Inconnue** **I = 1/10 000 000** **(5)**	• **Définition :** Forme agressive de lymphome T cutané. • **TRN :** Plus fréquent chez l'homme, et plutôt vers la cinquantaine. • **Tableau clinique :** 1. Erythrodermie (sèche ou œdémateuse) souvent prurigineuse et infiltrée 2. Adénopathies pathologiques diffuses 3. Prurit sévère 4. Hépatosplénomégalie 5. Possible alopécie, ectropion, kératodermie palmoplantaire légère et/ou onychodystrophie. • **Diagnostic :** Biopsie cutanée et des ganglions lymphatiques : 1. Nombre de cellules de Sézary > 1 000 cellules/mm3 (stade B2) 2. Augmentation des cellules CD3 ou CD4 positives conduisant à un ratio CD4/CD8 supérieur ou égal à 10 3. Expression aberrante des marqueurs pan-lymphocytaires T (donc un déficit d'expression de CD7 dans les lymphocytes T). • **Remarques :** Un marqueur spécifique des cellules de Sézary a été identifié en 2001 : le récepteur KIR3DL2 (CD158k), permettant un diagnostic plus spécifique de SS, le taux étant, en outre, bien corrélé à l'évolution clinique de la maladie. Taux de survie à 5 ans = 25%. • **TTT :** Photophérèse extracorporelle combinée à de faible doses de méthotrexate, de bexarotène et d'interféron alpha, 2 fois par mois. Si formes sévères ou récidivantes : chimiothérapie par Doxorubicine ou Gemcitabine ou Alemtuzumab.
Syndrome de Sharp : **(6)**	**= Connectivite mixte :** • **Définition :** Association de deux connectivites parmi Lupus érythémateux systémique, sclérodermie, polymyosite, PR. • **TRN :** Femme (sex ratio 10 : 1) jeune (15 - 35 ans) • **Tableau clinique :** 1. Syndrome de Raynaud, de début lent et progressif 2. Un aspect de « gros doigts boudinés » est assez évocateur, ainsi qu'un authentique syndrome du canal carpien. 3. Une polyarthrite non destructrice 4. On peut voir des myalgies, avec anomalies biologiques évocatrices d'une myosite.

	5. Il existe un grand syndrome inflammatoire, complet. 6. Surtout, l'existence d'anticorps antinucléaires à **fluorescence mouchetée** à un titre élevé, **de type anti-RNP**, est caractéristique. • **Remarques :** La capillaroscopie lorsqu'elle est pratiquée peut donner le change avec une sclérodermie systémique débutante. L'absence de complication viscérale est authentique du syndrome de Sharp. • **TTT :** Par aspirine ou AINS. Corticoïdes déconseillés
Syndrome de Sheehan : **(2)**	• **Définition :** Nécrose hypophysaire secondaire à une hémorragie du post partum. Fait partie des causes secondaires à éliminer d'insuffisance hypophysaire. Respect de la neuro hypophyse, de la tige pituitaire et de l'hypothalamus donc on ne retrouve pas de diabète insipide. Ce syndrome est irréversible. • **Tableau clinique :** 1. Aménorrhée secondaire sans galactorrhée. 2. Insuffisance hypophysaire partielle ou totale = pan hypopituitarisme. • **TTT :** Supplémentation hormonale à vie.
Syndrome de Shulman : **P = Inconnue** **(4) + (4)**	**= Fasciite à éosinophiles** • **Définition :** Manifestations cutanées prédominantes aux extrémités, et pouvant s'étendre au tronc, apparaissant après un effort physique inhabituel. Touche exceptionnellement le visage. • **Tableau clinique :** 1. Douleurs, tuméfactions et indurations des plans sous cutanés avec parfois un aspect en peau d'orange 2. Syndrome du canal carpien secondaire à des ténosynovites 3. Rétractions articulaires 4. Absence de syndrome de Raynaud. • **Tableau biologique :** 1. Hyperéosinophilie > à 400 éléments/mm3 2. Hypergammaglobulinémie (50% des cas) 3. ↗ de la VS (1/3 des cas) 4. Bilan immunologique normal. • **TTT :** Corticothérapie et la kinésithérapie.

Syndrome de Shy Drager : **SSD** **(3)**	**= Atrophie multi systématisée :** • **Tableau clinique :** 1. Syndrome cérébelleux : ataxie cérébelleuse 2. Syndrome parkinsonien : hypertonie, akinésie, tremblement 3. Dysautonomie : hypotension orthostatique primitive.
Syndrome de Silver Russell : **P = 1 – 10/1 000 000** **I = 1 – 30/100 000** **(6)**	• **Définition :** Maladie génétique associant retard de croissance débutant pendant la période anténatale à un aspect caractéristique du visage et une asymétrie des membres. • **Tableau clinique :** 1. Retard de croissance apparaissant en période fœtale 2. Poids de naissance < -2 DS 3. Taille de naissance < -2 DS 4. PC conservé donnant l'impression d'hydrocéphalie 5. Front proéminent, visage petit et triangulaire, petit menton pointu et clinodactylie 6. Asymétrie de la longueur des membres. • **TTT :** Symptomatique + hormones de croissance (mais la taille cible n'est jamais atteinte).
Syndrome de Silverman : **(3)**	• **Définition radiologique :** Association de plusieurs fractures radiologiques d'âge différent. • **Usage particulier en pédiatrie :** Synonyme de syndrome des enfants battus (enfants < 3 ans battus et incapables de communiquer verbalement. • **Tableau clinique :** Association : 1. Lésions osseuses d'âge différent (30% des cas) : ossifications péri-métaphysaires séquellaires, appositions périostées… 2. Lésions cutanées : ecchymoses, brûlures… 3. Dans un contexte familial particulier : l'explication des parents est particulière et souvent illogique. • **Signalements :** 1. Judiciaire : Procureur de la République 2. Administratif : au conseil général, dans le cadre de l'Aide Sociale à L'Enfance.
Syndrome de Sipple : **P = 1/40 000** **(3)**	• **Définition :** Correspond aux NEM 2A et représente 60% des NEM2. Mutation du gène RET, de transmission autosomique dominante. Il s'agit de l'association d'un cancer médullaire de la thyroïde (100 % des cas) et : 1. Phéochromocytome (50 %) 2. Hyperparathyroïdie (adénome parathyroïdien) (20 %). • **TRN :** Débute généralement vers 10 ans.

Syndrome de Sneddon : **(2)**	• **Définition :** Vasculopathie thrombotique non inflammatoire rare, caractérisée par l'association : 1. D'une maladie cérébrovasculaire 2. D'un livedo racemosa. • **TRN :** L'âge moyen d'apparition des symptômes neurologiques est de 39 ans. • **TTT :** Anticoagulation par Warfarine.
Syndrome de Sotos : **P = 1 - 9/100 0000** **TACT** **(4)**	• **Définition :** Maladie génétique : gigantisme caractérisé par une croissance excessive durant l'enfance, une macrocéphalie, un visage aux traits caractéristiques et des difficultés d'apprentissage de degré variable. Il peut être associé à différents autres traits mineurs. • **Tableau clinique** : **TACT** 1. **T**aille et un périmètre crânien excessifs 2. **A**ge osseux avancé 3. **C**omplications néonatales : une hypotonie et des difficultés de prise alimentaire 4. **T**raits particuliers : visage étroit et allongé, menton pointu, front large et bombé, cheveux fins et parsemés, fentes palpébrales obliques, hypertélorisme, en bas et en dehors.
Syndrome de Stauffer : **C HM** **(3)**	• **Définition :** Syndrome paranéoplasique ayant pour origine une tumeur rénale maligne. On retrouve ce syndrome dans environ 12 % des adénocarcinomes du rein. • **Tableau clinique : C HM** 1. **C**holestase intrahépatique anictérique 2. **H**épatomégalie 3. **M**étastases hépatiques décelables. • **Etiologie :** L'origine est habituellement une tumeur rénale maligne. • **TTT :** Chirurgical : exérèse de la tumeur. La cholestase paranéoplasique régresse après l'exérèse de la tumeur primitive.
Syndrome de Stevens Johnson : **I = 3/1 000 000** **FAC A Bulles** **(5)**	• **Définition :** Dermatose bulleuse définie par une nécrose épidermique, atteignant **moins de 10 %** de la surface corporelle. • **Tableau clinique** : **FAC A Bulles** 1. **F**ièvre 2. **A**EG 3. **C**éphalées. 4. **A**tteinte des muqueuses bouche, gorge, nez, yeux, pénis, vulve et/ou anus.

	5. **Bulles** et des décollements épidermiques. • **TTT :** En urgence : remplissage vasculaire, antisepsie cutanée, pansements non adhésifs. TTT d'une défaillance viscérale.
Syndrome de Stress Post Traumatique : **(3)**	**= PTSD Post Traumatic Stress Disorder** • **Définition :** Désigne un type de trouble anxieux sévère qui se manifeste à la suite d'une expérience vécue comme traumatisante avec une confrontation à des idées de mort. • **Tableau clinique :** 1. Intrusion : l'individu revit l'événement traumatisant. 2. Evitement : l'individu tente d'éviter les situations et les facteurs déclencheurs qui pourraient lui rappeler l'événement traumatisant. 3. Hyperstimulation : le patient souffre de plusieurs symptômes d'hypervigilance et a par conséquent de la difficulté à se concentrer et à mener à terme ses activités. Possible insomnie, nervosité, une tendance à s'effrayer facilement, une impression constante de danger ou de désastre imminent, une grande irritabilité ou même un comportement violent.
Syndrome de Sturge Weber Krabbe : **P = 1 – 9/100 000** **I = 1/50 000** **AGAR** **(4)**	• **Définition :** Malformation vasculaire congénitale caractérisée par une malformation capillaire faciale accompagnée de troubles oculaires et neurologiques de manière variable. • **TRN :** L'angiome plan est présent à la naissance. • **Tableau clinique : AGAR** 1. **A**ngiome plan occupant la région frontale et palpébrale supérieure (V1) et parfois la région maxillaire (V2) ou mandibulaire (V3) 2. **G**laucome du côté de l'angiome plan dans 50% des cas 3. **A**nomalie vasculaire leptoméningée pouvant être responsable d'une comitialité, d'un déficit moteur de l'hémicorps opposé et d'un retard des acquisitions 4. **R**etard mental léger à sévère. • **Etiologie :** Inconnue. • **TTT :** Symptomatique + TTT des angiomes plans par laser. En cas de glaucome, la chirurgie peut être envisagée.
Syndrome de Sweet : **La FIN** **(4)**	**= Dermatose aiguë fébrile neutrophilique.** • **Définition :** Dermatose aiguë fébrile neutrophilique. Il existe 3 formes cliniques du syndrome de Sweet : classique (ou idiopathique), maligne et iatrogène (médicamenteuse). La dermatose récidive chez environ un tiers des patients.

	• **TRN :** Plutôt la femme entre 30 et 50 ans. • **Tableau clinique et biologique : La FIN** 1. **L**ésions cutanées, érythémateuses et douloureuses à la pression (papules, nodules et plaques) 2. **F**ièvre 3. **I**nfiltrat diffus consistant essentiellement en neutrophiles matures situés généralement dans le derme supérieur 4. **N**eutrophilie. La forme maligne du syndrome de Sweet (MASS) peut se présenter comme un syndrome paranéoplasique chez des patients ayant un cancer connu ou peut révéler une hémopathie maligne ou une tumeur solide. • **TTT :** Corticothérapie locale. L'iodure de potassium et la colchicine peuvent également être utilisés comme alternatives thérapeutiques de 1ère ligne. Indométacine, Clofazimine, Cyclosporine et Dapsone en 2ème intention.
Syndrome de Tako Tsubo : **P = Inconnue** **I = 1/36 000** **(3)**	= **Cardiomyopathie de stress** • **Définition :** Insuffisance cardiaque aiguë qui se manifeste comme un infarctus aigu du myocarde et se caractérise par 1. Des symptômes ischémiques 2. Une élévation du segment ST à l'électrocardiogramme 3. Des marqueurs de pathologie cardiaque élevés Absence de signes de coronaropathie détectables à l'angiographie. • **TRN :** Le plus souvent après la ménopause chez des femmes âgées de 55 à 75 ans. • **Complications** : Choc cardiogénique et obstruction du flux sanguin à la sortie du ventricule gauche, AVC, et la formation de thrombose apicale • **Etiologies :** Sa cause exacte reste inconnue, mais ce syndrome est typiquement provoqué par un stress physique ou émotionnel intense, y compris des maladies diverses et des interventions chirurgicales. • **TTT :** Prise en charge de l'insuffisance cardiaque et surveillance par monitoring cardiaque.
Syndrome de Terson : **(2)**	• **Définition :** 1. Hémorragie intra-vitréenne uni ou bilatérale 2. Une hémorragie méningée. • **Etiologie :** Hémorragie méningée secondaire à la rupture d'un anévrisme intracrânien.

Syndrome de thyrotoxicose : **(7)**	• **Tableau clinique :** 1. Troubles cardiovasculaires : **TEP** - **T**achycardie régulière, sinusale - **E**réthisme avec parfois un souffle systolique - **P**ouls vibrant, une élévation de la PA systolique 2. Troubles neuropsychiques : **TINA** - **T**remblement fin et régulier des extrémités (signe du serment) - **I**nsomnie - **N**ervosité excessive, une agitation psychomotrice et une labilité de l'humeur - **A**sthénie 3. Thermophobie (hypersudation, mains moite et chaudes) 4. Amaigrissement 5. Polydipsie 6. Augmentation de la fréquence des selles 7. Amyotrophie (prédominant aux racines → signe du tabouret) • **Etiologie :** Hyperthyroïdie.
Syndrome de Tietze :	• **Définition :** Survenue brutale et rapide de douleurs thoraciques aiguës ou suraiguës, qui siègent en règle générale au niveau des 2e ou 3e articulations chondro-costales ou chondro-sternales (à droite ou à gauche de la partie haute du sternum). • **Etiologie :** Elle reste la plupart du temps inconnue. C'est le syndrome caractéristique des joueurs de guitare ou d'une personne qui secoue son tapis. Ou bien dans le cadre sportif, de mouvements brutaux répétés créant un traumatisme. • **TTT :** Antalgique : AINS en l'absence de CI.
Syndrome de Tolosa Hunt : **I = 1/1 000 000** **(5)**	• **Définition :** Ophtalmoplégie douloureuse due à une inflammation idiopathique et chronique de la fissure orbitaire supérieure ou du sinus caverneux. • **Tableau clinique :** Crises de qlq jours à qlq semaines avec : 1. Douleurs périorbitaires 2. Paralysie du nerf oculomoteur **homolatéral** 3. Ptosis 4. Mouvements désordonnés des yeux 5. Vision brouillée • **Etiologie :** Processus inflammatoire d'étiologie inconnue. • **TTT :** Dose élevée de prednisone PO pendant une durée de 4 semaines.

Syndrome de Treacher Collins :	• Voir syndrome de Franceschetti - Klein
Syndrome de Trousseau : (2)	• **Définition :** Syndrome paranéoplasique associant : 1. Hypercoagulabilité 2. Thromboses récidivantes (phlébites)
Syndrome de Turcot :	• **Définition :** Association rare caractérisée par : 1. Une polypose recto-colique familiale + 2. Une tumeur du système nerveux central : 1) Astrocytome 2) Glioblastome 3) Médulloblastome
Syndrome de Turner : **P = 1/5 000** **RAR PD** **(5)**	• **Définition :** Maladie chromosomique liée à l'absence complète (délétion 45,X) ou partielle d'un chromosome X (mosaïque 45,X/46,XX). Ce n'est pas une maladie génétique transmissible mais une erreur génétique. • **Tableau clinique : RAR PD** 1. **R**etard staturo pondéral, dans tous les cas 2. **A**utres : anomalies osseuses, lymphœdème, surdité, anomalies cardiovasculaires, thyroïdiennes et digestives 3. **R**etard pubertaire d'origine périphérique : Hypogonadisme hypergonadotrope → Insuffisance ovarienne primitive, à début variable 4. **P**rédisposition aux dissections aortiques. A rechercher et surveiller une éventuelle coarctation de l'aorte. 5. **D**ysmorphie modérée, voire absente. • **Diagnostic :** 1. Anténatal possible par échographie, et si aucune malformation visible par amniocentèse 2. Caryotype. • **TTT :** Hormone de croissance (améliore aussi le pronostic).
Syndrome de TURP : **(6)**	• **Définition :** Complication grave de la résection endoscopique de la prostate mettant en jeu le pronostic vital. • **Tableau clinique et biologique :** 1. Troubles visuels : myodésopties 2. Céphalées 3. Hypotension 4. Bradycardie 5. Douleurs thoraciques 6. Hyponatrémie (pseudo hyponatrémie).

	• **Les FDR sont :** 1. Le saignement peropératoire 2. La durée d'opération > 60 min. • **TTT :** Symptomatique : restriction hydrique et déplétion par Lasilix si surcharge.
Syndrome de vasoconstriction cérébrale réversible (SVCR) : **I = Inconnue** **(5)**	= **Angiopathie cérébrale aigue réversible** • **Définition :** 1. Céphalées aiguës, isolées, brutales le plus souvent en coup de tonnerre 2. Durant 5 minutes à plusieurs heures 3. Volontiers provoquées par l'effort, la manœuvre de Valsalva ou par l'activité sexuelle 4. Répétition sur 1 à 3 semaines 5. +/- crises comitiales et déficits focaux. Le SVCR est définit sur le plan radiologique par une vasoconstriction des artères cérébrales, réversible en 3 mois. • **TRN :** Age de début moyen 45 ans et légère prédominance féminine. • **Diagnostic :** ARM ou angio TDM. • **Etiologies :** 60% des SVCR surviennent durant le post partum ou après exposition à des substances vasoactives. • **TTT :** Nimodipine. CI définitive des sympathomimétiques et des sérotoninergiques.
Syndrome de Verner Morrisson : **P < 1/1 000 000** **(4)**	= **Vipome** • **Définition :** Tumeur surtout pancréatique, sécrétant des quantités importantes de VIP (Vasoactive Intestinal Peptid). • **Tableau clinique** : 1. Diarrhées de type cholériforme 2. Des flushs (érythème transitoire) 3. Hypokaliémie 4. Insuffisance rénale. • **Diagnostic :** ↗ du peptide vasoactif intestinal + ↗ du polypeptide pancréatique + ↗ de la chromogranine A avec une image compatible au TEP Scan. • **TTT :** Symptomatique (réhydratation, anti diarrhéique...) et chirurgical.
Syndrome de Volkmann : **(2)**	• **Définition :** Ischémie neuromusculaire secondaire à une augmentation de la pression interstitielle dans un espace anatomique fermé (loge ostéo-aponévrotique).

	• **Tableau clinique :** Association : 1. Raideurs par rétraction musculaire (pronation AVB, flexion poignet, extension MP, flexion doigts) 2. Paralysie sensitivomotrice +/- prononcée • **Etiologie :** Souvent plâtre trop serré chez l'enfant. • **TTT :** Ablation du plâtre si encore présent. Si forme grave → décompression chirurgicale.
Syndrome de Wallenberg : **(6)**	• **Définition :** Syndrome alterne caractérisé par une lésion hémorragique ou ischémique au niveau bulbaire. • **Tableau clinique :** ○ **Du côté de la lésion :** 1. Atteinte **homolatérale** du V (hypo ou anesthésie faciale) 2. Atteinte **homolatérale** des nerfs crâniens IX, X et XI (paralysie du voile, troubles de la déglutition...) 3. Syndrome vestibulaire **plutôt central** (avec nystagmus rotatoire, vertiges, nausées) par atteinte des noyaux vestibulaires 4. Syndrome cérébelleux statique **homolatéral** (atteinte du pédoncule cérébelleux inférieur) 5. Syndrome de Claude Bernard Horner **homolatéral** par atteinte du système sympathique. ○ **Du côté opposé à la lésion :** 1. Hémianesthésie **controlatérale** des membres touchant la sensibilité thermo algique (atteinte du faisceau spinothalamique) et **respectant la face +++** • **Etiologies :** AVC ischémique ou hémorragique du territoire vascularisé par l'artère cérébelleuse postéro-inférieure (PICA) ou de l'artère vertébrale.
Syndrome de Wardenburg : **(3)**	• **Définition :** Syndrome rare de surdité de perception chez l'enfant associant : 1. Surdité de perception unilatérale 2. Mèche blanche 3. Hétérochromie irienne
Syndrome de Waterhouse Friederischen : **(5)**	• **Définition :** Hémorragie massive bilatérale des surrénales responsable d'une insuffisance surrénalienne aiguë avec : 1. Hypotension 2. Sepsis 3. Trouble de la coagulation 4. Hypoglycémie, hyponatrémie de déplétion et hyperkaliémie 5. Purpura fulminans.

Syndrome de Weber : **(2)**	• **Définition :** Syndrome alterne. Lésion du tronc cérébral au niveau pédonculaire (= mésencéphale). • **Tableau clinique :** Hémiplégie supérieure alterne avec : 1. Paralysie du III **homolatérale** à la lésion 2. Hémiparésie ou hémiplégie **controlatérale** • **Etiologie :** Occlusion des branches paramédianes de l'artère cérébrale postérieure.
Syndrome de Wermer : **(3)**	• **Définition :** Correspond au NEM 1 : mutation du gène de la ménine, de transmission autosomique dominante. • **Etiologies :** 1. Hyperparathyroïdie (hyperplasie des parathyroïdes) 2. Tumeurs endocrines (Insulinome, gastrinome (syndrome de Zollinger Ellison), Vipome et somatostatinome 3. Adénome hypophysaire (pouvant toucher tous les axes sauf l'axe gonadotrope).
Syndrome de Werner : **(3)**	• **Définition :** Vieillissement prématuré au cours de la trentaine. • **Tableau clinique :** 1. Cataracte bilatérale 2. Petite taille 3. Cheveux gris et fins.
Syndrome de West : **I = 4/100 000** **(2)**	• **Définition :** Crise d'épilepsie grave généralisée symptomatique ou cryptogénétique. • **TRN :** Nourrisson < 1 an, prédominance masculine. Début du tableau clinique dans 77% des cas entre 3 et 7 mois. • **Tableau clinique :** 1. Spasmes en flexion le plus souvent ou en extension, se répétant toutes les 5à 30 s en salves et pouvant durer 10 min 2. Stagnation ou régression du développement psychomoteur. • **Diagnostic :** Clinique + EEG. On observe à l'EEG : ○ Concomitant aux spasmes : une onde lente diphasique de grande amplitude. ○ Intercritique : une hypsarythmie. • **TTT :** Vigabatrine (Sabril ®), en première intention, et les corticoïdes, en cas d'échec du vigabatrine.
Syndrome de Whitaker : **(3)**	• **Définition :** Polyendocrinopathie auto-immune de type I définit par l'association (triade) : 1. Maladie d'Addison 2. Hypoparathyroïdie 3. Candidose

Syndrome de Widal : **(3)**	• **Définition :** Association : 1. Asthme 2. Allergie à l'aspirine 3. Polypose nasale.
Syndrome de Wiedemann – Beckwith :	• **Définition :** Syndrome génétique caractérisé par une croissance excessive, une prédisposition tumorale (neuroblastome et néphroblastome) et des malformations congénitales.
Syndrome de Williams (Beuren) : **P = Inconnue** **I = 1/20 000** **(7)**	• **Définition :** Maladie génétique : délétion 7q11.23 sur le chromosome 7 source de malformations cardiaque + retard psychomoteur + dysmorphie du visage. • **Tableau clinique :** 1. Malformations cardiaques : sténose aortique supra valvulaire dans 75% des cas, sténose des artères pulmonaires ou des artères rénales, à l'origine d'une HTA réno-vasculaire. 2. Retard psychomoteur 3. Dysmorphie du visage évocatrice 4. Hypersociabilité : contact facile 5. Hypersensibilité au bruit, dispositions pour la musique 6. Caries + hypoplasie de l'émail 7. Hypercalcémie pouvant évoluer vers une néphrocalcinose. • **TTT :** Prise en charge médicamenteuse de l'HTA. Régime pauvre en calcium. Opération si sténose des artères rénales. Prise en charge éducative et suivi multidisciplinaire.
Syndrome de Wiskott Aldrich : **P = 3/100 000** **I = 1/100 000** **(4)**	• **Définition :** Déficit immunitaire primitif caractérisé par une microthrombocytopénie, un eczéma, des infections et un risque accru de manifestations auto-immunes +/- oncohématologiques. Maladie génétique récessive liée à l'X secondaire à une mutation du gène WAS. Mutation de novo dans 1/3 des cas. • **TRN :** La maladie touche quasi exclusivement les garçons. • **Tableau clinique et biologique :** 1. Syndrome hémorragique (pétéchies, épistaxis, ecchymoses, purpura, gingivorragies, diarrhées sanglantes…) 2. Eczéma aigu ou chronique 3. Déficit immunitaire combiné (LT et LB) → infections à répétition (voies aériennes, digestives, peau) 4. Thrombopénie

	5. Manifestations auto-immunes dans 40% des cas : anémie hémolytique et/ou neutropénie auto-immune, vascularite, colite inflammatoire, atteinte rénale, articulaire.
Syndrome de Wolff Parkinson White (WPW) : **P = 1 – 3/1 000** **(3)**	• **Définition :** Tachycardie jonctionnelle caractérisée par la présence d'un faisceau accessoire (faisceau de Kent) reliant directement les oreillettes aux ventricules, sans passer par le NAV. • **ECG :** Caractéristique de la présence d'un faisceau accessoire : 1. Espace PR court 2. Un allongement de la durée du QRS 3. Présence d'une onde delta (si onde delta est positive en V1 = aspect de retard droit → faisceau de Kent à gauche, si onde delta négative en V1 = aspect de retard gauche → faisceau de Kent à droite). • **Etiologies :** L'existence de ce faisceau peut survenir : 1. Chez des patients indemnes de toute cardiopathie +++ 2. Maladie d'Ebstein (insertion basse de la valve tricuspide) 3. Prolapsus valvulaire mitral.
Syndrome de Wyburn-Mason :	• Voir syndrome de Bonnet Dechaume Blanc
Syndrome de Zollinger Ellison : **P = 1/20 000** **I = 1 – 2/1 000 000** **DD PU** **(4)**	• **Définition :** Syndrome caractérisé par une maladie peptique sévère (ulcère gastrique/maladie œsophagienne) due à une hypergastrinémie secondaire à un gastrinome (tumeur endocrinienne) entraînant une hypersécrétion de gastrine. Ces tumeurs de petite taille siègent dans le pancréas ou le duodénum. Ils sont dans la plupart du temps malins et dans 40 % des cas d'origine familial. • **TRN :** 1,3 femmes pour 1 homme. • **Tableau clinique : DD PU** 1. **D**ouleurs abdominales, brûlures d'estomac 2. **D**iarrhées + Nausées, vomissements 3. **P**erte de poids +/- syndrome de malabsorption 4. **U**lcère compliqué (Perforation, hémorragie). • **Etiologies :** Sporadique (75 %) ou associé à une néoplasie endocrinienne multiple de type 1 (NEM1). • **TTT :** IPP pleine ou double dose PO (si besoin IV) au long court + traitement de la tumeur associée.

Syndrome démentiel : **(9)**	• **Définition :** Altération chronique (> 6 mois) et acquise du fonctionnement cognitif d'un individu par rapport à son état de base. • **Tableau clinique :** 1. Désorientation spatiale et temporelle 2. Troubles de la mémoire (prédominant sur les faits récents) 3. Troubles du langage (pauvreté, incohérence, manque de mot, aphasie de Wernicke) 4. Troubles de l'attention (fatigabilité, persévérations) 5. Troubles du jugement (anosognosie) 6. Troubles du raisonnement (incapacité à résoudre un pb) 7. Troubles des praxies (apraxies constructive, idéomotrice et idéatoire) 8. Troubles gnosiques (tardifs, incapacité à reconnaître les visages et les objets) 9. Troubles du calcul (acalculie tardive). • **Etiologies :** 1. Alzheimer (1er) 2. Maladie de Pick (2ème) 3. Démence à Corps de Lewy (3ème) 4. Parkinson 5. Chorée de Huntington 6. Paralysie Supranucléaire Progressive (PSP) 7. Démence Vasculaire
Syndrome des anti phospholipides (SAPL) : **(9) + (3)**	• **Définition :** Il est défini par l'association d'éléments de l'histoire **clinique** : - De thromboses artérielles, veineuses ou microcirculatoires - De la survenue de pertes fœtales multiples (> 3 FCS précoces < 10 SA, ou 1 MFIU inexpliquée > 10 SA, ou 1 naissance prématurée < 34 SA) et la présence d'arguments **biologiques** : (à 2 reprises à 12 semaines d'intervalles) - Anticoagulants circulant de type lupique - Anticorps Anti-cardiolipine - Anticorps anti βIIGPI. • **Tableau clinique :** 1. Atteinte rénale : signes d'IRA (70%) 2. Infarctus cérébral (encéphalopathie) (45%) 3. Syndrome de détresse respiratoire aiguë (35%) 4. Thromboses périphériques (35%) 5. Hépatite cytolytique ou infarctus hépatique (30%) 6. Livedo reticularis (25%)

	7. Atteinte valvulaire mitrale ou aortique (25%) 8. Infarctus mésentérique ou iléal, myocardique, ou splénique (20 à 25%) 9. Ulcère de jambe et ischémie digitale (15%). • **Tableau biologique :** 1. Atteinte rénale : protéinurie (70%) 2. Thrombopénie 3. Allongement du TCA. • **Syndrome catastrophique des anti phospholipides :** Survenue simultanée ou en moins d'une semaine d'un syndrome de défaillance multiviscérale (insuffisance rénale aiguë, hypertension artérielle maligne, SDRA, défaillance cardiaque aiguë, thromboses diffuses).
Syndrome des buveurs de lait : **(3)**	= **Syndrome de Burnett** • **Définition :** Il est dû à l'ingestion chronique d'importantes quantités de calcium et d'alcalins (comme le lait, le bicarbonate de calcium ou le bicarbonate de sodium). On constate une recrudescence des cas en raison du recours aux suppléments de calcium (carbonate de calcium) dans la prévention de l'ostéoporose. C'est aujourd'hui la 3ème cause d'hypercalcémie et la 2nd cause d'hypercalcémie sévère. • **Tableau clinique :** 1. Hypercalcémie 2. Alcalose métabolique 3. Insuffisance rénale. • **TTT :** PEC de l'hypercalcémie.
Syndrome des cris persistant :	• **Définition :** Syndrome que l'on rencontre à **48H** post vaccination de la coqueluche. Une fièvre ≥ à 40 °C, des convulsions fébriles ou non fébriles, ou un syndrome d'hypotonie - hyporéactivité peuvent y être associés. L'attitude classique consiste à contre indiquer la poursuite de la vaccination coquelucheuse. La tendance actuelle est d'autoriser la poursuite de la vaccination en utilisant le vaccin coquelucheux acellulaire en évaluant la balance bénéfice risque.
Syndrome des hématuries macroscopiques récidivantes : **(4)**	• **Définition :** Glomérulonéphrite primitive à dépôts mésangiaux d'IgA (maladie de Berger). C'est la néphropathie glomérulaire primitive la plus fréquente au monde. Fait partie des syndromes glomérulaires. • **TRN :** Adulte jeune, prédominance masculine.

	• **Tableau clinique :** 1. **Hématurie macro récidivante +++** 2. +/- Protéinurie 3. +/- Hématurie micro entre les épisodes 4. +/- HTA
Syndrome des jambes sans repos : **(4)** **BIMS**	• **TRN :** Plus fréquent chez la femme et chez le sujet > 65 ans. • **Tableau clinique** : **BIMS** 1. **B**esoin de **B**ouger, impatience des MI 2. Déclenché par l'**I**nactivité, le repos 3. Soulagé par le **M**ouvement 4. Prédominant le **S**oir ou la nuit. • **Etiologies :** 1. Carence ferriprive responsable d'une dysrégulation du système dopaminergique 2. Insuffisance rénale sévère 3. Origine iatrogène (antidépresseurs, neuroleptiques).
Syndrome des Larmes de Crocodiles :	• **Définition :** Larmoiement unilatéral pendant le repas (la stimulation gustative avec la mastication déclenche un larmoiement). • **Etiologie :** Paralysie faciale périphérique.
Syndrome des loges : **(4)**	• **Définition :** C'est une ischémie musculaire provoquée par une augmentation anormale de pression au sein d'une loge anatomique. Ce syndrome anatomo-clinique est le résultat d'un conflit entre un contenant, ostéo-aponévrotique, inextensible, et un contenu, essentiellement musculaire, extensible. • **Tableau clinique :** 1. Douleur +++ 2. Sensation de tension de la loge concernée → au maximum membre de bois = rigidité cadavérique 3. Déficit sensitif : paresthésie, puis hypoesthésie, et enfin anesthésie, traduction clinique de l'ischémie nerveuse 4. Le pouls est dans la plupart des cas présent. +++ • **Etiologies :** 1. La fracture d'un os de la jambe (tibia, péroné) est la cause la plus fréquente 2. Des contusions sévères, une compression musculaire, une déchirure musculaire 3. Une thrombose veineuse de la jambe 4. Un plâtre ou un bandage trop serré

Syndrome des nævi atypiques :	• **Définition :** 1. Nombre de nævi > 50 2. Taille > 6 mm 3. Formes atypiques 4. En zone non photo exposée. • **Remarque :** Il s'agit d'un FDR de mélanome.
Syndrome des Ovaires PolyKystiques (SOPK) : **(4)**	• **Définition :** Aspect polykystique des ovaires à l'échographie. C'est une cause majeure d'anovulation. • **TRN :** Elle touche 5 à 10% des femmes en âge de procréer. • **Tableau clinique :** 1. Irrégularités menstruelles suivies d'aménorrhée 2. Acné et hirsutisme 3. Surpoids dans moins de 50 % des cas 4. Acanthosis nigricans (rare). • **Critères de Rotterdam :** Il faut 2 des 3 critères pour porter le diagnostic : 1. Anovulation ou dysovulation 2. Hyperandrogénie clinique et/ou biologique 3. Ovaires polykystiques à l'échographie : présence d'au moins 12 follicules de 2 à 9 mm au sein de chaque ovaire et/ou augmentation du volume ovarien > 10 ml. • **TTT :** Perte de poids + pilule (acétate de cyprotérone) + prise en charge d'un diabète 2nd + prise en charge de la stérilité si désire d'enfant + dexaméthasone 0,5 mg/j (si SDHEA ↗) + Urée à 15% (pour l'acanthosis nigricans).
Syndrome dissociatif : **(3)**	• **Tableau clinique :** Touche 3 sphères : 1. Sphère idéo-verbale : les propos et leurs liens logiques sont désorganisés, hermétiques. 2. Sphère affective : les affects sont très fluctuants et imprévisibles. On parle d'ambivalence affective. 3. Sphère Motrice : Apragmatisme, maniérisme, gestuel, décharges motrices imprévisibles, stéréotypies, sourires paradoxaux. Troubles du tonus = catalepsie, catatonie • **Etiologies :** Un des trépieds du diagnostic de schizophrénie. Peut aussi se retrouver dans les états transitoires = troubles de la vigilance, les états post-traumatiques aigus, l'anxiété majeure, les prises de toxiques (cannabis, LSD...).

Syndrome douloureux régional complexe de type I :	= **Algoneurodystrophie** • **Définition :** Peut être considéré comme une allergie à la douleur post traumatique. Il apparaît dans les **3 à 6 semaines** après un traumatisme. • **Tableau clinique :** Anomalies vasculaires d'une région anatomique non limitée au territoire d'un seul tronc nerveux et parfois diffusée à plusieurs zones (syndrome épaule – main). 1. **1ère phase :** Aiguë ou pseudo inflammatoire : douleurs, allodynie, hyperpathie, œdème, sudation… 2. **2ème phase : dystrophique :** Douleurs 3. Troubles des phanères + raideur articulaire. • **TTT :** Long et difficile avec adaptation des antalgiques. Blocs IV sympathiques. Rééducation douce infra douloureuse.
Syndrome du bébé secoué : **I = 15 - 30/100 000** **(3)**	• **Définition :** Traumatisme crânien involontaire ou non accidentel provoqué par le secouement du bébé par une personne (famille, amis, baby-sitter…). Le plus souvent, ce drame arrive lorsque la personne qui s'occupe de l'enfant, est exaspérée par ses pleurs. Rechercher un hématome sous dural, un œdème cérébral. • **TRN :** Il survient surtout avant l'âge d'un an. Age médian = 5 mois. • **Tableau clinique :** 1. Troubles neurologiques : malaise, trouble de la vigilance, convulsions, coma, pouvant résulter d'un hématome sous dural ou d'un œdème cérébral 2. Troubles comportementaux : irritabilité, retard des acquisitions pour son âge… 3. Diverses blessures pouvant témoigner d'une maltraitance. • **Remarque :** Faire un signalement : Saisir le procureur de la République qui pourra délivrer une Ordonnance de Placement Provisoire (OPP) permettant la protection immédiate de l'enfant et évitant que les parents puissent le reprendre. Toute personne ayant connaissance de mauvais traitements sur mineur peut faire un signalement.

Syndrome du canal carpien : **(4)**	• **Définition :** Compression du nerf médian lors de la traversée du canal carpien. • **Sensibilité du nerf médian :** Face palmaire des 3 premiers doigts + moitié radiale de l'annulaire. Face dorsale des 2ème et 3ème phalanges du 2ème et 3ème doigt et de la moitié radiale de l'annulaire. • **Motricité du nerf médian :** Court a**BD**ucteur du pouce + Opposant du pouce + Court fléchisseur du pouce. • **Tableau clinique :** Acroparesthésies : 1. Irradiant à l'avant du bras 2. Paresthésies, hypoesthésies à recrudescence nocturne, au réveil ou lors d'activités manuelles, souvent bilatérales 3. Disparaissant en secouant la main ou en la trempant dans l'eau chaude 4. Manœuvre de Tinel (T comme le marTeau à réflexe) et de Phalen (P comme Plier) + signe de Mac Murthy + test du garrot de Gilliatt. • **TTT :** Infiltration de corticoïdes dans le canal carpien. SI multi récidives → TTT chirurgical par section du ligament transverse du carpe.
Syndrome du canal lombaire étroit : **(2)**	• **Définition :** Rétrécissement du canal lombaire suite à la constitution du patient ou bien suite à l'usure naturelle (arthrose). • **Tableau clinique :** 1. Difficultés à la marche : douleurs d'installation progressive puis sensation de faiblesse des MI, sensations d'engourdissement, de fourmillement, de picotement des jambes. Elles disparaissent avec le repos puis réapparaissent lors du parcours de la même distance de marche = claudication neurogène intermittente. 2. Douleurs des MI (sciatique) survenant soit au repos soit à l'effort. • **TTT :** TTT curatif chirurgical. Cependant les symptômes peuvent être atténués par un traitement médical conservateur : antalgiques, AINS, infiltrations, associés ou non à une rééducation (kinésithérapie, physiothérapie...).
Syndrome du carrefour antérolatéral :	• **Définition :** Cicatrisation hypertrophique des structures capsulo-ligamentaires antérolatérales provoquant un conflit douloureux. Le bilan 2nd comprend une IRM, et le traitement est chirurgical par résection arthroscopique.

Syndrome du compartiment abdominal : (3)	• **Définition :** Augmentation de la pression intra abdominale associée à une défaillance viscérale (IRA, ischémie mésentérique, cytolyse hépatique, détresse respiratoire...). • **Tableau clinique** : 1. Œdème viscéral 2. Coulée de nécrose (dans le pancréatite) 3. Syndrome occlusif lié à un iléus réflexe • **Le diagnostic :** est posé par la mesure de la pression intra-vésicale > 10 mmHg. • **TTT :** Intervention pour décomprimer l'abdomen en urgence.
Syndrome du cône terminal : (2)	• **Définition :** 1. Signes de la compression médullaire ET 2. Signes du syndrome de la queue de cheval.
Syndrome du défilé thoraco brachial : (4)	• **Définition** : Troubles provoqués par la compression des nerfs et/ou des vaisseaux sanguins entre la clavicule et la première côte. • **Tableau clinique** : 1. Douleurs au niveau du cou, de l'épaule, ou de la main 2. Paresthésies (engourdissements) dans les territoires des nerfs médian et cubital 3. Diminution ou abolition du pouls radial à la manœuvre du chandelier si compression vasculaire 4. Cyanose, mains/doigts froids si compression vasculaire • **Diagnostic :** Echo doppler (baisse du flux en a**BD**uction) • **Etiologies :** 1. Mauvaise posture 2. Traumatisme (sport, voiture...) 3. Apophysomégalie de C7 4. Grossesse (par relâchement des articulations).
Syndrome du marteau hypothénar :	• **Définition :** C'est un acrosyndrome vasculaire du membre supérieur, survenant chez des personnes utilisant, au cours de leurs activités professionnelles et/ou récréatives, leur éminence hypothénar comme marteau. Compte tenu de ces traumatismes, l'artère ulnaire peut se thromboser, où se dilater pour former un anévrisme.
Syndrome du périnée descendant :	• **Définition :** Descente anormale de l'angle ano rectal au-dessous de la ligne pubo-coccygienne, rendant la poussée exonératrice moins efficace. • **TTT :** Rééducation de la poussée puis TTT médicamenteux. Si très symptomatique : TTT chirurgical.

<table>
<tr><td>Syndrome du QT long congénital ou familial :

I = 1/5 000</td><td>• Définition : Maladie cardiaque héréditaire caractérisée par des anomalies électrocardiographiques :
1. Allongement de l'intervalle QT > 440 ms
2. Anomalies de l'onde T
3. Risque élevé d'arythmies potentiellement mortelles.
Lié le plus souvent à une mutation d'un gène codant pour les canaux potassiques ou sodiques. Au moins 6 types génétiques.
• TRN : Plus fréquent chez la femme que chez l'homme.
• Tableau clinique : Syncopes pouvant conduire à un arrêt cardiaque (= mort subite).
• TTT : Béta bloquant. Surveillance : Cs cardiologue x 1/an.</td></tr>
<tr><td>Syndrome du rebord costal douloureux :

(2)</td><td>= Syndrome de Cyriax :
• Définition : Il est causé par une subluxation de l'extrémité antérieure des côtes flottantes qui aboutit à une compression du nerf intercostal.
• Tableau clinique :
1. Une douleur épigastrique intense
2. Déclenchée par la palpation du rebord costal.</td></tr>
<tr><td>Syndrome du tunnel tarsien :

(2) + (5)</td><td>• Définition : Compression du nerf tibial dans le tunnel tibio astragalo calcanéen en arrière et en dessous de la malléole interne.
• Signes fonctionnels :
1. Douleurs et paresthésies plantaires
2. La région talonnière est épargnée.
• Examens cliniques :
1. Signe de Tinel
2. Signe de Phalen
3. Déficit moteur de l'aDDucteur du gros orteil
4. Déficit moteur des nerfs plantaires
5. Hypoesthésie à tous les modes.</td></tr>
<tr><td>Syndrome dysautonomique :

Ton DAV

(4)</td><td>• Définition : Ensemble des troubles dus à un fonctionnement anormal, héréditaire ou acquis, du système nerveux végétatif, qui commande les viscères, le cœur, les muscles lisses et certains éléments du revêtement cutané.
• Tableau clinique : Ton DAV
1. Troubles vésico sphinctériens
2. Diarrhée
3. Augmentation ou diminution de la sudation
4. Variation de la tension et de la FC.</td></tr>
</table>

Syndrome dysentérique : **(4)**	• **Définition :** Infection intestinale par des germes entéro-invasifs. • **Tableau clinique :** 1. Fièvre (contrairement au syndrome cholériforme) 2. Diarrhées afécales, glaireuses et mucopurulentes, parfois sanglantes 3. Douleurs abdominales violentes avec ténesmes (= tensions) épreintes (= douleurs), et faux besoin (TEF = syndrome rectal) 4. AEG. • **Etiologies :** Mécanisme invasif : Infections à E Coli, Shigella, Salmonella, Yersinia, Campylobacter ou bilharziose.
Syndrome dyspeptique : **(3)**	• **Tableau clinique :** 1. Douleur ou inconfort localisés partie haute de l'abdomen, chroniques ou récurrents (sensation subjective d'inconfort qui n'atteint pas le niveau de douleur = ballonnements, pesanteur, satiété précoce, nausées 2. Postprandial 3. Le plus souvent d'origine fonctionnelle. • **Remarque** : Fait partie des TFI dans la classification de Rome III.
Syndrome dysurique : **Vite Nico JUMP** **(5)**	• **Définition :** Difficulté à vider la vessie. • **TRN :** L'homme principalement. • **Tableau clinique : Vite Nico JUMP** 1. **Vi**dange incomplète 2. **N**ycturie 3. **J**et faible 4. **U**rgenterie 5. **M**iction par poussée ou par regorgement 6. **P**ollakiurie • **Etiologies :** 1. Obstruction : lithiase vésicale, caillotage, corps étranger urétral 2. Neurologique : SEP, maladie de Parkinson, traumatisme médullaire, diabète, alcoolisme chronique 3. Fonctionnelle : vessie claquée, fécalome 4. Spécifiques à l'homme : HBP, sténose de l'urètre 5. Spécifiques à la femme : prolapsus urogénital, tumeur gynécologique, sténose méatique 6. Médicaments : α-stimulants, anticholinergiques,

	parasympathicolytiques. • **TTT :** Si gène, ou complication ou risque évolutif. TTT étiologique.
Syndrome encéphalitique : **(5)**	• **Définition :** Il résulte de l'inflammation de l'encéphale. Il peut être associé au syndrome méningé (méningoencéphalite) ou survenir de façon isolée. • **Tableau clinique :** (signes de dysfonctionnement du SNC :) 1. Trouble de la conscience 2. Syndrome confusionnel et des troubles comportementaux 3. Crise d'épilepsie 4. Signe de focalisation : déficit moteur, paralysie d'un ou de plusieurs nerfs crâniens, mouvements anormaux... 5. Troubles neurovégétatifs : sueur, hyperthermie, FC irrégulière... • **Remarque :** Il impose la réalisation d'une imagerie cérébrale en urgence avant de faire une PL (méningo encéphalite ?).
Syndrome épaule – main **(5)**	= **Algodystrophie :** • **Définition :** Algodystrophie bifocale de la main et de l'épaule. • **Tableau clinique :** 1. Douleurs du membre supérieur (main et épaule) avec initialement limitation de la mobilité de l'épaule en rotation externe et en a**BD**uction. 2. Oedème de la main (inflammation) 3. Augmentation de la chaleur locale 4. Hypersudation 5. Impotence fonctionnelle. • **Etiologie :** Lors de traumatismes ou d'opération chirurgical.
Syndrome extra pyramidal : **HAT(T)** **(4)**	= **Syndrome Parkinsonien** • **Tableau clinique : HAT(T)** 1. **H**ypertonie plastique (roue dentée) sensibilisée par la manœuvre de Froment 2. **A**kinésie (ou bradykinésie) : mouvements rares et lents, adiadococinésie, hypomimie avec diminution du ballant du bras 3. **T**remblement de repos lent et régulier (4-6 Hz), faible amplitude, unilatérale ou asymétrique, touchant la main, la langue ou la mâchoire

	4. +/- Troubles de la marche (marche à petits pas, tronc penché en avant, diminution du ballant des bras et freezing). • **TTT :** Médicaments antiparkinsonien.
Syndrome fémoro tibial : **(3)**	• **Tableau clinique :** 1. Douleur mécanique du genou **à la marche** 2. Douleur à la montée **ET** à la descente des escaliers 3. Réduction progressive du périmètre de marche. • **FDR :** Surcharge pondérale + trouble statique (genu varum, genu valgum). • **Etiologies :** 1. Gonarthrose fémoro tibiale (âge > 55 ans) 2. Algodystrophie atypique 3. Ostéonécrose.
Syndrome fémoro-patellaire : **(3)**	• **Définition :** Douleur de la face antérieure du genou, plutôt chez un adulte jeune • **Tableau clinique :** 1. Douleur mécanique du genou **en extension** 2. Douleur à la descente des escaliers +++ 3. Douleur à la station assisse prolongée = Signe du cinéma. • **Etiologie :** Gonarthrose fémoro patellaire.
Syndrome fissuraire : **(2)**	• **Définition :** Pré rupture d'un anévrisme (aorte thoracique, abdominale...) responsable de : 1. Pesanteur ou 2. Douleurs thoraciques / abdominales.
Syndrome frontal : **Ton Téton A Pointé Direct** **(5)**	• **Définition :** Ensemble des manifestations observées lors des lésions de la partie antérieure du lobe frontal (AVC, tumeur, traumatisme). • **Tableau clinique : Ton Téton A Pointé Direct** 1. **T**rouble de la personnalité et du comportement (apathie, désinhibition sociale, euphorie) 2. **T**rouble de la mémoire = amnésie antérograde 3. **A**imantation du regard 4. **P**ersévérations = trouble de la flexibilité (séquence de luria = impossibilité de réaliser des séquences de type paume/tranche/poing avec la main ; épreuve du go no go) 5. **D**iminution de la fluence du langage (aphasie). • **Remarques :** Un syndrome frontal sur le versant déficitaire est caractérisé par une réduction quantitative et qualitative globale de l'activité psychique et du

	comportement : apragmatisme, adynamie, aboulie, perte de l'auto-activation psychique, perte de l'initiative, ralentissement idéatoire... On l'oppose au syndrome frontal productif marqué par une désinhibition, des mauvais jeux de mots, une impulsivité, une euphorie, une hypersexualité... • **Etiologies :** Démence fronto temporale qui appartient aux démences dégénératives corticales. Elle peut aussi s'inscrire dans le cadre de maladies génétiques comme la maladie de Huntington (démence dégénérative sous corticale).
Syndrome glomérulaire : **(5)**	• **Définition :** Il renvoie à une néphropathie glomérulaire. Il comporte différents syndromes : 1. Syndrome néphrotique 2. Syndrome néphritique aigu 3. Syndrome de glomérulonéphrite rapidement progressive 4. Syndrome hématurique 5. Syndrome de glomérulonéphrite chronique. • **Tableau clinique :** 1. Œdèmes 2. Protéinurie > **2g/24h** 3. Hématurie (micro ou macroscopique) 4. HTA 5. Insuffisance rénale.
Syndrome grippal : **TA FAC** **(5)**	• **Tableau clinique : TA FAC** 1. **T**oux +/- dyspnée 2. **A**sthénie, anorexie, AEG 3. **F**ièvre et frissons 4. **A**rthralgies, myalgies 5. **C**éphalées.
Syndrome hémi-parésie hémiataxie : **(2)**	• **Définition :** Association du côté **controlatéral** à la lésion : 1. D'une hémiparésie et 2. D'un hémisyndrome cérébelleux cinétique.
Syndrome Hémolytique et Urémique (SHU) : **CANARE** **(6)**	= **Maladie du hamburger** • **Définition :** Il s'agit d'une MAT. Critères biologiques : 1. Anémie de type hémolytique, mécanique et acquise, avec présence de schizocytes > 2% 2. Insuffisance rénale 3. Thrombopénie de consommation.

<table>
<tr><td></td><td>

- **Deux formes de SHU :**
  1. **Forme typique (90 %)** : Infection par des bactéries productrices de shigatoxines. Est toujours précédée d'une diarrhée, sanglante, entrant dans un tableau de gastro-entérite aiguë, associé à de la fièvre (O157H7).
  2. **Forme atypique (10 %) :** D'origine bactérienne, toxique ou médicamenteuse. N'est jamais précédée d'un épisode diarrhéique. Cette forme plus grave conduit souvent vers une insuffisance rénale terminale, nécessitant une greffe. Les récidives sont fréquentes.
- **Tableau clinique : CANARE**
  1. **C**onfusion
  2. **A**norexie
  3. **N**ausées, vomissements
  4. **A**stérixis
  5. **R**OT vifs
  6. **E**pilepsie.
- **TTT :**
  1. Antidouleurs palier 2
  2. Contrôler l'apport d'eau et de sel
  3. Dialyse, échange plasmatique ou Eculizumab (pour certaines formes de la maladie mais TTT très onéreux).

</td></tr>
<tr><td>

Syndrome hémorragique :

(5)

</td><td>

- **Tableau clinique :**
  1. Hémarthroses
  2. Saignement extériorisé (gingivorragies, épistaxis)
  3. Hématomes profonds
  4. Purpura thrombopénique
  5. Hémorragie des muqueuses (bulles, signe de gravité).

</td></tr>
<tr><td>

Syndrome Hépato Pulmonaire (SHP) :
P = 10 – 15% des cirrhotiques
(3)

</td><td>

- **Définition :** Il est caractérisé par une triade associant :
  1. Maladie hépatique chronique (cirrhose le plus souvent) ou hypertension portale isolée
  2. Hypoxémie < 70mmHg debout inexpliquée par l'état cardio-respiratoire
  3. Dilatation vasculaires intrapulmonaires.
- **Tableau clinique :**
  1. Dyspnée progressive (pouvant se compliquer de platypnée) d'effort puis de repos
  2. Orthodéoxie (définie par une diminution de la PaO2 artérielle de > 10 mmHg quand on passe de la position couchée à la position debout)
  3. Maladie hépatique (cirrhose Child A ou B ou C...) = signes de cirrhose ou d'hypertension portale.

</td></tr>
</table>

	• **Tableau radiologique :** 1. Radiographie de thorax : Elle est souvent normale mais des opacités nodulaires ou réticule-nodulaires, prédominant aux bases pulmonaires, ont été décrites. 2. Scanner thoracique : Des vaisseaux pulmonaires dilatés et localisés, préférentiellement aux bases, peuvent être observés, parfois jusqu'à la plèvre. • **TTT :** Oxygénothérapie, bleu de méthylène, transplantation hépatique (si envisageable et en dernier recours).
Syndrome Hépato Rénal (SHR) : **I = Inconnue** **(5) + (4)**	• **Définition :** Insuffisance rénale aiguë fonctionnelle chez des individus atteints de cirrhose ou d'une insuffisance hépatique fulminante, ou d'une hépatite alcoolique grave. • **Critères majeurs :** 1. IHC ou aiguë associée à une hypertension portale 2. Une filtration glomérulaire effondrée avec un taux de créatinine > 15 mg/l (133 µmol/l) ou une clairance de la créatinine < 40 ml/mn 3. Absence de situations potentiellement responsables d'une nécrose tubulaire aiguë telles qu'un état de choc, des pertes liquidiennes excessives, une infection bactérienne évolutive ou une prise de médicaments néphrotoxiques 4. Absence d'amélioration de la fonction rénale après un remplissage par 1,5 litres de sérum salé isotonique 5. Protéinurie < 0,5 g/24H et échographie rénale normale. • **Critères mineurs :** 1. Une diurèse < 500 ml/24H 2. Natriurèse < 10 mmol/24H ; osmolarité urinaire > osmolarité plasmatique 3. Hématurie < 50 éléments /mm^3 4. Natrémie < 130 mmol/l.
Syndrome HNPCC : **P = Inconnue** **(4)**	= **Syndrome de Lynch :** • **Définition :** Mutation des gènes du système MMR (MLH1 ou MSH2 ou MSH6) impliqués dans la réparation des erreurs de l'ADN (fonction suppressive de tumeur) sur le chromosome 3 ou 2 (MLH1 ou MSH2). Transmission autosomique dominante et mutation de novo sont possibles. 80 % de chance de développer un cancer du côlon. Pénétrance incomplète mais risque élevé.

	• **Critères d'Amsterdam** (tous les critères) : 1. **Un** des cancers du spectre HNPCC avant l'âge de 50 ans (cancer du côlon, cancer de l'endomètre, de l'ovaire, de l'estomac, de l'intestin grêle, du foie, de l'appareil urinaire supérieur, du cerveau et de la peau) 2. **Deux** générations atteintes 3. **Trois** membres de la famille atteints de cancer colorectal héréditaire sans polypose dont un au premier degré 4. Absence de polypose colique dans la famille. • **Remarque :** Concernant le cancer du côlon il se développe à partir d'un polype ou d'un adénome et plus fréquemment dans le colon droit. • **TTT et surveillance :** Une surveillance coloscopique est proposée aux personnes porteuses d'une mutation constitutionnelle du gène MSH2, MLH1 ou MSH6 dès l'âge de 20 ans. Absence de TTT médicamenteux préventif.
Syndrome hyper-éosinophilique (SHE) : **I = 0,02 – 0,04/100 000** **(5)**	• **Définition :** Existence d'une HE chronique (plus de 6 mois), habituellement > 1500/mm3, et s'accompagnant d'un retentissement clinique avec la présence d'une atteinte d'organe directement liée à la présence de PNE dans les tissus ou les organes : peau (70%), les poumons (44%), le tube digestif (38%), les atteintes du système nerveux et du cœur sont plus graves, mais sont observés chez seulement 20% des patients. • **TRN :** Plus fréquent chez les patients jeunes ou d'âge moyen • **Tableau clinique :** 1. Manifestations dermatologiques : prurit, éruptions cutanées, nodules, hémorragies sous-unguéales, ulcérations muqueuses buccales et/ou génitales, œdème, syndrome de Raynaud. 2. Manifestations respiratoires : toux, asthme, essoufflement, et des anomalies détectables sur une radiographie ou un scanner du thorax. 3. Manifestations digestives : douleurs abdominales, diarrhée, ou une ascite. Hépatomégalie et/ou splénomégalie possible. 4. Manifestations cardiaques : initialement myocardite à PNE souvent silencieuse (insuffisance cardiaque, troubles de conduction). Ensuite risque d'embolies systémiques. Finalement, le risque est l'évolution finale vers une fibrose endomyocardique, se traduisant par une insuffisance cardiaque souvent irréversible.

<table>
<tr><td></td><td>5. Manifestations neurologiques : maux de tête, inhabituelles par leur intensité et leur persistance, troubles de mémoire ou de l'humeur, confusion, accident vasculaire.
• TTT : Recherche de l'anomalie clonale comme le FIP1L1-PDGFRA. Anomalie clonale F/P présente : imatinib. SI absente : corticoïdes (prednisone). Si corticodépendance : interféron alpha, hydroxyurée, ou ciclosporine.</td></tr>
<tr><td>Syndrome hypoxémie hypercapnie :</td><td>• Définition : Détresse respiratoire aiguë avec hypoventilation alvéolaire : PaO2 < 55 mmHg et PacO2 > 45 mmHg. Défaillance de la mécanique ventilatoire (pompe ventilatoire)
• Mécanismes :
1. Soit par atteinte neuromusculaire
2. Soit par obstruction des voies aériennes
3. Soit par restriction thoraco-pulmonaire
<table>
<tr><td colspan="2">• Etiologies :</td></tr>
<tr><td>Atteinte neuromusculaire :</td><td>1. Maladie neurologique primitive (centrale ou périphérique)
2. Intoxication aiguë (morphinique, alcool, psychotropes)
3. Fatigue/épuisement des muscles respiratoires.</td></tr>
<tr><td>Obstruction des voies aériennes :</td><td>1. Glossoptose, œdème de Quincke
2. Inhalation de corps étranger
3. Epiglottite
4. Goitre compressif
5. Asthme aigu grave, BPCO, DDB.</td></tr>
<tr><td>Restriction thoraco-pulmonaire :</td><td>1. Déformation thoracique (thoracoplastie, cyphoscoliose...)
2. Obésité
3. Pleurésie
4. Résection pulmonaire étendue.</td></tr>
</table></td></tr>
<tr><td>Syndrome hypoxémie hypocapnie :</td><td>• Définition : Détresse respiratoire aiguë avec hyperventilation alvéolaire : PaO2 < 55 mmHg et PacO2 < 35 mmHg. Atteinte de la fonction d'échangeur pulmonaire.</td></tr>
</table>

<table>
<tr>
<td></td>
<td>
<ul><li>Mécanismes :
<ol>
<li>Soit par effet shunt intrapulmonaire : Zones perfusées mais ventilation faible ou absente : rapport ventilation-perfusion (VA/Q) < 1. Hypoxémie peu ou pas corrigé par l'apport d'O_2.</li>
<li>Soit par effet espace mort : Zones faiblement ou pas perfusées par rapport à la ventilation : (VA/Q) > 1. L'hypoxémie est responsable d'une hyperventilation réactionnelle qui empêche l'installation d'une hypercapnie.</li>
<li>Soit par trouble de la diffusion : Altération de la capacité de diffusion de l'oxygène à travers l'interstitium pulmonaire. L'hypoxémie sans hypercapnie est toujours corrigée par l'oxygénothérapie à FiO2 enlevée.</li>
</ol></li></ul>
<table>
<tr><td colspan="2">• Etiologies :</td></tr>
<tr><td>Effet shunt intrapulmonaire :</td><td>1. Atélectasies
2. Pneumopathies
3. Œdèmes pulmonaires</td></tr>
<tr><td>Effet espace mort :</td><td>1. Hypovolémie
2. Embolie pulmonaire
3. Insuffisance cardiaque
4. Tachypnée</td></tr>
<tr><td>Trouble de la diffusion :</td><td>1. Oedème interstitiel
2. Pneumonies infectieuses interstitielles
3. Fibroses
4. Carcinomateuses pulmonaires</td></tr>
</table>
</td>
</tr>
<tr>
<td>Syndrome inapproprié de sécrétion d'ADH (SIADH) :

(5)</td>
<td>
<ul><li>Définition : Hyponatrémie hypoosmolaire normovolémique, par sécrétion inadaptée d'ADH. Il faut que ces 6 conditions soient réunies :
<ol>
<li>Hyponatrémie (< 135 mmol · L^{-1})</li>
<li>Osmolalité plasmatique basse (< 280 mOsm · kg^{-1})</li>
<li>Natriurèse augmentée (> 20 mmol · L^{-1})</li>
<li>Osmolalité urinaire (augmentée) supérieure à l'osmolalité sanguine (basse)</li>
<li>Absence d'insuffisance rénale, cardiaque, thyroïdienne, surrénale ou hépatique ou de prise de diurétiques</li>
<li>Correction de l'hypo-osmolalité par la restriction hydrique.</li>
</ol></li></ul>
</td>
</tr>
</table>

	• **Etiologies :** Il y en a beaucoup ! Voir les référentiels ! 1. Médicaments : Desmopressine, ocytocine, psychotropes, anticonvulsivants, opiacés, clofibrate, IPP, quinolones… 2. Neurologiques : Intervention sur adénome corticotrope, affections cérébrales… 3. Pulmonaires : Toutes les infections 4. Tumorales : CBPC ++ 5. Rares et diverses : VIH, ingestion massive de solutions hypotoniques, syndrome des buveurs de bières…
Syndrome infectieux : **FAST** **(4)**	• **Tableau clinique : FAST** 1. **F**ièvre > 38,3°C, Frissons 2. **A**sthénie 3. **S**ueurs 4. **T**achycardie.
Syndrome Inflammatoire de Restauration Systémique (IRIS) : **(3)**	• **Définition :** Aggravation sous forme inflammatoire d'une pathologie, lors de la reconstitution immunitaire après une immunodépression « réversible » (tuberculose ganglionnaire, VIH, greffe de moelle, transplantation d'organe, chimiothérapie, biothérapies, AINS…). On distingue : 1. Les IRIS liées à l'aggravation paradoxale d'une infection opportuniste, préalablement traitée (en cours de traitement) 2. Les IRIS de forme précoce : démasquage d'une infection latente de survenue précoce (< 3 mois) 3. Les IRIS de formes tardives : CMV, cryptocoques ou maladies inflammatoires ou auto immunes.
Syndrome intermenstruel : **(3)**	• **Définition :** Douleurs contemporaines de l'ovulation, dues à la rupture du follicule mûr. • **Tableaux :** 1. Clinique : Douleurs rapides, aigues, brutales en milieu de cycle avec métrorragies 2. Biologique : hCG négatifs 3. Echographique : Présence d'une lame liquidienne possible dans le cul de sac de Douglas.

Syndrome interstitiel : **(6)**	• **Définition :** Augmentation du tissu de soutien du parenchyme pulmonaire (normalement non visible à la radio). • **Tableau radiologique :** 1. Opacités nettes 2. Bien limitées 3. Non systématisé 4. Non confluente 5. Sans bronchongramme aérien 6. Lignes de Kerley, nodules ou cavités.
Syndrome lymphoprolifératif :	• **Définition :** Prolifération de cellules d'origine lymphoïde. On retrouve deux grands groupes : ○ Les syndromes lymphoprolifératifs **aigus** caractérisées par des cellules lymphocytaires jeunes : 1. LAL ○ Les syndromes lymphoprolifératifs **chroniques** : cellules lymphocytaires mûres : 1. LLC 2. Maladie de Waldenström 3. Maladie de Kahler (myélome) 4. Leucémie à tricholeucocytes.
Syndrome maculaire : **OMS** **(3)**	• **Tableau clinique : OMS** 1. **Œ**il blanc + baisse de l'acuité visuelle de loin et de près (BAV) 2. **M**étamorphopsies (lignes ondulées, déformées) 3. **S**cotome.
Syndrome malin des neuroleptiques : **I = 1/1 000** **(5) + (5)**	• **Définition :** Tableau clinique fébrile sous neuroleptiques. A suspecter devant toute hyperthermie inexpliquée chez un patient traité par neuroleptiques. Tous les neuroleptiques peuvent le provoquer. • **Tableau clinique :** 1. Début brutal, phase atteinte en 48H avec asthénie +++ 2. Hypersudation + hyperthermie (> 39 - 40°C) 3. Dysautonomie : Tachycardie + hypotension artérielle + collapsus CV 4. Signes neuromusculaires (rigidité, syndrome extra pyramidal) 4. Polypnée + dysphagie 5. Déshydratation + IRA puis décès • **Tableau biologique** : 1. Hyperkaliémie, acidose métabolique 2. Cytolyse

	3. Rhabdomyolyse Hyperleucocytose 4. Déshydratation (FDR) et hypernatrémie (DIC) • **TTT :** 1. Réhydratation d'abord par NaCl 0,9 % puis par du G 5 % ou NaCl 0,45 % (+ 1,5 g KCl par litre) 2. Refroidissement par tous les moyens 3. Myorelaxant (benzodiazépine) ou dantrolène (Dantrium ®) 4. Hémodialyse si insuffisance rénale.
Syndrome maniaque : **(6)**	• **Définition :** Trouble de l'humeur dominée par l'exaltation et l'accélération psychomotrice. Pour faire le diagnostic l'humeur élevée, exaltée doit perdurer pendant au moins **4 jours.** • **TRN :** Plus fréquent entre 15 et 30 ans. • **Tableau clinique :** 1. Exaltation de l'humeur : euphorie, hypersyntonie, ludisme, hyperhédonie, labilité émotionnelle, irritabilité 2. Hypersténie : Absence de sensation de fatigue 3. Modification du contenu des pensées : Anosognosie et déni du trouble, optimisme, surestimation de soi, sentiment de toute puissance, insouciance 4. Accélération psychomotrice : Hyper vigilance, hyperréactivité, tachypsychie, fuite des idées, troubles de la concentration et de l'attention, désinhibition comportementale et pulsionnelle 5. Trouble des conduites intellectuelles : Insomnie, hyperphagie, polydipsie, libido exacerbée avec hypersexualité 6. Délire : Discours pseudo délirant, congruent à l'humeur, de thème mystique, mégalomaniaque, intuitifs et imaginatifs parfois hallucinatoire, de systématisation médiocre et d'adhésion fluctuante. • **TTT :** Traitement thymorégulateur (lithium) en 1ère intention et/ou neuroleptique (Olanzapine, Rispéridone, Aripiprazole). La lithémie doit être contrôlée au **4ème jour** et la posologie adaptée.

	• **Etiologies :** 1. Trouble bipolaire 2. Syndrome frontal 3. Epilepsies partielles 4. Hypercalcémie ou hypernatrémie 5. Endocrino : Hypoglycémie, hyperthyroïdie, hyperparathyroïdie, hypercorticisme 6. Infectieux : Toxoplasmose cérébrale ou syphilis tertiaire 7. Toxiques : cannabis, cocaïne, ecstasy, amphétamines… 8. Médicaments : L dopa, Thyroxine, corticoïdes antidépresseurs, …
Syndrome méningé : **(5)**	• **Tableau clinique :** 1. Céphalées (en **C**asque, **D**iffuses, **I**nsomniantes et intenses, en coup de tonnerre, mal soulagées par les antalgiques) 2. Vomissements en jets, spontanés et sans effort 3. Photophobie – phonophobie 4. Raideur méningée (raideur de nuque, signe de Kernig +, signe de Brudzinski +) 5. Position antalgique en chien de fusil. • **Etiologies :** 1. Méningite (bactérienne, virale…) 2. Hémorragie méningée (si syndrome pyramidal associé).
Syndrome méniscal :	• **Définition :** Douleurs mécaniques intermittentes avec notion de blocages articulaires (en extension).
Syndrome métabolique : **P = 9/100 chez l'homme et 7/100 chez la femme** **(5)**	• **Définition :** Association de (1) + 2 symptômes parmi (2 à 5) : 1. Obésité abdominale : tour de taille chez l'homme **> 94 cm** et chez femme **> 80 cm** pour les européens (VS > 102 cm et > 88 cm pour les nord-américains) 2. TG **> 1,50 g/L** (> 1,7 mmol/L) ou traitement 3. HDL cholestérol **< 0,4 g** (< 1,03 mmol/L) chez l'homme et **< 0,5 g** (< 1,29 mmol/L) chez la femme 4. Glycémie veineuse à jeun **> 1,1 g/L** (> 6,1 mmol/L) ou diabète de type 2 5. PAS **> 130 mmHg** ou PAD **> 85 mmHg.** • **TTT :** RHD visant à prévenir/réduire l'obésité + activité physique. TTT d'un diabète de type 2 associé.
Syndrome mononucléosique : **(3)**	• **Définition :** Maladie caractérisée par l'apparition dans le sang de nombreux lymphocytes hyperbasophiles de grandes tailles. Syndrome biologique confirmé par la NFS et le frottis sanguin

	• **Tableau biologique :** 1. **NFS :** Hyperleucocytose modérée avec une lymphocytose > 4 x 10^9/l et une monocytose transitoire. Dans la forme habituelle, c'est à dire non compliquée, les autres paramètres de l'hémogramme sont normaux (pas d'anémie, pas de thrombocytopénie) 2. **Frottis :** Cellules lymphoïdes anormales caractérisées par leur grande taille et leur cytoplasme abondant et basophile avec un liseré bleu à la périphérie. On retrouve également un polymorphisme caractéristique avec des lymphocytes de petite taille à chromatine dense 3. La réalisation d'un myélogramme, n'est pas justifiée • **Etiologies : EBV +++ > CMV > Toxo > VIH** 1. **EBV** = Syndrome pseudo grippal + Angine 2. **CMV** = Syndrome pseudo grippal + Adénopathies et/ou splénomégalie et/ou ictère 3. **Toxoplasmose** = Syndrome pseudo grippal + Adénopathies cervicales et/ou éruptions cutanées 4. **VIH** = Syndrome pseudo grippal + Pharyngite et/ou diarrhées.
Syndrome myasthénique : **(5)**	= **Syndrome de la jonction neuromusculaire** • **Tableau clinique :** 1. Atteinte **motrice pure** (oculomoteurs, paupières, pharyngolaryngés) et intermittente, à prédominance proximal 2. ROT : Pas d'anomalie des ROT 3. RCP : Pas d'anomalie des RCP (flexion) 4. Pas de trouble sensitif ou vésicosphinctérien 5. Fatigabilité anormale, notamment à la marche, augmenté à l'effort et en fin de la journée (dyspnée d'effort), diminuée par le repos. • **Etiologie :** 1. Myasthénie 2. Syndrome de Lambert Eaton 3. Botulisme.
Syndrome myélodysplasique (SMD) :	• **Définition :** Maladies de la moelle osseuse caractérisées par un fonctionnement et une production anormales d'une ou de deux voire des trois lignées sanguines myéloïdes. Ces cellules anormales sont dites myélodysplasiques. • **TRN :** Personnes âgées > 65-70 ans.

<table>
<tr><td></td><td>
• Remarques : Il existe 2 classifications qui recensent les SMD :
o La classification franco- américano-britannique (FAB)
o La classification OMS.
</td></tr>
<tr><td>Syndrome myéloprolifératif (SMP) :</td><td>
• Définition : Maladies caractérisées par une production anormale, d'allure cancéreuse, de cellules souches myéloïdes. Il existe 4 grands syndromes myéloprolifératifs :
<table>
<tr><th>Chromosome Philadelphia positif :</th><th>Chromosome Philadelphia négatif :</th></tr>
<tr><td>1. LMC</td><td>2. Maladie de Vaquez
3. Thrombocytémie essentielle
4. Splénomégalie myéloïde</td></tr>
</table>
</td></tr>
<tr><td>Syndrome MYH9 :</td><td>
• Voir maladie de May Hegglin
</td></tr>
<tr><td>Syndrome myogène :

(6)</td><td>
• Tableau clinique :
1. Déficit moteur bilatéral et symétrique à prédominance proximale
2. ROT : Normaux ou diminués (Abolition des réflexes idio musculaires)
3. RCP : Pas d'anomalie des RCP (flexion)
4. Tonus : Hypotonie - Myotonie
5. Amyotrophie ou hypertrophie. Pas de fasciculation. Pas de crampe
6. Marche : Marche dandinante
• Diagnostic : EMG : Tracé microvolté = trop riche + bas volté.
</td></tr>
<tr><td>Syndrome néphritique aigu :

(6)</td><td>
• Définition : Appartient aux syndromes glomérulaires. Atteinte inflammatoire aiguë du glomérule.
• Tableau clinique : Tableau brutal en quelques jours
1. Œdème
2. Oligurie
3. Protéinurie
4. Hématurie (macro)
5. HTA
6. IRA modérée.
• Etiologie : Glomérulonéphrites aigues post infectieuses (classiquement post streptococciques). Ces glomérulonéphrites sont devenues rares depuis l'introduction des antibiotiques.
</td></tr>
</table>

<table>
<tr>
<td>Syndrome néphrotique :

(3) + (3)</td>
<td>
• Définition : Atteinte des capillaires glomérulaires qui voient augmenter leur perméabilité à l'égard des protéines.
• Tableau biologique :
1. Protéinurie > 3g/24h
2. Hypoalbuminémie < 30 g/l
3. Hypoprotidémie < 60 g/l.
• Est dit pur si absence des 3 signes suivant :
1. Hématurie
2. HTA
3. Insuffisance rénale.
• Conséquences :
1. Risque de thrombose (par anomalie de la coagulation augmentant le risque de la formation de caillots)
2. Infections : Virales et bactériennes plus fréquentes
3. Dénutrition, fonte musculaire, trouble de la croissance.
<table>
<tr><td colspan="2">• Etiologies :</td></tr>
<tr><td>SN primitif :</td><td>SN secondaire :</td></tr>
<tr><td>1. LGM
2. Hyalinose Segmentaire et Focale (HSF)
3. Glomérulopathie ExtraMembraneuse</td><td>4. Diabète
5. Amylose
6. Lupus</td></tr>
</table>
</td>
</tr>
<tr>
<td>Syndrome néphrotique idiopathique :

(2) + (3)</td>
<td>
• Définition : Atteinte du glomérule rénal sans étiologie retrouvée. Il est dans la grande majorité des cas dû à une glomérulonéphrite à lésions minimes.
• TRN : 1ère cause de syndrome néphrotique chez l'enfant de 1 à 10 ans.
• Tableau clinique :
1. Apparition brutale d'œdèmes diffus, blancs, mous, indolores, prenant le godet
2. Douleurs abdominales
• Tableau biologique :
1. Protéinurie sélective > 50 mg/kg/j
2. Hypoalbuminémie < 30 g/l
3. Hypoprotidémie < 60 g/l
• Diagnostic : PBR inutile si toutes les conditions suivantes sont réunies :
1. Enfant entre 1 et 10 ans
2. Syndrome néphrotique pur
3. Absence d'ATCD personnels ou familiaux urologiques ou néphrologiques
4. Complément normal, absence de FAN
</td>
</tr>
</table>

	• **TTT :** 1. Symptomatique : Limitation des apports d'eau + une restriction en sodium +/- DIU de l'anse. 2. Curatif : Corticothérapie pendant 4 mois minimum + mesures associées.
Syndrome Neurogène Périphérique (SNP) : **(6) + (2) +(4)**	• **Définition :** o **Atteinte motrice :** 1. Déficit moteur tronculaire, radiculaire ou distal → localisation (Bilatéral ? Symétrique ?). Si bilatéral + proximal et distal → polyradiculonévrite. Si bilatéral + symétrique + distal au MI → polyneuropathie 2. ROT : Abolition des ROT 3. RCP : Indifférent (flexion ou extension) 4. Tonus : Hypotonie 5. Amyotrophie, fasciculations, crampes 6. Marche : Steppage à la marche o **Atteinte sensitive :** 1. Troubles subjectifs (paresthésies, dysesthésies) 2. Troubles objectifs (sensibilité profonde et sensibilité superficielle). o **Troubles trophiques et neurovégétatifs :** 1. Hypotension artérielle orthostatique 2. Trouble de la sudation 3. Troubles vésico sphinctériens et sexuels (impuissance, diarrhée, constipation) 4. Troubles trophiques (peau sèche) avec hyperkératose aux points d'appuis, dépilation.
Syndrome obstructif :	• **Définition :** Rapport de Tiffeneau (VEMS/CVL) < 70 % sur des EFR. • **Etiologies :** 1. BPCO 2. Emphysème 3. Asthme 4. Dilatation des bronches
Syndrome occlusif :	• **Définition :** Obstacle soit mécanique (occlusion organique) soit lié à une paralysie du péristaltisme intestinal (occlusion fonctionnelle). • **Etiologies :** **1. Obstacles organiques :** 1) Intaluminal : Bézoard, calcul, parasite, fécalome 2) Pariétal : Tumeur, maladie de Crohn, tuberculose, ischémie, radiothérapie, hématome, invagination intestinale

	3) Extraluminal : Adhérences, volvulus, hernie étranglée, carcinose péritonéale, tumeur ovarienne **2. Occlusions fonctionnelles :** 1) Iléus réflexes : colique néphrétique, GEU, traumatisme du bassin, hématome du psoas, pancréatite aiguë, appendicite 2) Pseudo obstruction intestinale : Médicaments, métaboliques (hypoK, hyperCa, acidose), diabète, hypothyroïdie, syndrome d'Ogilvie.
Syndrome œdémateux : **(2)**	• **Définition :** Accumulation d'eau et de sel dans le secteur interstitiel. • **Tableau clinique :** Différentier les œdèmes : 1. Généralisés : Blancs, mous, déclives 2. Localisés : Blancs, mous, bien limités, inflammatoires • **Etiologies :** Les deux causes principales sont 1. La surcharge hydrosodée (causes cardiaques, rénales…) 2. L'hypoprotidémie, l'hypoalbuminémie (causes rénales, hépatiques, digestives).
Syndrome omo - cléïdo - thoracique : **(3)**	• **Définition :** Polytraumatisme grave avec des lésions au niveau : 1. Clavicule 2. Scapula 3. Côtes. • **Remarque :** Un risque important de lésions vasculaires et neurologiques y est associé (vérifier « Peau – Pouls – Nerfs »).
Syndrome opso myoclonique : **(2)**	• **Tableau clinique :** 1. Ataxie avec épisodes de myoclonies des yeux 2. Troubles cognitifs. • **Etiologie :** Neuroblastome.
Syndrome paranéoplasique :	• **Définition :** Ensemble des anomalies pouvant accompagner certains cancers. Elles ne sont pas en relation directe avec la tumeur, mais sont plutôt des manifestations systémiques survenant à distance de l'endroit où se développe le cancer, par production d'une substance par la tumeur. • **Troubles endocriniens :** 1. Syndrome de Zollinger Ellison (gastrinome) 2. Syndrome de Schwartz Bartter (cancer bronchique à petites cellules) 3. Syndrome Cushingoïde (sécrétion d'ACTH like par les cancers bronchiques à petites cellules)

	4. Sécrétion ectopique d'hormone de croissance (GH) (Sd de Pierre Marie Foix, cancers bronchiques et gastriques). 5. Sécrétion ectopique d'hormone gonadotrophine chorionique (hCG) (choriocarcinomes et tumeurs germinales non séminomateuses) 6. Sécrétion ectopique de parathormone (PTHrp). • **Troubles hématologiques :** 1. Anémie 2. Syndrome de leucostase : LAL et LAM 4 et 5 3. Polyglobulie : Dans le carcinome à cellules claires rénal, et dans le cancer du foie (CHC) 4. Syndrome de Trousseau : Trouble de la coagulation avec hypercoagulabilité et thromboses multiples récidivantes. • **Troubles cutanéo articulaires :** 1. Acanthosis nigricans : Papillomatose cutanée floride, signe de Leser-Trélat (cancer de l'estomac ou adénocarcinome colique) 2. Ichtyose acquise : Dans la maladie de Hodgkin, les lymphomes, ou les cancers viscéraux. 3. Maladie de Paget du sein 4. Syndrome de Pierre Marie-Bamberger (= Ostéo-arthropathie hypertrophiante pneumique, cancer bronchique) 5. Pyoderma gangrenosum et syndrome de Sweet. • **Troubles neurologiques :** 1. Encéphalite limbique paranéoplasique : cancer du sein, tumeur germinale du testicule, carcinome pulmonaire à petites cellules (CPPC), thymome. 2. Neuropathie sensitive : Syndrome de Denny Brown 3. Syndrome myasthénique de Lambert Eaton (cancer pulmonaire). • **Autres syndromes paranéoplasiques :** 1. Syndrome de Stauffer (tumeur rénale maligne).
Syndrome Parkinsonien :	• Voir syndrome extra pyramidal
Syndrome pelvis rachidiens : **(4)**	• **Tableau clinique :** 1. Dorso lombalgie d'horaire inflammatoire (douleur fessière = pseudo sciatique → inaugurale d'une SPA 2/3 des cas) 2. Raideur axiale : Cervicale (distance menton sternum) Thoracique (ampliation thoracique) Lombaire (indice de Schobert)

	3. Disparition de la lordose lombaire : distance L3 – mur 4. Sacro illite mise en évidence par la manœuvre du cisaillement vertical ou le signe du trépied • **Etiologie :** Spondylarthropathie.
Syndrome phalloïdien : **(3)**	• **Définition :** Syndrome à latence longue (les 1ers symptômes apparaissent > 6h) causée après l'ingestion de champignons. Les principales espèces responsables sont Amanita phalloïdes, Amanita verna et Amanita virosa. • **Tableau clinique :** Syndrome en trois phases, aboutissant à une insuffisance hépatocellulaire irréversible. 1. **Phase d'attaque digestive** (jour 1), caractérisée par des nausées, des vomissements violents et incoercibles, des douleurs abdominales et des diarrhées cholériformes. À ce stade, une déshydratation importante, une hypovolémie et une insuffisance rénale fonctionnelle peuvent survenir et provoquer un décès précoce au 3e ou 4e jour. 2. **Phase de rémission clinique** (jour 2) régression des symptômes entre la 36e et la 48e heure, masquant le début de l'insuffisance hépatocellulaire. 3. **Phase d'atteinte hépatique** (jour 3-4) : hépatite clinique avec hépatomégalie et ictère, auxquels s'associent parfois à partir du 4-5e jour, insuffisance rénale aiguë, hémorragie digestive, encéphalopathie hépatique, et hypoglycémie.
Syndrome pied main bouche : **AVAL Fort** **(5)**	• **Définition :** Maladie infectieuse pouvant être causée par plusieurs virus du genre Entérovirus, appartenant majoritairement à l'espèce entérovirus A (Coxackie A). Période d'incubation de 3 à 5 jours. • **TRN :** Enfants. • **Tableau clinique : AVAL Fort** 1. **A**tteinte buccale à type de stomatite vésiculeuse, maux de gorge 2. **V**omissements et diarrhées 3. **L**ésions vésiculeuses cutanées au niveau des mains et des pieds. 4. **A**dénopathies cervicales et sous-mandibulaires 5. **F**ièvre et AEG rarement présents. • **TTT :** Symptomatique, axée sur la douleur buccale (éviter les repas chauds) + réhydratation. TTT local si vésicules douloureuses.

<table>
<tr>
<td>Syndrome Pneumo Rénal (SPR) :

(2)</td>
<td>

- **Définition :** Association :
  1. D'une hémorragie alvéolaire le plus souvent asphyxiante
  2. Et d'une glomérulonéphrite rapidement progressive.

La lésion histologique rénale caractéristique et commune à toutes les étiologies de SPR est la glomérulonéphrite extracapillaire. C'est une URGENCE diagnostique et thérapeutique, et tout retard est grevé d'un préjudice vital et fonctionnel, de séquelles pulmonaires et rénales.

<table>
<tr><td colspan="2">• Etiologies :</td></tr>
<tr>
<td>1. Vascularites systémiques nécrosantes associées aux ANCA +++
2. Syndrome de Goodpasture +++</td>
<td>3. Lupus systémique
4. Cryoglobulinémie
5. Purpura rhumatoïde
6. Endocardite infectieuse subaiguë</td>
</tr>
</table>

</td>
</tr>
<tr>
<td>Syndrome post arrêt cardiaque :</td>
<td>

- **Définition :** Ensemble des défaillances viscérales présentées par le patient suite à l'arrêt : neurologique, cardiaque, respiratoire, rénale, hépatique…
- **2 mécanismes :** Déprivation en O2 des organes pendant la période d'ACR + phénomène d'ischémie reperfusion consécutive à la reprise d'une activité circulatoire. Peut conduire au décès du patient. Chaque défaillance nécessite un TTT symptomatique.
- **TTT :** En l'absence de cause évidente, une coronarographie sera réalisée de manière systématique à tous les patients récupérés après un arrêt + TTT symptomatique.

</td>
</tr>
<tr>
<td>Syndrome post chute :

(3)</td>
<td>

- **Définition :** Apparition dans les jours suivant une chute chez une personne âgée d'une diminution des activités et de l'autonomie physique, alors que l'examen clinique et le bilan radiologique ne décèlent pas de cause neurologique ou mécanique ou de complication traumatique.
- **Tableau clinique :** Association de
  1. Troubles psychologiques (confinement, peur de sortir de chez soi et de tomber, syndrome dépressif…)
  2. Troubles de l'équilibre et de la marche (marche précautionneuse, rétropulsion…) observés après une chute : il s'agit d'une véritable sidération des automatismes de l'équilibre et de la marche.
  3. Régression psychomotrice.
- **Remarque :** URGENCE gériatrique. Si ce syndrome n'est pas pris en charge, il évolue vers un état grabataire irréversible.

</td>
</tr>
</table>

	• **TTT :** Recherches des facteurs intrinsèques et extrinsèques de chute et correction des causes identifiées.
Syndrome post intervallaire : **C D TT Troublant et Immenses** **(6)**	• **Définition** : Manifestations apparaissant après un intervalle libre de quelques jours à quelques semaines suivant une intoxication au monoxyde de carbone (CO). • **Tableau clinique : C D TT Troublant et Immenses** 1. **C**éphalées chroniques 2. **D**émence précoce 3. **T**roubles de la mémoire 4. **T**roubles du comportement 5. **T**roubles de l'humeur 6. **I**nsomnie. • **TTT :** O_2 pur à forte concentration pour une durée d'au moins 12h. O_2 hyperbare seulement si signes de gravité ou si intoxication chez une femme enceinte.
Syndrome post polio : **(3)**	• **Définition :** Se retrouve chez les personnes ayant un ATCD de poliomyélite dans l'enfance. Il est caractérisé par la triade : 1. Arthralgies 2. Déficit moteur 3. Asthénie Et cela principalement dans le territoire touché pendant la polio.
Syndrome post ponction lombaire : **(4)**	• **Définition :** Syndrome survenant après la réalisation d'une ponction lombaire. • **Tableau clinique :** 1. Céphalées posturales, le plus souvent frontales ou occipitales. 2. Maximales en position assise et debout 3. Disparaissent ou diminuent en position allongée. 4. Signes fonctionnels neurosensoriels (cochléo-vestibulaire) • **Prévention :** Utilisation d'aiguilles de petit diamètre. • **TTT :** Blood patch si céphalées très douloureuses.
Syndrome post Streptococcique : **GREC** **(4)**	• **Tableau clinique : GREC** 1. **G**lomérulonéphrite aiguë post streptococcique +++ 2. **R**humatisme Articulaire Aigu (RAA) 3. **E**rythème noueux 4. **C**horée de Sydenham. • **Etiologie :** Complication d'une infection à streptocoque.

Syndrome postural :	• **Définition :** Aggravation ou déclenchement des symptômes par le décubitus ou l'antéflexion (signe du lacet) • **Etiologies :** RGO.
Syndrome prémenstruel (SPM) : **(4)**	• **Définition :** Pas de définition consensuelle. Ensemble de symptômes se manifestant chez la femme en âge de procréer, avant l'arrivée des menstruations. • **TRN :** Très fréquent, concerne environ 40% des femmes. • **Tableau clinique :** 1. Symptômes congestifs : gonflement des seins, ballonnement abdominale, œdèmes, prise de poids (par rétention hydro sodée) 2. Symptômes algiques : céphalées, migraines, mastodynies, douleurs abdominales, jambes lourdes 3. Symptômes cutanés : Hyperséborrhée, poussée d'acné 4. Trouble du comportement : irritabilité +++, dépression, anxiété, asthénie et troubles du sommeil. • **Evolution** : Typiquement cyclique, les symptômes disparaissant lors du début des menstruations. • **TTT** : Progestatifs en 2ème partie de cycle.
Syndrome pseudobulbaire : **Sir Ma Teub A Pleuré Abondamment** **(6)**	• **Définition :** Paralysie des muscles d'innervation bulbaire liée à l'atteinte bilatérale des voies cortico nucléaires (faisceaux géniculés). • **Tableau clinique : Sir Ma Teub A Pleuré Abondamment** 1. **S**yndrome démentiel 2. **Ma**rche à petit pas 3. **T**roubles vésicaux sphinctériens (incontinence…) 4. **A**tteinte des noyaux des nerfs crâniens : ophtalmoplégie, troubles de la déglutition 5. **P**leurs et rires spasmodiques 6. **A**bolition du réflexe du voile et du réflexe nauséeux avec troubles de la déglutition • **Etiologies :** 1. Etat lacunaire 2. PSP 3. Sclérose en plaque 4. SLA 5. AVC du TC
Syndrome pyramidal : **(8)**	• **Tableau clinique :** 1. Déficit moteur : Déficit prédominant sur les extenseurs aux MS et atteinte des fléchisseurs au MI 2. ROT : Hyperréflexie = ROT vifs, diffusés, polycinétiques 3. RCP : Signe de Babinski + (chercher aussi signe de Hoffmann et le signe de Rossolimo)

	4. Tonus : Hypertonie spastique (= élastique) en flexion aux MS et en extension aux MI 5. Amyotrophie : Aucune 6. Marche : Marche avec fauchage ou spasmodique 7. Syncinésies globales (contraction involontaire d'un muscle) 8. Trépidation épileptoïde du pied. • **Etiologie :** Atteinte du SNC (atteinte de la partie centrale de la voie pyramidale).
Syndrome rachidien : **(4)**	• **Tableau clinique :** 1. Douleurs rachidiennes localisées, avec ou sans irradiation ou radiculalgie 2. Douleurs lors de la palpation prudente des épineuses 3. Déformation axiale (cyphose, scoliose, torticolis) 4. Contracture paravertébrale.
Syndrome radicalaire : **DAD** **(3)**	• **Tableau clinique : DAD** 1. **D**ouleur et/ou 2. **A**bolition d'un ROT dans un territoire radiculaire (aréflexie) et/ou 3. **D**éficit sensitivomoteur (anesthésie à tous les modes). • **Signes positifs :** 1. **Signe de la sonnette :** douleur radiculaire reproduite à la pression des muscles paravertébraux ou d'une articulation postérieure. 2. **Signe de Lasègue** : déclenchement de la sciatalgie en soulevant le membre inférieur en extension. 3. **Signe de Léri :** déclenchement de la cruralgie lors de l'extension de la hanche en décubitus ventrale.
Syndrome rectal : **FET** **(3)**	• **Tableau clinique : FET** 1. **F**aux besoins 2. **E**mpreintes : Douleurs lors de la tentative d'évacuation des selles souvent projetées en FIG 3. **T**énesme : sensation douloureuse de plénitude rectale. • **Etiologies :** 1. Appendicite pelvienne 2. Rectocolite hémorragique 3. Cancer du rectum 4. Syndrome rectal fébrile post opératoire = abcès du Douglas.

Syndrome restrictif :	• **Définition :** Capacité pulmonaire totale (CPT) < 80 % de la valeur théorique. Utilisé dans les EFR. • **Etiologies :** 1. Pneumopathies interstitielles diffuses fibrosantes 2. Affections neuromusculaires (SLA, myopathies, traumatisme médullaire) 3. Chirurgie : réduction de volume pulmonaire 4. Affections pariétales (maladies pleurales, obésité morbide, cyphoscoliose…)
Syndrome RS3PE :	• **Définition :** Rhumatisme inflammatoire touchant électivement le sujet âgé de plus de 60 ans, 65% des patients ayant plus de 70 ans. Il s'observe plus souvent chez l'homme. • **Tableau clinique :** Son début est typiquement brutal, l'ensemble des symptômes s'installant en 24 à 48 heures. Le patient peut parfois même indiquer l'horaire de survenue des œdèmes, qui constituent volontiers la première manifestation, tant leur installation est subite. Cet œdème est bilatéral, symétrique, distal, blanc, mou, prenant le godet. Il concerne habituellement la face dorsale des mains, parfois le dos du poignet et l'extrémité inférieure de l'avant-bras. • **Remarques :** La polyarthrite est également symétrique. Elle concerne habituellement les petites articulations des mains (MCP et IPP) et les poignets. Un lien avec le phénotype HLA-B7 a été initialement noté par MacCarty. • **Etiologie** : Inconnue.
Syndrome SAPHO : **(5)**	• **Définition :** Maladie chronique associant (association souvent incomplète) : 1. **S**ynovite 2. **A**cné 3. **P**ustulose palmoplantaire 4. **H**yperostose 5. **O**stéite. • **TRN :** Sex ration 1 : 1, atteinte plutôt entre 30 – 50 ans.
Syndrome sec :	• Voir Syndrome de Gougerot Sjögren (SGS)

Syndrome sein-ovaire : Mutation BRCA 1 :	• **Définition :** Mutation située sur le chromosome **17.** Concerne **5 à 10%** des cancers du sein. L'anomalie génétique de BRCA1 est transmise de façon autosomique dominante, mais avec une pénétrance incomplète. Les hommes porteurs d'une anomalie BRCA1 ne semblent pas avoir un risque accru de cancer. Les femmes porteuses du trait ont un risque de développer un cancer du sein pendant leur vie dans **60 à 80%** des cas et un cancer de l'ovaire dans **15 à 45%** des cas. On note également un risque de cancer de la **prostate** chez l'homme. • **Surveillance chez les apparentés :** o Examen clinique tous les **6 mois** à partir de **20 ans.** o Mammographie + échographie + IRM **annuelles** à partir de **30 ans.** o Si mastectomie prophylactique (vers 40 ans) : Arrêt du suivi radiologique.
Syndrome sein-ovaire : Mutation BRCA 2 :	• **Définition :** Mutation située sur le chromosome **13**. Environ **5 à 10%** des cancers du sein. Le risque de cancer du sein chez les femmes porteuses d'une anomalie de BRCA2 (transmission autosomique dominante) est d'environ **60 à 80%** et de cancer ovarien de **10 à 20%.** A la différence de BRCA1, les hommes porteurs d'une anomalie de ce trait ont un risque de 6% de cancer du sein durant leur vie (soit 100 fois plus que la population masculine standard). On note également un risque de cancer de la **prostate**, du **pancréas** et de **mélanome.** • **Surveillance chez les apparentés :** Idem BRCA 1
Syndrome sérotoninergique : **Ma Tric Rigide et Aguerrie se Hisse** **(5)**	• **Définition :** Il est caractérisé par un excès de sérotonine dans le système nerveux central, lié à la prise de certains antidépresseurs, notamment les ISRS. • **Tableau clinique :** o **Signes moteurs : Ma Tric Rigide et Aguerrie se Hisse** 1. **M**yoclonies 2. **T**remblements 3. **R**igidité 4. **A**taxie (manque de coordination fine dans les mouvements volontaires) 5. **H**yper réflexivité

Sur Ton Derrière Hyper Instable **(5)** **CACA** **(4)**	○ **Signes neurovégétatifs : Sur Ton Derrière Hyper Instable** 1. **S**ueurs 2. **T**achycardie 3. **D**iarrhées 4. **H**yperthermie 5. **I**nstabilité tensionnelle ○ **Signes psychiques : CACA** 1. **C**onfusion 2. **A**gitation, épilepsie 3. **C**oma 4. **A**nxiété. • **Etiologie :** Médicamenteuse : surdosage en ISRS. • **TTT :** 1. Réhydratation 2. Refroidissement par tous les moyens 3. Antidote : cyproheptadine (Periactine ®, anti H1) 4. Benzodiazépines et si besoin ventilation assistée voire curarisation 5. Dantrolène (Dantrium ®) = inefficace.
Syndrome spino-thalamique : **(1)**	• **Définition :** Atteinte du faisceau spino-thalamique. Si la lésion est unilatérale, le syndrome est **controlatéral** à la lésion car la décussation des fibres se fait au niveau de la moelle. • **Tableau clinique :** 1. Trouble de la sensibilité thermo algique (chaud – froid et nociception).
Syndrome SSSS : **(3)**	= **Staphylococcal Scalded Skin Syndrom.** • **Définition :** Sécrétion d'une toxine staphylococcique exfoliante. • **Tableau clinique :** 1. AEG, fièvre 2. Eruption scarlatiniforme puis desquamative 3. Larges décollements bulleux avec signe de Nikolsky positif. • **TTT :** Oxacilline (si SAMS) ou Vancomycine (si SARM).
Syndrome subjectif des traumatisés crânien : **C TATA** **(5)**	• **Définition :** Complication tardive classique « post commotionnel » (à condition que le TC ait été significatif). • **Tableau clinique : C TATA** 1. **C**éphalées 2. **T**roubles mnésiques, et troubles du sommeil (insomnie) 3. **A**sthénie (non compensée par le sommeil)

	4. **T**roubles de la marche, troubles de l'équilibre = vertiges 5. **A**couphènes.
Syndrome thalamique : **(3)**	• **Tableau clinique :** 1. Hémianesthésie 2. Allodynie : stimulus non douloureux perçu comme douloureux 3. Hyperpathie : Amplification du stimulus douloureux. • **Etiologies :** Atteinte du thalamus.
Syndrome Thoracique Aigu (STA) : **DD A 1 Fièvre et de la Toux** **(5)**	• **Définition :** Association d'un nouvel infiltrat radiologique et d'un ou plusieurs des symptômes suivants. C'est une complication grave et fréquente des syndromes drépanocytaires majeurs pouvant mettre en jeu le pronostic vital. • **Tableau clinique : DD A 1 Fièvre et de la Toux** 1. **D**yspnée aiguë 2. **D**ouleur thoracique 3. **A**nomalies auscultatoires (crépitants ou souffle tubaire) 4. **F**ièvre 5. **Toux**, expectoration. • **Signes de gravités :** ○ **Cliniques :** 1. FR > 30/mn ou FR<10/min en absence de surdosage morphinique 2. Respiration superficielle, difficulté à la parole 3. Troubles de conscience 4. Anomalies auscultatoires entendues 5. Insuffisance cardiaque droite ○ **Gazométriques :** Hypoxémie avec une PO2 < 60mmHg ○ **Radiologiques :** Atteinte pulmonaire radiologique étendue • **TTT :** Codifié selon protocoles disponibles : 1. Hydratation : < 2L/j. Attention aux diurétiques qui risquent d'augmenter la viscosité sanguine. 2. Oxygénothérapie : à adapter à la SpO2 (>96%, et > 98% si signes de gravités). 3. Antalgiques : Morphine IV, puis décroissance des paliers 4. TTT de l'anxiété : Atarax ® 25 à 100 mg/j, BZD à éviter. Prise en charge psychologique. 5. Kinésithérapie respiratoire : Travail d'ampliation thoracique à l'aide de Respiflow ®, aussi bien en préventif, qu'en curatif. 6. Transfusion ou échange transfusionnel selon le taux d'Hb ou si signe de gravité (voir recommandations).

	7. Antibiothérapie : ○ Si pneumopathie peu grave : amoxicilline 3 g/jour en intraveineux (IV) (alternative en cas d'allergie : télithromycine, 2 cps/j en 1 prise). ○ Si pneumopathie sévère (signe de gravité, choc, ventilation assistée, passage en réanimation) : association amoxicilline 3 g/jour IV + spiramycine IV 1,5 MUI x 3/j. • **Etiologies :** Facteurs favorisant : 1. Hypoventilation alvéolaire : douleur thoracique pariétale, chirurgie abdominale ou gynécologique, grossesse et post-partum, surdosage morphinique, pathologie hépatobiliaire. 2. Infectieux : tout processus infectieux. 3. Surcharge vasculaire pulmonaire : insuffisance cardiaque, hypertension artérielle pulmonaire. 4. Prise de corticoïdes.
Syndrome trophostatique de la ménopause : **(3)**	• **Définition :** Lombalgie commune d'origine articulaire postérieure chez des femmes obèses pendant la ménopause. • **Tableau clinique :** 1. Excès pondéral 2. Hypercyphose dorsale et hyperlordose lombaire par relâchement musculoligamentaire, entraînant une augmentation des contraintes à la partie postérieure du rachis, génératrice d'arthrose inter apophysaire postérieure 3. Douleurs lombaires basses irradiant souvent aux fesses, aux cuisses, parfois aux jambes, mais sans atteindre le pied. Elles sont volontiers à type de brûlures, aggravées par les contraintes mécaniques, et parfois exacerbées en fin de nuit et au réveil. • **TTT :** Symptomatique, antalgique en $1^{\text{ère}}$ intention, puis si besoin infiltrations articulaires postérieures (corticoïdes).
Syndrome tumoral : **HS PT** **(4)**	• **Tableau clinique : HS PT** 1. **H**épatomégalie (souvent absente) 2. **S**plénomégalie (peut être absente) 3. **P**olyadénopathies superficielles, symétriques 4. **T**umeurs cutanées, pulmonaires, digestives, ou testiculaires.

Syndrome ulcéreux : **(5)**	• **Définition :** Le syndrome ulcéreux typique est définit par : 1. Une douleur épigastrique, sans irradiation 2. À type de crampe ou faim douloureuse 3. Calmée par la prise d'aliments ou d'antiacides 4. Rythmée par les repas avec un intervalle libre de 1 à 3H 5. D'évolution spontanée par des poussées de quelques semaines séparées par des périodes asymptomatiques de quelques mois ou quelques années est évocatrice d'une maladie ulcéreuse liée à H. Pylori. • **Etiologie :** Ulcère Gastroduodénal (UGD).
Syndrome urémique : **(7)**	• **Définition :** On le retrouve dans le cadre d'une insuffisance rénale (chronique) avec une mauvaise élimination urinaire de l'urée, aboutissant à son accumulation dans le sang (hyperuricémie). • **Tableau clinique** : 1. Signes généraux : AEG, asthénie permanente 2. Signes digestifs : Inappétence, dégout électif pour les viandes, odeur urémique de l'haleine. Plus tardivement nausées. La surcharge azotée favorise également les hémorragies digestives. 3. Signes cardiovasculaires : HTA permanente, nécessitant d'entre traitée. Œdèmes et dyspnée ne s'observent qu'en cas de surcharge sodée manifeste. L'anémie contribue avec l'HTA à l'apparition d'une hypertrophie ventriculaire gauche et peut favoriser un angor. 4. Signes cutanés : Peau sèche, squameuse. Purpura. Prurit parfois intense (rôle de l'hyperphosphorémie). Apparition tardive d'une mélanodermie accentue par l'ensoleillement. 5. Signes neuromusculaires : Crampes nocturnes des membres inférieurs assez précoces, de même que le syndrome des "jambes sans repos". Les crampes sont favorisées par l'hypocalcémie. On note parfois des sensations de brulure, une diminution de la sensibilité profonde, une hyporéflexie. 6. Signes ostéoarticulaires : Crises de goutte (par hyperuricémie secondaire à la rétention de l'acide urique). Douleurs osseuses (hyperparathyroïdie). 7. Signes endocriniens : Aménorrhée. Diminution de la libido, impuissance.

Syndrome vestibulaire central : (3)	• **Définition :** Ce syndrome est : 1. **Incomplet** : les symptômes vestibulaires ne sont pas tous présents 2. **Dysharmonieux** : tous les mouvements ne se font pas dans la même direction → nystagmus multidirectionnel 3. **Peu intense.**
Syndrome vestibulaire périphérique : (3)	• **Définition :** 1. **Nystagmus controlatéral à la lésion**, unidirectionnel, de type horizonto rotatoire, en l'absence de fixation (lunette de Frenzel) et inhibé par la fixation 2. **Déviations segmentaires homolatérales** avec : - Déviation des index - Marche en étoile = marche aveugle - Piétinement aveugle de Fukuda 3. **Trouble de l'équilibre et de la marche avec** - Epreuve de Romberg = chute latéralisée aggravée par la fermeture des yeux - Déviation latéralisée lors de la marche.
Syndrome XLP :	• Voir Syndrome de Purtilo
TORCH syndrome : (5)	• **Définition :** Embryopathies ou de fœtopathies à l'origine de 15 % des surdités bilatérales sévères chez l'enfant : • **Etiologies : TORCH** 1. **T**oxoplasmose 2. **O**thers : VIH et syphilis 3. **R**ubéole 4. **C**MV 5. **H**erpès.
TURP syndrome : (4)	• **Définition :** Hyponatrémie de dilution (HIC + HEC) liée à la résorption sanguine du glycocolle (solution d'irrigation hypotonique) en cas d'intervention > 1 heure, avec risque d'engagement (œdème cérébral). • **Tableau clinique** : 1. Baisse de la tension 2. Bradycardie 3. Nausées vomissements 4. Hyponatrémie = HIC • **TTT :** Restriction hydrique + DIU de l'anse.

Section 4 :
Les triades et tétrades :

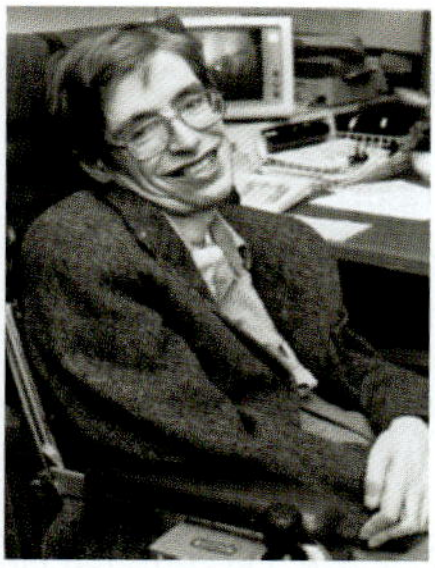

Stephen Hawking est un physicien théoricien et cosmologiste britannique. Il est connu pour ses contributions dans les domaines de la cosmologie et la gravité quantique, et en particulier sur le thème des trous noirs.

Il est atteint de la sclérose latérale amyotrophique (appelée familièrement aux États-Unis la maladie de Lou Gehrig et en France la maladie de Charcot).

En physique une radiation porte son nom : la radiation Hawking. Elle correspond à un rayonnement de corps noir. Elle est émise dans toutes les directions et conduit à 2 conclusions :

1. d'une part, ce rayonnement renverse la définition même du trou noir puisque dans ce cas-ci, il libère des particules dans l'espace ;

2. d'autre part, ce phénomène conduit finalement à son évaporation quantique et sa disparition dans un intense flash d'énergie pure.

Son succès est également lié à ses ouvrages de vulgarisation scientifique dans lesquels il discute de ses propres théories et de la cosmologie en général, comme son best-seller : A Brief History of Time publié en 1988.

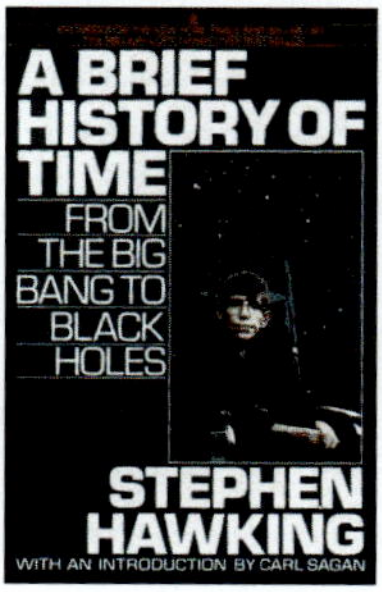

En 2009, Barack Obama lui remet la médaille présidentielle de la Liberté, la plus haute distinction civile accordée aux États-Unis.

En 2015, un film biographique : « The Theory of Everything » lui est consacré et a valu à Eddie Redmayne l'Oscar du meilleur acteur 2015 pour son interprétation du personnage de Stephen Hawking.

Voir dans cet ouvrage :
Maladie de Charcot

Personnalités atteintes :
Lou Gehrig, de nombreux sportifs (footballers italiens)...

Pour plus d'informations :
http://www.hawking.org.uk

Carré de Mondor : **DAME**	1. **D**ouleur abdominale 2. **A**rrêt des matières et des gaz 3. **M**étéorisme 4. **E**t nausée vomissement. → En faveur d'un syndrome occlusif.
Tétrade d'Holtzman :	1. Sus décalage du ST **concave vers le haut** dans toutes les dérivations et pas de miroir. (24h) 2. Retour à la ligne isoélectrique du ST et aplatissement des ondes T. (à 48h) 3. Négativation des ondes T. (à J7) 4. Retour à la ligne isoélectrique du ST et aplatissement des ondes T. → Péricardite
Tétralogie de Fallot : **CD HS**	Se manifeste par un souffle + une cyanose. On retrouve plus précisément : 1. **C**IV = Communication Inter Ventriculaire → souffle holosystolique en rayon de roue 2. **D**extroposition avec dilatation de l'aorte 3. **H**VD = Hypertrophie Ventriculaire Droite (cœur en sabot à la radio) 4. **S**ténose pulmonaire.
Triade autistique :	Après 3 ans : 1. Anomalies du contact et des interactions sociales 2. Comportements stéréotypés et restreints 3. Anomalies de la communication verbale et non verbale.
Triade caractéristique d'une MAT : **FAT**	1. **F**ièvre + troubles neurologiques (si PTT) / Fièvre + insuffisance rénale (si SHU) 2. **A**némie hémolytique mécanique avec schizocytes 3. **T**hrombopénie périphérique de consommation.
Triade D'O'DONOGHUE :	1. Rupture du LCA 2. Rupture du LLI 3. Désinsertion du ménisque interne.
Triade d'Adams et Hakim : **SIM**	1. **S**yndrome démentiel progressif (troubles cognitifs) 2. **I**ncontinence tardive : (troubles sphinctériens) 3. **M**arche à petits pas (troubles de la marche) → Hydrocéphalie à Pression Normale (HPN).
Triade de Beck :	1. Dyspnée 2. ICD avec TJ 3. Hypotension → Tamponnade.

Triade de Caroli :	1. Arthralgies 2. Céphalée 3. Urticaire. → Phase pré ictérique des hépatites virales.
Triade de Charcot : **FID**	1. **F**ièvre (souvent importante 40°C) 2. **I**ctère (progressant rapidement) 3. **D**ouleur de type biliaire → En faveur d'une angiocholite (urgence médicale → C3G).
Triade de Charcot pour la SEP :	1. Dysarthrie 2. Tremblement intentionnel 3. Nystagmus.
Triade de Claude Bernard Horner : **PME**	1. **P**tosis 2. **M**yosis 3. **É**nophtalmie 4. (Vasodilatation et troubles sudatifs locaux au niveau de l'hémiface). **Etiologies (du haut vers le bas du corps humain):** 1. Tumeurs de l'hypothalamus 2. AVC ischémique = syndrome Millard Gubler ou syndrome de Wallenberg 3. Algies vasculaires de la face 4. Anévrysme carotidien 5. Dissection carotidienne 6. Etirement du plexus brachial 7. Cancer apex pulmonaire = syndrome de Pancoast Tobias
Triade de Desmon Meigs :	1. Tumeur ovarienne bénigne (fibrome) 2. Pleurésie transsudative = épanchement pleural 3. +/- Ascite.
Triade de Fiessinger-Leroy (adieu Reiter !) :	1. Arthrite – Polyarthrite (fièvre) 2. Conjonctivite 3. Urétrite à Chlamydia (fièvre) ou à BGN → Syndrome de Fiessinger Leroy : est la forme la plus complète de l'arthrite réactionnelle. C'est une maladie systémique qui accompagne parfois les spondylarthropathies.
Triade de Fontan :	1. Fièvre 2. Douleur hypochondre droit 3. Hépatomégalie. → Amibiase hépatique.

Triade de Gregg : **CAS**	1. **C**ardiopathies malformatives (canal artériel persistant, coarctation de l'aorte) (80%) 2. **A**tteintes oculaires (cataracte, microphtalmie et rétinite) (50%) 3. **S**urdité. → Rubéole, femme enceinte et rubéole congénitale.
Triade de Guyon : **HDM**	1. **H**ématurie totale 2. **D**ouleur lombaire 3. **M**asse lombaire = contact lombaire → Cancer du rein. (90% des cas cancer à cellules rénales)
Triade de l'angor mésentérique : **DAS**	1. **D**ouleurs abdominales post prandiales (15 - 20 min) 2. **A**maigrissement (fractionnement des repas, sitophobie) 3. **S**téatorrhée (par atrophie villositaire intestinale).
Triade de l'anorexie mentale : **A3**	1. **A**norexie. 2. **A**maigrissement. 3. **A**ménorrhée.
Triade de l'hémobilie : **HIC**	= Présence de sang dans les voies biliaires : 1. **H**émorragie digestive extériorisée. 2. **I**ctère 3. **C**olique biliaire.
Triade de l'hémolyse chronique (intra tissulaire) : **PIS**	1. **P**âleur 2. **I**ctère à bilirubine libre 3. **S**plénomégalie (élimination des GR par le système réticulo endothélial).
Triade de la démence à corps de Levy :	1. Syndrome confusionnel 2. Syndrome extra pyramidal 3. Hallucinations visuelles.
Triade de la femme athlète : **BAT**	1. **B**aisse de la masse osseuse 2. **A**ménorrhée 3. **T**rouble de l'alimentation.
Triade de la fièvre boutonneuse méditerranéenne : **FET**	1. **F**ièvre (100 %) 2. **É**ruption maculo-papuleuse généralisée y compris les régions palmoplantaires (97 %) 3. **T**ache noire (70 %).
Triade de la fièvre méditerranéenne familiale :	1. Fièvre intermittente de 36h ++++ 2. Arthralgies 3. Sérites (péritonite, péricardite, pleurésie) Diagnostic sur la clinique et la génétique. Traitement par colchicine. Biothérapies ciblant IL1 si résistance.

Triade de la leishmaniose viscérale :	1. Fièvre 2. Anémie 3. Splénomégalie.
Triade de la maladie de Behçet :	1. Iridocyclite. 2. Aphtoses buccales récidivantes 3. Aphtoses /ulcérations génitales.
Triade de la maladie de Ménière : **SAV**	1. **S**urdité de perception endolabyrinthique (Weber latéralisé coté sain et Rinne +, avec prédominance sur les fréquences graves au début) avec prédominance sur les fréquences graves 2. **A**couphènes 3. **V**ertiges rotatoires (crises de vertiges de plusieurs heures accompagnées de nausées voire de vomissements).
Triade de la maladie de Whipple	1. Fièvre prolongée 2. Arthralgies 3. Diarrhées chroniques avec amaigrissement.
Triade de la maladie des emboles de cholestérol :	1. Orteils pourpres + livedo hyperalgiques (myalgies) 2. HTA 3. Insuffisance rénale sur terrain athéromateux.
Triade de la mort :	1. Hypokaliémie 2. Hypercalcémie 3. Intoxication par des digitaliques.
Triade de la nécrobiose aseptique d'un fibrome utérin : **SDF**	1. **S**yndrome toxi-infectieux sans foyer 2. **D**ouleur intense 3. **F**ibrome augmenté de volume, ramolli & douloureux. → Image en cocarde à l'échographie.
Triade de la péricardite :	1. Fièvre. 2. Douleur précordiale 3. Frottement péricardique.
Triade de la porphyrie :	1. Signes neurologiques : neuropathie avec faiblesse musculaire (60 %) 2. Signes abdominaux : douleurs abdominales majeures (98 %) et urines "rouge porto" après 30 minutes à la lumière naturelle (80%) 3. Signes psychiatriques : hallucinations, agitation, insomnie, anxiété (60 %).
Triade de la thrombophlébite cérébrale :	1. Céphalées 2. Crises d'épilepsie 3. Déficit neurologique focal.

Triade de Ménard :	1. Céphalées. 2. Palpitations. 3. Sueurs. → Pathognomonique d'un phéochromocytome.
Triade de Pierre Robin	1. Fente labio palatine 2. Glossoptose 3. Rétrognathisme.
Triade de Rigler :	1. Pneumobilie 2. Occlusion intestinale 3. Calcul biliaire. → iléus biliaire.
Triade de Saint :	1. Lithiase vésiculaire 2. Diverticulose colique 3. Hernie Hiatale.
Triade de Virchow : **ASH**	1. **Al**tération de la paroi veineuse 2. **S**tase veineuse 3. **H**ypercoagulabilité sanguine → En faveur d'une MTEV.
Triade de Whipple :	1. Syndrome neuroglucopénique (clinique compatible) 2. Hypoglycémie = GAJ < 0,7 g/L (soit 5,6 mmol/L) (biologie compatible) 3. Disparition des signes après resucrage. → Pathognomonique d'une hypoglycémie organique = signes neuroglucopéniques avec souvent pour étiologie un insulinome (faire épreuve de jeûne + dosage du peptide C et de l'insuline).
Triade de Widal :	1. Polypose nasale 2. Asthme 3. Intolérance à l'aspirine / AINS → Forme particulière d'asthme.
Triade diagnostic d'une fracture de Scaphoïde :	1. Douleur exquise à la palpation du fond de la tabatière anatomique 2. Douleur à la traction axiale du pouce 3. Signe de la pince + : on demande au patient de faire une pince entre l'index et le pouce et en tirant cette pince le patient n'arrive pas à le maintenir à cause de la douleur.
Triade du neurinome de l'acoustique :	1. Syndrome vestibulaire 2. Surdité de perception 3. Acouphènes.

Triade du phlegmon péri amygdalien:	1. Trismus 2. Œdème de la luette 3. Tuméfaction et déviation du palais.
Triade du purpura rhumatoïde : **PAD**	1. **P**urpura vasculaire : infiltré = palpable, déclive, ne touche pas les muqueuses (100%), nécrotique (polymorphisme lésionnel) 2. **A**rthralgies et/ou arthrites bilatérales et symétriques (75%) 3. **D**ouleurs abdominales (50%).
Triade du rachitisme :	1. Défaut de croissance 2. Déformation des MI 3. Hypophosphorémie.
Triade du saturnisme : **ICI**	1. **I**nsomnie 2. **C**éphalées 3. **I**rritabilité
Triade du SHU :	1. Insuffisance rénale aiguë avec oligo-anurie 2. Thrombopénie périphérique de consommation 3. Anémie hémolytique aiguë avec schizocytes. → Visualisation d'urine rouge porto après 30 minutes d'exposition à la lumière.
Triade du syndrome de Gayet Wernicke : **CAT**	1. **C**onfusion 2. **A**taxie, syndrome cérébelleux 3. **T**roubles oculomoteurs (nystagmus, paralysie oculomotrice bilatérale) s'aggravant à la vision de loin.
Triade du syndrome de Reye :	**TRN :** Enfant de 6 mois à 6 ans sous aspirine au long cours (pour un syndrome de Kawasaki par exemple). Association triade : 1. Vomissements +/- Déshydratation 2. Encéphalopathie chez patient apyrétique, troubles de la conscience 3. Hépatite aiguë grave stéatosique, avec hépatomégalie chez 50 % des patients.
Triade du syndrome de West :	1. Spasmes en flexion le plus souvent ou en extension 2. Stagnation ou régression du développement psychomoteur 3. Hypsarythmie caractéristique à l'EEG.

Triade du syndrome Parkinsonien : **HAT**	1. **H**ypertonie : rigidité de type plastique = raideur des extrémités ou de la nuque. 2. **A**kinésie : Gêne à l'écriture, à la réalisation des activités de la vie quotidienne 3. **T**remblement de repos : Présent au repos et disparaissant lors du mouvement. Lent (4–6 Hz). Touchant les membres, les lèvres ou le menton. Unilatéral ou asymétrique. Aggravé par les émotions et le calcul mental.

Section 5 : Les tests et manœuvres

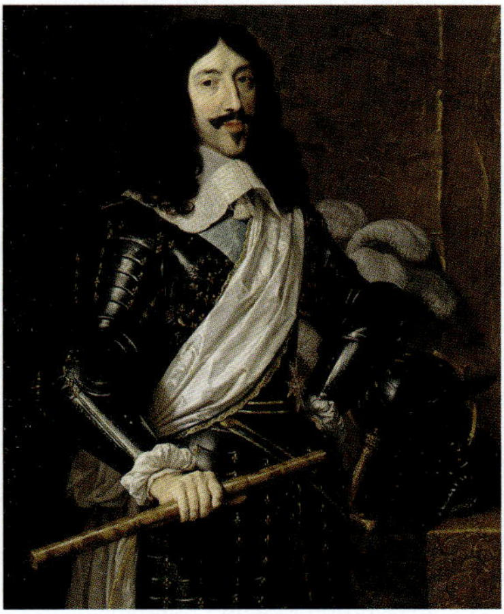

Portrait du roi Louis XIII, par Champaigne. wikipedia

Louis XIII est connu pour avoir eu, depuis l'enfance, une attitude colérique et détestable, alternant avec des phases où, charmant, il cherchait à plaire à tout le monde ! Certains historiens rapportent : « Puis, brusquement, une forte évacuation naturelle le soulageait, affaissait son ventre gonflé, et son irritabilité s'évanouissait » !

A partir de 26 ans, les crises deviennent plus sérieuses, et se répètent à intervalles réguliers. Fièvre et ballonnement abdominal, douleurs insupportables, qui durent plusieurs jours voire plusieurs semaines. Les années passent, et s'ajoutent à ces premiers symptômes un amaigrissement progressif.

Pour de nombreux spécialistes, Louis XIII aurait été atteint d'une maladie de Crohn.

Il meurt à 42 ans (33 ans jour pour jour après le décès de son père Henry IV !) dans d'atroces souffrances. Sa maladie s'est terminée par une péritonite aiguë. L'autopsie révèle des détails scabreux : le rectum est percé et rempli de pus, les boyaux boursouflés et l'estomac envahit par les vers !

Voir dans cet ouvrage :
Maladie de Crohn

Personnalités atteintes :
Dwight Eisenhower...

Pour plus d'informations :
http://plume-dhistoire.fr/la-maladie-de-crohn-tombeau-du-roi-louis-xiii/

Tests et manœuvres en pneumologie :

Test de Fagerström :	• **But :** Permet de dépister et de quantifier le niveau de la dépendance au tabac au cours du tabagisme. • **Réalisation :** 6 questions à poser au patient. • **Résultat :** La dépendance est jugée nulle si le score est de 0 à 2, faible de 3 ou 4, moyenne de 5 à 6 et forte de 7 à 10.
Test de provocation :	• **But :** Mettre les allergènes suspectés en contact avec le corps humain et observer la réaction allergique qu'ils sont supposés déclencher. •**Réalisation :** 1.**Le test de provocation orale :** On fait goûter une toute petite quantité de l'aliment suspecté allergène au patient et on observe la réaction dans les 30 min qui suit. Si le résultat est négatif, on augmente progressivement la quantité proposée. Cette méthode permet de différencier une sensibilité d'une véritable allergie. Elle permet également de déterminer la dose de l'allergène qui provoque la réaction allergique. 2.**Le test de provocation labial :** C'est en général la première partie du test oral. Il a l'avantage d'être facilement réalisable et moins risqué. Dans ce cas de figure, on applique sur la lèvre (sur la muqueuse) une goutte contenant l'aliment suspecté ou un placebo pendant quelques secondes et on regarde si une inflammation apparaît dans les 15 min. 3.**Le test de provocation nasal :** La mise en contact avec l'allergène suspecté se fait de différentes façons : 1. Application du produit allergène sur la muqueuse 2. Pulvérisation nasale Ce test permet principalement de mettre en évidence une rhinite allergique. S'arrêtant aux voies respiratoires supérieures, il est donc moins dangereux que le test de provocation bronchique. 4. **Test de provocation bronchique :** Ce test est en particulier utilisé pour diagnostiquer l'asthme allergique. Il consiste à faire inhaler au patient de la métacholine puis à évaluer sa respiration. •**Résultat :** Apparition de l'allergie décrite par le patient si test positif.

Tests cutanés :	• **But :** Mettre les allergènes suspectés en contact avec la peau et observer la réaction allergique qu'ils sont supposés déclencher. • **Réalisation :** 1. **Prick tests :** L'allergologue dépose une goutte de différents extraits allergéniques sur l'avant-bras ou le dos. Les extraits sont séparés d'au moins 2 cm afin qu'ils ne se mélangent pas. La peau est ensuite relevée avec une fine aiguille pour faire pénétrer l'extrait allergénique dans la couche superficielle de la peau. Cette méthode est utilisée pour les allergies respiratoires (allergie au pollen, allergie aux poils d'animaux) et pour les allergies alimentaires. Ce test est en principe bien accepté car indolore : il peut être pratiqué chez les jeunes enfants. 2. **Intradermoréaction :** Cette technique n'est pratiquement plus utilisée en Europe (délaissée pour le Prick test) mais elle l'est encore couramment aux États-Unis. Elle consiste à injecter une petite quantité d'allergène dilué sous l'épiderme. 3. **Patch tests :** Cette méthode consiste à mettre l'allergène en contact de la peau sous un pansement occlusif qui est gardé de 24 à 72 h en fonction des allergènes. Elle est surtout utilisée pour les allergies cutanées de type eczéma et pour certaines allergies alimentaires comme l'allergie aux protéines de lait. Cette méthode de test cutané présente un risque non négligeable d'induire des réactions anaphylactiques qui peuvent être graves. • **Résultat :** Apparition de l'allergie décrite par le patient si test positif.

Tests et manœuvres en cardiologie :

Manœuvre de Valsalva :	• **But :** Equilibrer la pression entre l'oreille externe et l'oreille moyenne. Elle peut être utilisée pour tenter de réduire certains troubles du rythme cardiaque, notamment dans le cas de la maladie de Bouveret. • **Réalisation :** Prendre sa respiration, se boucher le nez, fermer la bouche et faire monter la pression pulmonaire jusqu'à ce que les trompes d'Eustache s'ouvrent et que les tympans se rééquilibrent, produisant un petit claquement dans les oreilles. Cette méthode doit être utilisée de manière douce afin d'éviter les risques de coups de pistons qui seraient traumatisants pour l'oreille. • **Résultat :** La manœuvre rétablit l'équilibre de la pression entre l'oreille externe et l'oreille moyenne, augmente la pression intrathoracique, la pression veineuse et ralentit transitoirement la fréquence cardiaque.
Test à l'Ajmaline :	= **Test à la Flécaïnide** • **But :** Démasquer un syndrome de Brugada chez des patients ayant un ECG normal. • **Réalisation :** Il consiste à injecter par voie intraveineuse 1 mg/kg d'Ajmaline ou 2 mg/kg de Flécaïnide. • **Résultat :** Si un trouble du rythme apparaît ou une modification de la clinique (syncope) le test est positif.
Test de marche de 6 minutes :	• **But :** Evaluer la capacité fonctionnelle, et les effets du réentrainement à l'effort des patients cardiaques et pulmonaires. • **Réalisation :** Marcher le plus possible pendant 6 minutes en réalisant des allers et retours dans un couloir. Une pause est possible mais reprendre la marche dès que possible. Mesure de la distance parcourue à 6 min et noter à ce moment le niveau de dyspnée. • **Résultat :** D = 218 + (5.14 X taille en cm) – (5.32 X âge) – (1.8 X poids en kg) + (51.31 X sexe) (1 pour l'homme et 0 pour la femme) • **Exemple :** Pour un homme mesurant 175 cm, âgé de 75 ans, pesant 85 kg : test des 6 min. marche attendu = 617 m.

Tests et manœuvres en réanimation :

<table>
<tr><td>Manœuvre de Sellik :</td><td>• But : Empêcher la régurgitation et faciliter l'intubation.
• Manœuvre : Compression du cart lage cricoïde contre l'œsophage avec 2 doigts.</td></tr>
<tr><td colspan="2">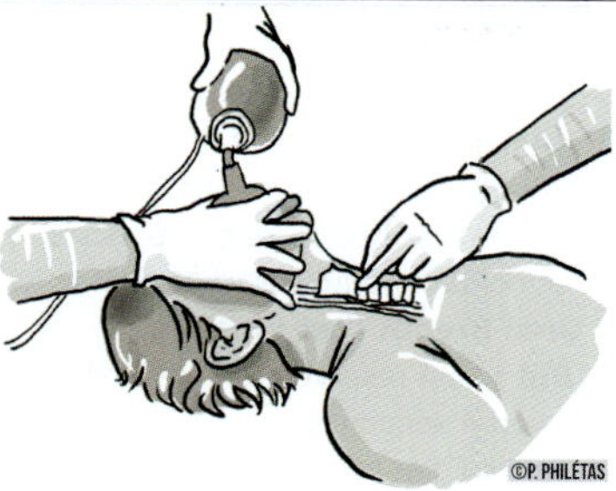
</td></tr>
<tr><td>Manœuvre de Heimlich</td><td>• But : Libérer les voies aériennes d'un corps étranger.
• Réalisation : Patient en position assise ou debout. L'examinateur se place derrière lui et place les deux mains sous l'appendice xiphoïde, l'une poing fermé, paume vers le bas et l'autre couvrant le poing. Comprimer fortement l'abdomen en orientant la poussée de bas en haut. Répéter au besoin l'opération.
• Résultat : Ejection du corps étranger en dehors des voies aériennes.</td></tr>
<tr><td colspan="2">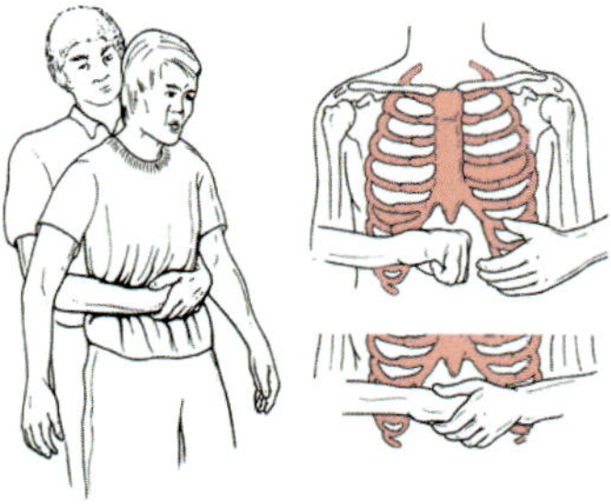</td></tr>
<tr><td>Test de lever de jambe :</td><td>• But : Prévoir l'effet d'un remplissage vasculaire (= expansion volémique).
• Réalisation : Patient en décubitus dorsal. Lever les 2 jambes de manières à faire retourner vers le cœur tout le flux veineux présent dans les jambes. Variante : possibilité d'utiliser la position de Trendelenburg.</td></tr>
</table>

	• **Résultat :** Si la PA augmente c'est qu'il y a bien une hypovolémie et qu'un remplissage est bien indiqué et ne sera pas délétère pour le patient.

Tests et manœuvres en hépatologie – gastroentérologie :

Epreuve du jeûne :	• **But :** Exploration d'une diarrhée sans malabsorption. Dépistage d'une diarrhée sécrétoire. • **Réalisation :** Faire 48 heures de jeûne. • **Résultat :** Une diarrhée motrice ou osmotique disparaît, tandis qu'une diarrhée sécrétoire persiste, à un débit fécal dépassant la moitié de celui observé avant le jeûne.
Test à l'urée marquée :	**= Urea Breath Test : UBT** • **But :** Test réservé au contrôle de l'éradication d'Helicobacter Pylori 4 semaines post TTT. • **Test :** Faire ingérer au patient une solution d'urée marquée au carbone radioactif. Si la bactérie est présente, l'urée est transformée en ammoniac et gaz carbonique radio-marqué ; ce dernier passe alors dans le sang et est éliminé dans l'air expiré. 2 prélèvements d'air sont effectués : le 1er après avoir bu la moitié de la solution préparée ; le 2nd, 30 minutes après avoir bu la seconde moitié de la préparation. • **Résultat :** Le test est dit positif lorsqu'il existe un enrichissement significatif de l'air expiré en carbone radiomarqué. **Très Se et très Sp**
Test au carmin :	• **But :** Exploration d'une diarrhée sans malabsorption. Dépistage d'une diarrhée motrice. • **Réalisation :** Ingestion de rouge carmin. • **Résultat :** Diarrhée motrice si 1ère selles colorées apparaissent < 8h et si la dernière selle colorée disparaît en moins de 24h.
Test de Schilling :	• **But :** Permet d'explorer l'absorption de la vitamine B12, dans le but de déceler une anomalie de l'iléon distal, ou une carence en facteur intrinsèque. • **Réalisation :** Injection IM de vit B12 pour saturer les récepteurs. Ingestion d'une capsule de vit B12 marquée PO la veille du test. La radioactivité urinaire est dosée au cours des 24 heures suivantes. • **Résultat :** Normalement, plus de 10 % de la dose ingérée est retrouvée dans les urines ; si elle est <à 10 % = malabsorption.

Test Hemoccult II ® :	• **But :** Dépister du sang dans les selles dans le cadre du dépistage du cancer colorectal. • **Réalisation :** Déposer dans des conditions précises un peu de selles sur six plaquettes prévues à cet effet. Une fois que le test est effectué, il faut l'adresser par la poste à un centre de lecture dans une enveloppe réservée à cet envoi. • **Résultat :** Si le test est positif cela ne veut pas dire qu'il y a un cancer mais qu'il y a un saignement d'origine digestive qui peut être également d'origine bénigne comme des hémorroïdes ou des inflammations liées soit à des maladies inflammatoires, soit à des traitements préalables. Un bilan par coloscopie devra être réalisé afin de visualiser l'ensemble du côlon et du rectum.
Test rapide à l'uréase :	= **CLO Test** • **But :** Mise en évidence d'Helicobacter Pylori. • **Réalisation :** Il se fait à partir d'une biopsie et est **très Sp mais peu Se.** • **Résultat :** Délais de lecture à 1h. Production d'ammoniac et de bicarbonate à partir de l'urée si le test est positif.
Test respiratoire au glucose :	• **But :** Objectiver chez le nourrisson une pullulation bactérienne intestinale. • **Test :** Le nourrisson doit être à jeun depuis 3 à 4 heures en fonction de l'âge. Un premier recueil d'air expiré est réalisé avant la prise orale de glucose à la dose de 2 gr/kg de poids sans dépasser 25 gr. Par la suite, l'air expiré est recueilli tous les quarts d'heure pendant 75 minutes. • **Résultat :** Test positif si le taux d'hydrogène est > à 20 ppm ou si augmentation de 10 ppm par rapport au taux de base.

Tests en endocrinologie – diabétologie :

Test de stimulation au Synacthène ® :	• **But :** Permet de vérifier que les surrénales sont capables de fabriquer suffisamment de cortisol. • **Réalisation :** Utilisation de SynACTHène 0,25 mg (= ACTH). Le matin une 1ère prise de sang détermine le taux de cortisol avant administration du Synacthène puis une 2ème mesure est faite 1h après (parfois 30 minutes). • **Résultat :** Un dosage anormale met en lumière une insuffisance surrénalienne. Ce test est considéré comme ayant une réponse normale (affirmant l'intégrité corticotrope) si la cortisolémie est > 20 µg/dL (550 nmol/L) (et pour certains si > 25 µg/dL). • **NB :** Certains patients en choc septique présente une insuffisance surrénalienne mise en évidence par ce test.
Test de stimulation à la CRH :	• **But :** Permet de dépister une insuffisance corticotrope. • **Réalisation :** A faire en dehors de toute hospitalisation. Administration de 100 µg IV de CRH, puis dosage du cortisol. • **Résultat :** Une valeur de cortisolémie < 20 µg/dL (550 nmol/L) indique une insuffisance corticotrope.
Test aux IEC :	**= Test au Captopril ® = Test de freination** • **But :** Permet de différencier les adénomes de Conn non freinables des hyperplasies et hyperaldostéronismes secondaires. Test permettant de freiner ou non le système rénine angiotensine aldostérone. • **Réalisation :** Mesure de la rénine et de l'aldostérone à T0. Administration de 50 mg de Captopril PO. Mesure de la rénine et de l'aldostérone à T = 90 min. • **Résultat :** L'aldostérone est freinée et la rénine augmentée dans le cas de de l'hyperplasie bilatérale des surrénales alors qu'elle est inchangée dans l'adénome de Cohn.
Test de freinage minute :	• **But :** Dépister les syndromes de Cushing. • **Réalisation :** La cortisolémie est mesurée le matin entre 6 et 8h après la prise orale de 1 mg de Dexaméthasone la veille à 23h. • **Résultat :** Le seuil de positivité du test varie selon certaines équipes. On considère le test comme positif si le seuil du cortisol est supérieur à : - 5 µg/dl (140 nmol/L) classiquement - 3,6 µg/dL (100 nmol/L) pour certains - 1,8 µg/dl (50 nmol/L) actuellement Plus le seuil choisi est bas, plus la **Se** du test augmente et plus la **Sp** diminue.

Test de freinage faible :	= **Test de freinage standard** • **But :** Dépister les syndromes de Cushing. • **Réalisation :** Recueillir les urines pour la mesure du cortisol urinaire pendant 48h. Puis poursuivre le recueil pendant 48h avec une prise de 0,5 mg de Dexaméthasone toutes les 6 heures (soit 2 mg/j pendant 2 jours). • **Résultat :** Un cortisol libre urinaire < 10 µg/j le dernier jour du test élimine le syndrome de Cushing.
Test à la Métopirone ® :	• **But :** Permet de dépister une insuffisance corticotrope. A faire lorsque le test au synacthène est négatif • **Réalisation :** Test avec protocole spécifique. Dosage de l'ACTH, du cortisol, et du composé S à différents temps. • **Résultat :** En cas de déficit corticotrope, le test à la Métopirone est anormal (absence d'élévation du composé S au-dessus de 10 µg/dL).
Test d'hypoglycémie insulinique :	• **But :** Permet de dépister une insuffisance corticotrope. Permet également de dépister une insuffisance somatotrope (retard de croissance) • **Réalisation :** Sujet à jeun depuis 12h. Administration d'insuline rapide 0,1 unité/kg en IV. Mesure de la glycémie capillaire, de la GH, du cortisol, de l'ACTH et de la glycémie veineuse à des temps et selon un protocole spécifique. • **Résultat :** En cas d'insuffisance corticotrope ou somatotrope, le cortisol ne s'élève pas au-delà de 20 µg/dL (550 nmol/L).
Test à la LHRH :	• **But :** Apprécier la réserve hypophysaire en gonadotrophines. • **Réalisation :** Après l'injection IV de 100 µg de LH-RH, on étudie les variations de la FSH et de la LH plasmatiques à t-15, t0, t15, t30, t60, t90, t120. • **Résultat :** Réponses pathologiques : 1. Taux de base élevé et réponse très forte sans recoupement avec les sujets normaux en cas de dysgénésie ovarienne (Syndrome de Turner). 2. Taux de base bas et réponse au LH-RH très faible en cas d'insuffisance hypophysaire (S. de Sheehan), ou même hypothalamique. 3. Une réponse normale : peut s'observer en cas d'atteinte hypothalamique ou hypophysaire d'intensité moyenne, aménorrhée psychogène, anorexie mentale. 4. Une réponse dissociée : avec réponse plus marquée de la LH peut s'observer dans le SOPK.

Tests et manoeuvres en rhumatologie et en orthopédie :

Epaule :	
• Articulation acromio-claviculaire :	
Test d' aDDuction horizontale forcée :	• **But :** Rechercher l'existence d'une lésion de l'articulation acromio-claviculaire. • **Manœuvre :** Le sujet est assis. L'examinateur, tout en fixant le tronc du sujet, place le bras à tester à 90° de flexion puis l'amène en a**DD**uction horizontale forcée. • **Résultat :** L'examen est positif si une douleur apparait au niveau de l'articulation acromio-claviculaire.
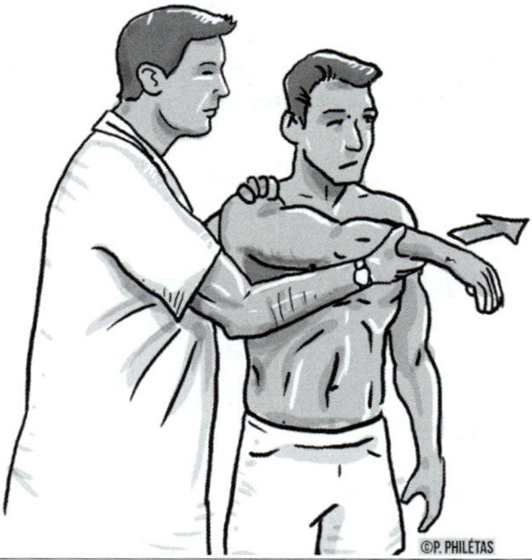	
Test de cisaillement acromio-claviculaire :	• **But :** Rechercher l'existence d'une lésion de l'articulation acromio-claviculaire. • **Manœuvre :** Le patient est assis. L'examinateur joint ses mains en croisant ses doigts et il place une de ses paumes au bord antérieur de la clavicule et une autre sur l'épine de la scapula de sorte que ses doigts soient au-dessus de l'épaule. Puis il compresse ses mains entre elles. • **Résultat :** L'examen est positif si une douleur apparait au niveau de l'articulation acromio-claviculaire.
Test de Dugas :	• **But :** Rechercher l'existence d'une lésion de l'articulation acromio-claviculaire. • **Manœuvre :** Le patient est assis. On demande au patient d'amener la main du côté à tester sur l'épaule controlatérale. • **Résultat :** L'examen est positif si une douleur apparait au niveau de l'articulation acromio-claviculaire.

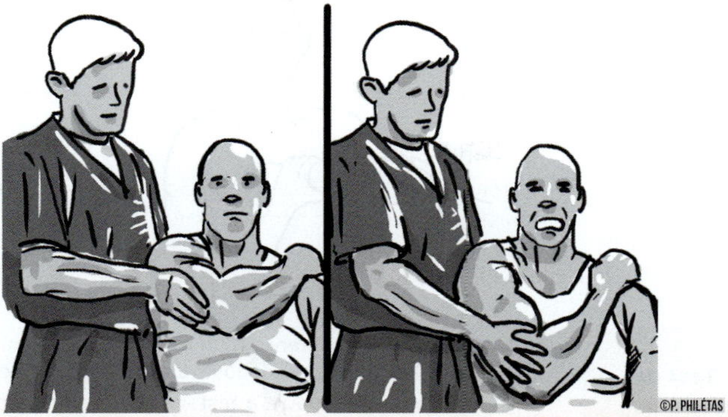

- **Articulation gléno-humérale :**

A. Recherche d'un conflit sous acromial :

Test de Neer : → Conflit sous acromial	• **But :** Rechercher l'existence d'un conflit sous acromial. • **Manœuvre :** Le patient est debout. L'examinateur fixe d'une main la scapula de l'épaule à tester et place le bras du patient en rotation interne. Tout en maintenant cette rotation, il amène le bras en flexion maximale à 180° avec le coude maintenu tendu (ou en extension). • **Résultat :** L'examen est positif si on retrouve une douleur et/ou d'une limitation d'amplitude à l'épaule.

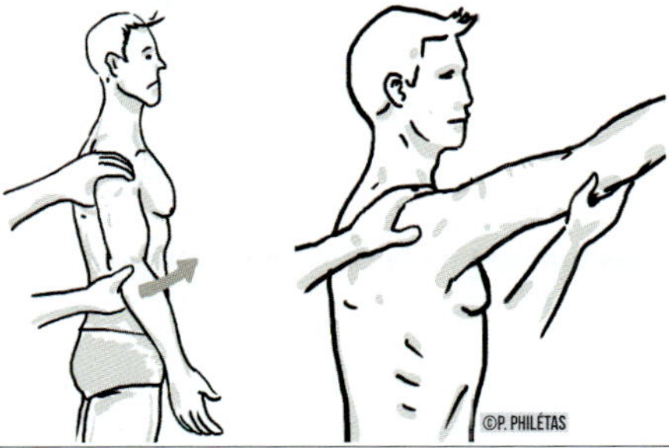

Test de Yocum : → Conflit sous acromial	• **But :** Rechercher l'existence d'un conflit sous acromial. • **Manœuvre :** Le sujet est debout, il place sa main du côté de l'épaule à tester sur l'épaule controlatérale. Il doit lever le coude fléchi du membre supérieur à tester contre résistance sans élever l'épaule. • **Résultat :** L'examen est positif si on retrouve une douleur à l'épaule.

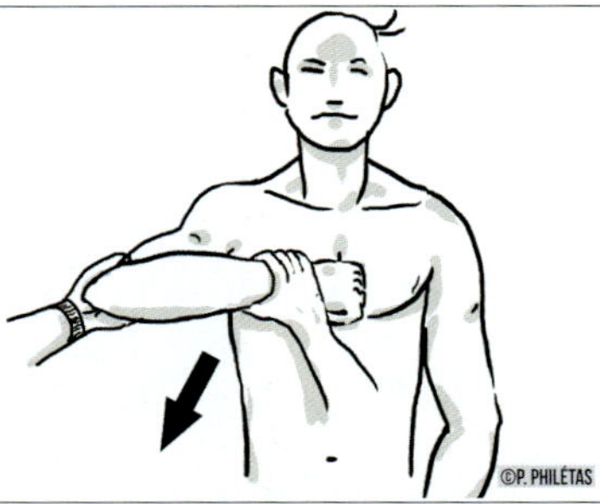

Test de Hawkins : → Conflit sous acromial	• **But :** Rechercher l'existence d'un conflit sous acromial. • **Manœuvre :** Le sujet est debout. L'examinateur fixe d'une main la scapula de l'épaule à tester et place le bras du patient en flexion à 90° avec le coude fléchit à 90°. L'examinateur amène ensuite le bras en rotation interne maximale. • **Résultat :** L'examen est positif si on retrouve une douleur à l'épaule.

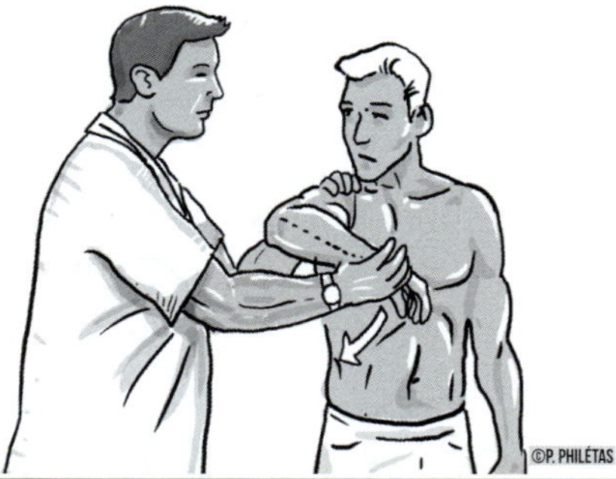

B. Etude des tendons de la coiffe des rotateurs :

Test de Jobe : → Sus épineux = a**BD**ucteur	• **But :** Rechercher l'existence d'une pathologie du supra-épineux (tendinopathie et/ou rupture). • **Manœuvre :** Le patient est debout, il place ses deux bras en a**BD**uction 30° vers l'avant et en rotation interne maximale (pouces pointant vers le bas) avec ses deux coudes tendus. L'examinateur place une main au-dessus des poignets et applique une résistance progressive bilatérale dirigée vers le bas en demandant au patient de résister à la force qu'il applique.

	• **Résultat** L'examen est positif si on retrouve : - Une douleur à l'épaule (plutôt en faveur d'une tendinopathie) et/ou - Une diminution de la force du côté lésé (plutôt en faveur d'une rupture partielle ou complète).
	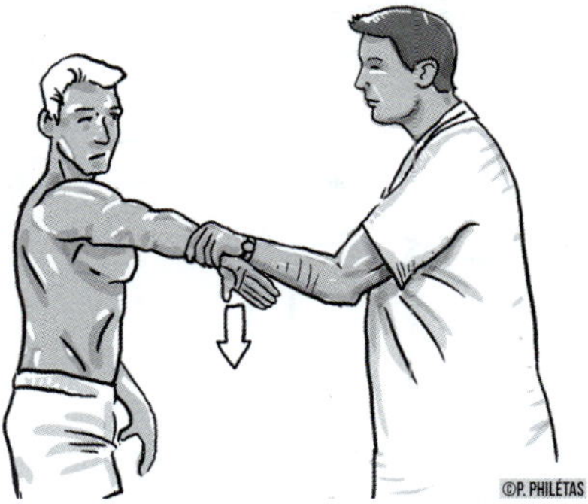
Test de Patte : → Sous-épineux et petit rond = rotateur externe	• **But :** Rechercher l'existence d'une pathologie de l'infra-épineux et du petit rond (tendinopathie et/ou rupture). • **Manœuvre :** Le patient est assis. L'examinateur place le bras à tester à 90° de scaption (a**BD**uction dans le plan scapulaire) avec le coude fléchit à 90°. Il stabilise d'une main la scapula et de l'autre (placée sur l'avant-bras) résiste à une rotation externe d'épaule du sujet. • **Résultat :** L'examen est positif si on retrouve : - Une douleur à **l'épaule** (plutôt en faveur d'une tendinopathie) et/ou - Une diminution de la force **du côté lésé** (en faveur d'une rupture partielle ou complète).
	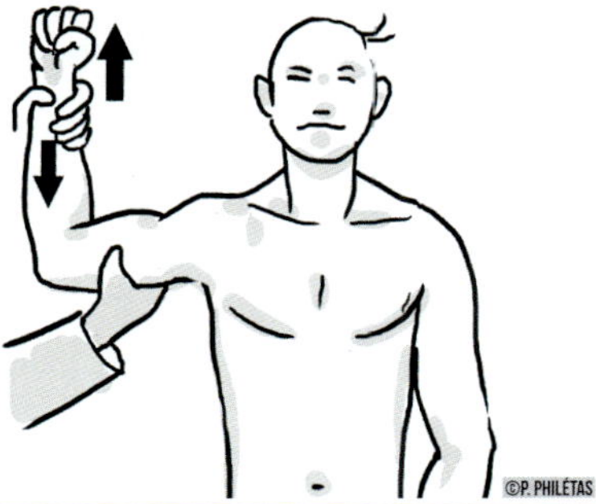

Test du Clairon : → Sous-épineux et petit rond = rotateur externe	• **But :** Rechercher l'existence d'une pathologie de l'infra-épineux et du petit rond (tendinopathie et/ou rupture). • **Manœuvre :** On demande au patient de porter la main à la bouche. • **Résultat :** En l'absence de rotateurs externes, pour porter la main à la bouche, le patient devra élever le coude au-dessus de l'horizontal, prenant ainsi la position d'un joueur de clairon.
	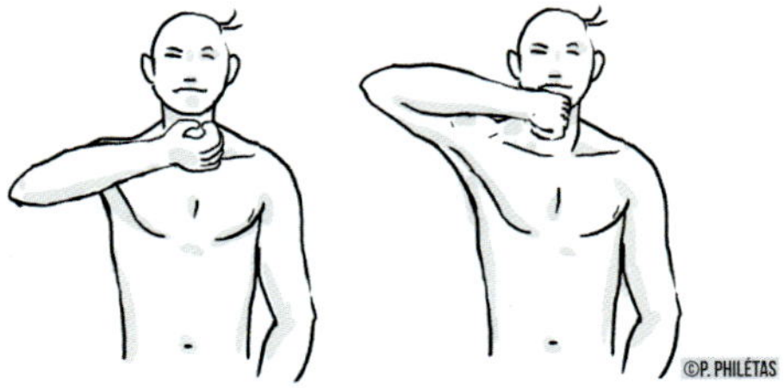
Press Belly Test : → Sous Scapulaire = rotateur interne	• **But :** Rechercher l'existence d'une pathologie du sous-scapulaire. • **Manœuvre :** Le patient est debout, il place sa main (du côté de l'épaule à tester) sur son ventre avec le poignet en rectitude et le coude fléchi à 90° et décollé du tronc. Il doit alors presser sa main sur son ventre. • **Résultat :** L'examen est positif si on retrouve : - Une douleur à **l'épaule** (plutôt en faveur d'une tendinopathie) et/ou - Une incapacité à maintenir la position de son **poignet** et/ou de son **coude** avec des compensations en flexion de poignet (plutôt en faveur d'une rupture partielle ou complète). • **Remarque :** Ce test ne nécessite pas autant de rotation interne d'épaule que le test de Gerber (lift off test), il peut donc être une alternative en cas d'insuffisance de rotation interne du sujet. **Peu Se et très Sp.**

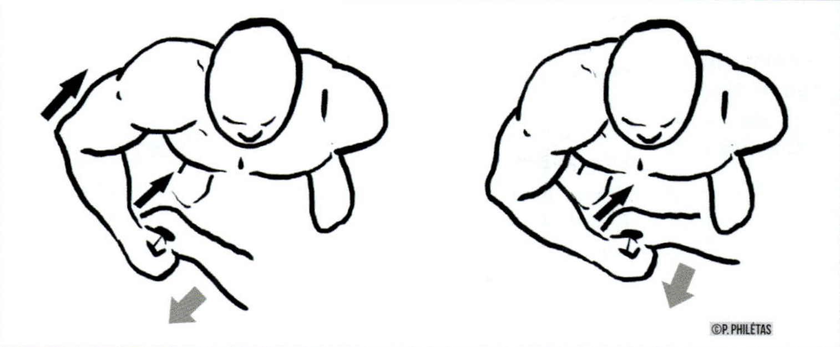

Test de Gerber (Lift off test) :

→ Sous Scapulaire = rotateur interne

- **But :** Rechercher l'existence d'une pathologie du sous-scapulaire.
- **Manœuvre :** Le patient est assis, il place sa main (du côté de l'épaule à tester) derrière son dos avec le coude fléchi à 90°. Il doit alors décoller la main de son dos. Si cela est possible, L'examinateur place sa main sur celle du sujet afin de résister au mouvement de décollement.
- **Résultat :** L'examen est positif si on retrouve :
  - Une douleur à **l'épaule** (plutôt en faveur d'une tendinopathie) et/ou
  - Une diminution de la force **du côté lésé** (plutôt en faveur d'une rupture partielle ou complète). L'impossibilité du patient à décoller sa main sans résistance de l'examinateur évoque une rupture partielle ou totale du sous-scapulaire.
- **Remarque :** Si le patient est incapable d'amener son bras en rotation interne en arrière de son dos, réaliser plutôt le belly Press test.

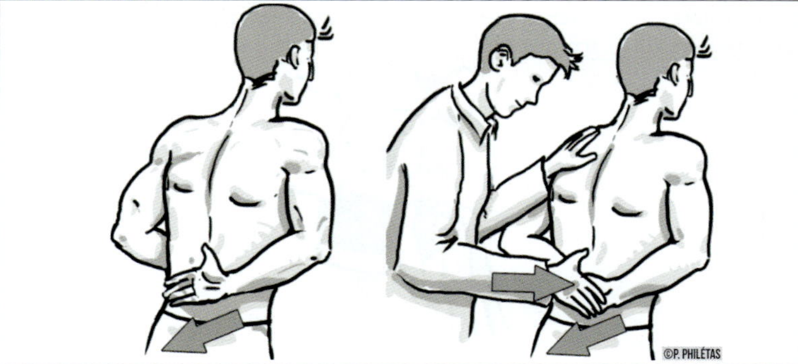

Palm Up Test = Signe de Gilcrest : → Longue portion du biceps	• **But :** Rechercher l'existence d'une pathologie du tendon de la longue portion du biceps. • **Manœuvre :** Le patient est assis. Il fléchit son bras à 60°, en a**BD**uction horizontale de 30°, avec le coude tendu et l'avant-bras en supination. L'examinateur place sa main sur l'avant-bras du patient et exerce une force verticale dirigée vers le bas. Le patient doit s'opposer au mouvement de l'examinateur. • **Résultat :** L'examen est positif si on retrouve une douleur au niveau de la coulisse bicipitale (=sillon intertuberculaire) pouvant être accompagnée d'une rupture par rapport au côté opposé.
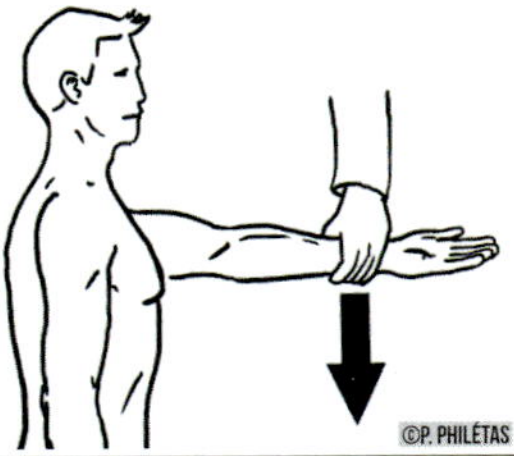 ©P. PHILÉTAS	
C. Test de stabilité antérieure :	
Test du tiroir antérieur de Gerber et Ganz : → Instabilité gléno-humérale antérieure	• **But :** Rechercher l'existence d'une instabilité gléno-humérale antérieure. • **Manœuvre :** Le patient est assis et légèrement penché en avant. On bloque l'acromion entre pouce et index d'une main, la tête humérale entre pouce et index de l'autre main et l'on recherche l'existence d'un jeu dans l'articulation gléno-humérale antérieure. • **Résultat :** L'examen est positif si on retrouve une laxité antérieure anormale comparativement au côté opposé accompagnée, ou non, d'une douleur et/ou d'un claquement.
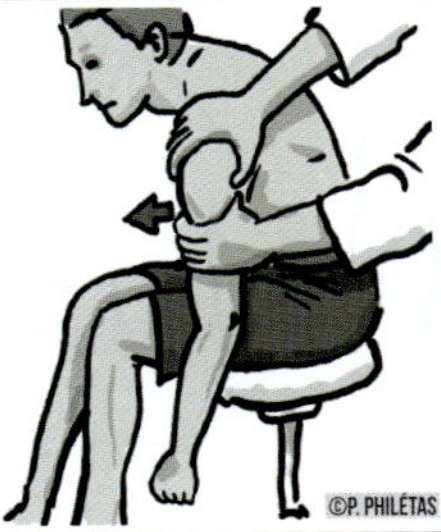 ©P. PHILÉTAS	

<table>
<tr>
<td>Test de l'armé :</td>
<td>

- **But :** Mise en évidence d'une instabilité gléno-humérale antérieure.
- **Manœuvre :** Le patient est assis. L'examinateur applique une rotation externe forcée, du bras en a**BD**uction du patient.
- **Résultat :** Appréhension.

</td>
</tr>
<tr>
<td colspan="2">
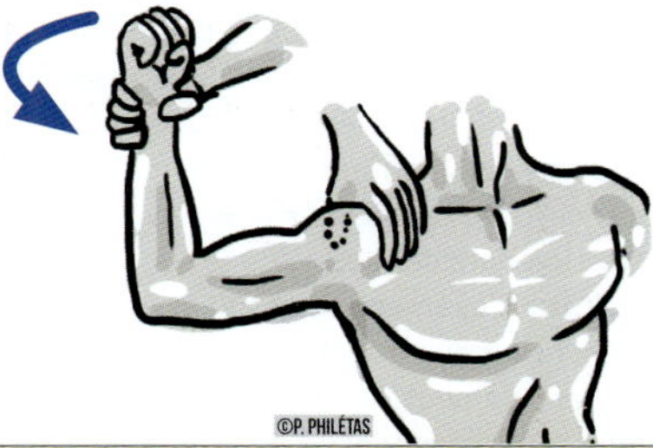

</td>
</tr>
<tr>
<td colspan="2">D. Test de stabilité postérieure :</td>
</tr>
<tr>
<td>Test du tiroir postérieur de Gerber et Ganz :
→ Instabilité gléno-humérale postérieure</td>
<td>

- **But :** Rechercher l'existence d'une instabilité gléno-humérale postérieure.
- **Manœuvre :** Identique au test du tiroir antérieur mais avec un mouvement postérieur.
- **Résultat :** L'examen est positif si on retrouve une laxité postérieure anormale comparativement au côté opposé accompagnée, ou non, d'une douleur et/ou d'un claquement.

</td>
</tr>
<tr>
<td colspan="2">
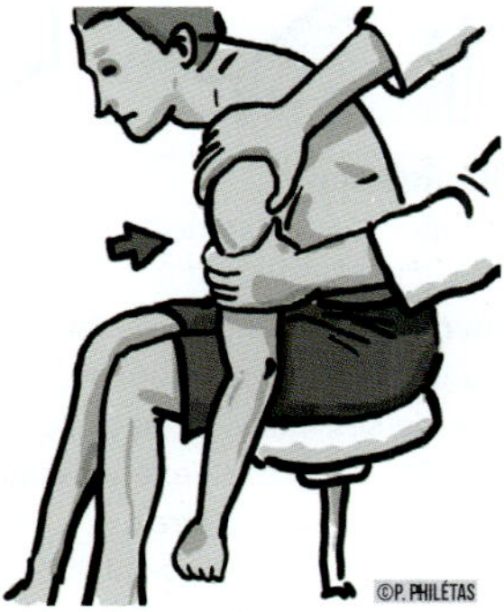

</td>
</tr>
</table>

Jerk Test au MS : → Instabilité gléno-humérale postérieure	• **But :** Rechercher l'existence d'une instabilité gléno-humérale postérieure. • **Manœuvre :** Le patient est assis. L'examinateur place l'épaule à tester à 90° de flexion et en rotation interne maximale (avec le coude fléchi à 90° de flexion). L'une de ses mains maintient le coude du patient tandis que l'autre est placée sur la clavicule et la scapula (afin d'éviter les compensations de la ceinture scapulaire). Il applique ensuite une force axiale (le long de l'humérus) vers l'arrière. Tout en maintenant cette force postérieure, l'examinateur amène le bras du sujet en a**DD**uction horizontale. • **Résultat :** L'examen est positif si on retrouve une appréhension du patient à la luxation postérieure. Cette appréhension peut être ou non accompagnée d'une douleur et/ou d'un claquement.

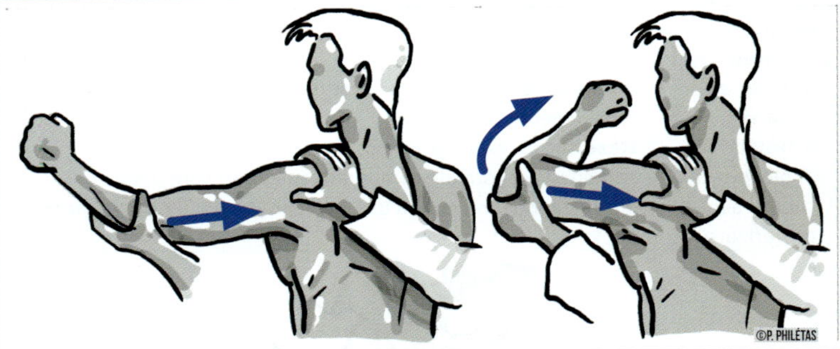

E. Test de stabilité inférieur :	
Sulcus Sign :	• **But :** Rechercher l'existence d'une instabilité gléno-humérale inférieure. • **Manœuvre :** Le patient est debout ou assis avec le bras à tester dans une position neutre. L'examinateur fixe la scapula avec l'une de ses mains et place l'autre juste au-dessus du coude du côté à tester. Il exerce ensuite une force verticale dirigée vers le bas sur le bras. • **Résultat :** L'examen est positif si on retrouve une laxité inférieure anormale comparativement au côté opposé. Cette laxité est visible et mesurable (de manière centimétrique) entre l'acromion et la tête humérale.

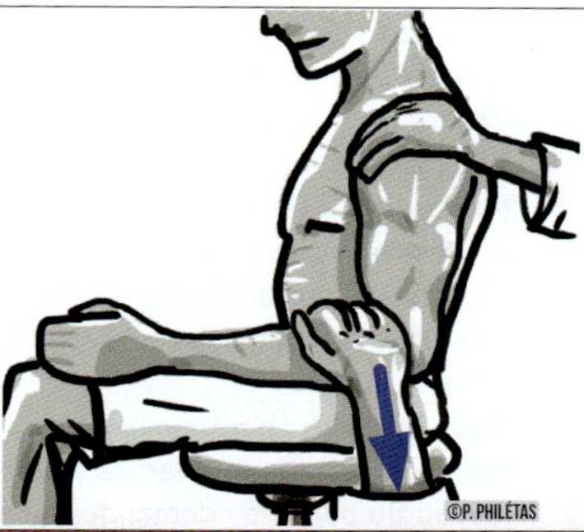

Coude :	
Test du Varus Valgus :	• **But : :** Rechercher l'existence d'une lésion des ligaments collatéraux. • **Manœuvre :** Le patient est assis. L'examinateur place une de ses mains à la partie distale du bras et l'autre au niveau du poignet du sujet. Pour tester le ligament collatéral latéral, l'examinateur amènera l'avant-bras en varus. Pour tester le ligament collatéral médial, l'examinateur amènera l'avant-bras en valgus. Ces mouvements seront effectués en extension du coude et entre 20° et 30° de flexion. • **Résultat :** L'examen est positif si on retrouve un bâillement anormal du coude homolatéral au ligament collatéral testé, accompagné ou non d'une douleur.
Main :	
Manœuvre de Phalen :	• **But :** Mettre en évidence un syndrome du canal carpien. • **Manœuvre :** Flexion maximale du poignet pendant 60 secondes. • **Résultat :** Positif si le test reproduit des fourmillements ou des douleurs.
Manœuvre de Tinel :	• **But :** Mettre en évidence un syndrome du canal carpien. • **Manœuvre :** Percussion du poignet en regard du pli palmaire avec un marteau à réflexe. • **Résultat :** Positif si le test reproduit des fourmillements ou des douleurs
Test de Weber :	• **But :** Utiliser dans les plaies de la main pour rechercher une lésion nerveuse. • **Manœuvre :** Avec un pic on détermine si le patient peut sentir 2 points séparés d'une distance < 4 mm comme étant 2 point différents. C'est un test de discrimination de la proprioception.

	• **Résultat :** Test normal si le patient peut sentir 2 points séparés d'une distance < 4 mm comme étant 2 point différents.
Test du garrot de Gilliatt :	• **But :** Mettre en évidence un syndrome du canal carpien • **Manœuvre :** Un brassard gonflé à une tension supérieure à la pression systolique reproduit en moins de 60 secondes les paresthésies caractéristiques du syndrome du canal carpien • **Résultat :** Positif si le test reproduit des fourmillements ou des douleurs.
Test ou manœuvre d'Allen :	• **But :** Etudier la perméabilité des artères radiale et ulnaire. • **Manœuvre :** Comprimer les artères radiale et ulnaire au niveau du poignet ; demander au patient de faire des mouvements de pompe avec sa main jusqu'à ce que celle-ci se décolore ; relâcher la pression sur l'artère ulnaire en vérifiant que la main se recolore. • **Résultat :** Anomalie de la perfusion de la zone ulnaire ou de la zone radiale traduisant une vascularisation insuffisante de la zone anormale.
Colonne vertébrale :	
Manœuvre de Lasègue :	• **But :** Mettre en évidence un conflit disco radiculaire sur la racine L5 et/ou S1. • **Manœuvre :** Patient allongé en décubitus dorsal. L'examinateur soulève alors la jambe tendue jusqu'à ce que le patient décrive une douleur irradiant depuis le dos jusque dans le pied homolatéral. • **Résultat :** La manœuvre est positive si la douleur reproduite est identique à celle de sa sciatalgie. • **Remarque : Très Se et peu Sp.**

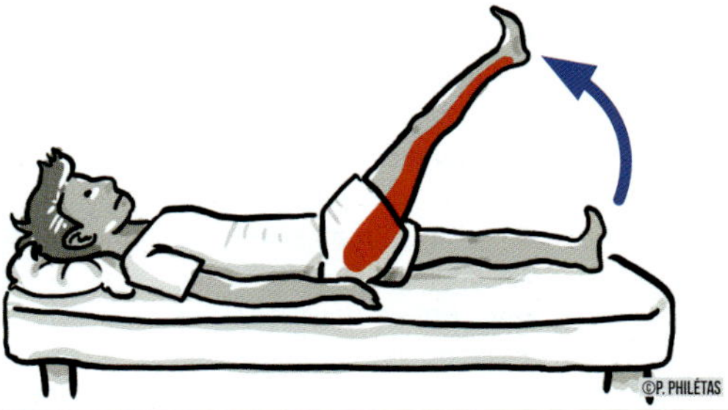

Manœuvre de Lasègue croisé :	• **But :** Mettre en évidence un conflit disco radiculaire sur la racine L5 et/ou S1. • **Manœuvre :** Patient allongé en décubitus dorsal. L'examinateur soulève alors la jambe tendue jusqu'à ce que le patient décrive une douleur irradiant depuis le dos jusque dans le pied controlatéral. • **Résultat :** La manœuvre est positive si la douleur reproduite est identique à celle de sa sciatalgie. • **Remarque : Peu Se et très Sp.**
Manœuvre de Léri :	= **Manœuvre de Lasègue inversé** • **But :** Mettre en évidence un conflit disco radiculaire sur la racine L3 et/ou L4. • **Manœuvre :** Patient allongé en décubitus ventral. L'examinateur soulève la jambe pliée à 90° par rapport à la cuisse. • **Résultat :** Si la manœuvre déclenche une douleur neurogène crurale, on peut faire le diagnostic de cruralgie.
	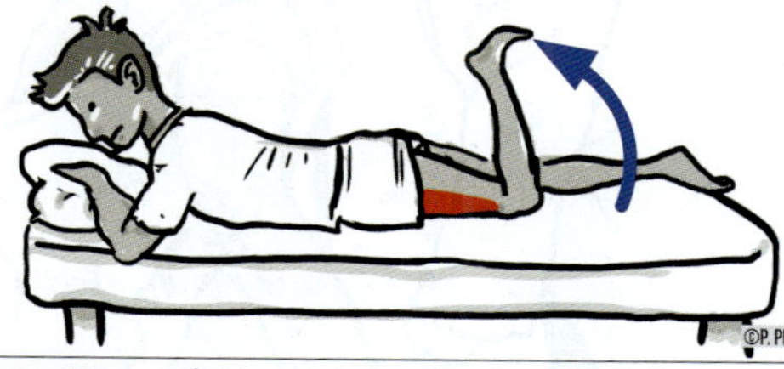 ©P. PHILÉTAS
Manœuvre du chandelier :	• **But :** Mise en évidence du syndrome du défilé thoracobrachial. Elle aurait la meilleure valeur diagnostique. • **Manœuvre :** Il est demandé au patient d'ouvrir et de fermer les poings de façon répétée, les bras en position « haut-les-mains » = bras à 90° d'a**BD**uction, avant-bras verticale et paumes en avant • **Résultat :** Le test, pour être positif, doit reproduire rapidement la symptomatologie du syndrome du défilé thoracobrachial (abolition du pouls radial et paresthésies des nerfs médian et cubital, l'imagerie recherche une côte cervicale ou une apophysomégalie de C7).
Test de Risser :	• **But :** Evaluer la maturation du rachis. • **Test :** Radio de face : on regarde l'ossification de la crête iliaque c'est un bon reflet de la maturation du rachis.

Hanche :	
Test d'Ober :	• **But :** Rechercher l'existence d'une contracture de la bandelette ilio-tibiale. • **Manœuvre :** Le patient est en décubitus latéral sur le côté non-testé, le genou fléchi. L'examinateur place une contre-prise sur la crête iliaque homolatérale à la hanche testée. Il amène la cuisse (avec genou fléchi à 90°) en a**BD**uction puis en extension jusqu'à alignement avec le tronc afin de placer la bandelette ilio-tibiale en dehors du grand trochanter. L'examinateur laisse la pesanteur mettre la cuisse en a**DD**uction vers la table, tout en gardant l'extension. • **Résultat :** Le test est dit positif lorsque le membre inférieur testé ne peut être mis en a**DD**uction, et ce, proportionnellement à l'intensité de la contracture.
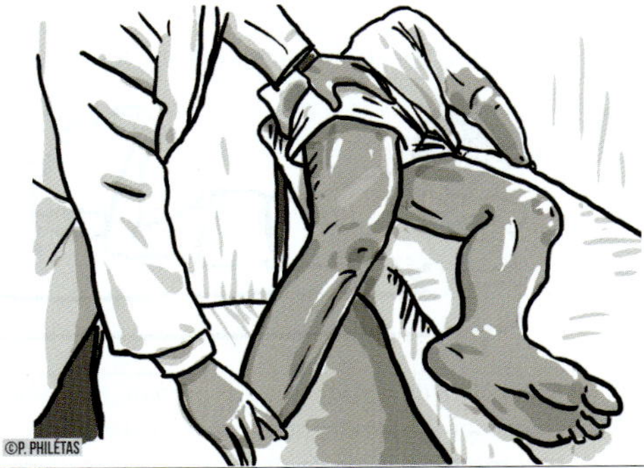	
Manœuvre du cisaillement vertical :	**= Test de cisaillement vertical** • **But :** Rechercher l'existence d'une douleur de l'articulation sacro-iliaque pour le diagnostic de spondylarthropathie. • **Manœuvre :** Appuyer fortement de haut en bas sur la surface du genou, jambe remontée contre le ventre à 90°. L'effort de poussé est donner de manière vertical en direction du fémur. • **Résultat :** Le test est dit positif si la manœuvre reproduit la fessalgie habituelle.
Signe(s) du trépied :	• **But :** Rechercher l'existence d'une douleur de l'articulation sacro-iliaque pour le diagnostic de spondylarthropathie. • **Manœuvre :** L'examinateur exerce une pression verticale par les paumes des mains posées sur le sacrum du patient en décubitus ventral.

	• **Résultat :** Le test est dit positif si la manœuvre reproduit la fessalgie habituelle.
Test de Fabre = Test de Patrick :	**= Manœuvre de cisaillement :** • **But :** Rechercher l'existence d'un problème intra-articulaire et/ou péri-articulaire de la hanche et/ou de la sacro-iliaque. • **Manœuvre :** Le sujet est en décubitus dorsal. L'examinateur place une contre-prise sur l'épine iliaque antéro-supérieure controlatérale afin d'éviter les compensations. Il amène la hanche en **F**lexion, **ABD**uction et **R**otation **E**xterne **(FABRE)** en plaçant la cheville homolatérale sur le genou controlatéral. Il exerce une force verticale vers la table sur la face interne du condyle interne du genou fléchi. • **Résultat :** Pour être positif le test retrouve soit une douleur antérieure (problème coxo-fémoral), soit une douleur postérieure (problème sacro-iliaque), soit une incapacité à avoir un mouvement bilatéral identique (manque d'amplitude d'un côté). • **Remarque :** Test peu spécifique.
Test de Thomas :	• **But :** Rechercher l'existence d'une contracture d'un ou des fléchisseurs de hanche. • **Manœuvre :** Le patient est en décubitus dorsal. Il prend son genou fléchi non-testé et l'amène le plus possible vers son tronc. Ceci met sa hanche non-testée en flexion. • **Résultat :** Le test est dit positif lorsque le membre inférieur testé ne peut pas rester entièrement en contact avec la table et la hanche testée se met en flexum.
Genou :	
• **Articulation fémoro-patellaire**	
Signe(s) du Rabot :	• **But :** Rechercher l'existence de crépitations douloureuses au niveau de l'articulation fémoro-patellaire. • **Manœuvre :** Le patient est en décubitus dorsal. L'examinateur place ses mains de part et d'autre de la rotule. Il imprime une pression verticale sur la rotule puis la mobilise vers le haut et le bas sans relâcher la compression. • **Résultat :** Le signe est positif si apparait une douleur antérieure du genou. Des crépitations palpables et/ou une gêne peuvent accompagner la douleur, signant une pathologie de l'articulation fémoro-patellaire.

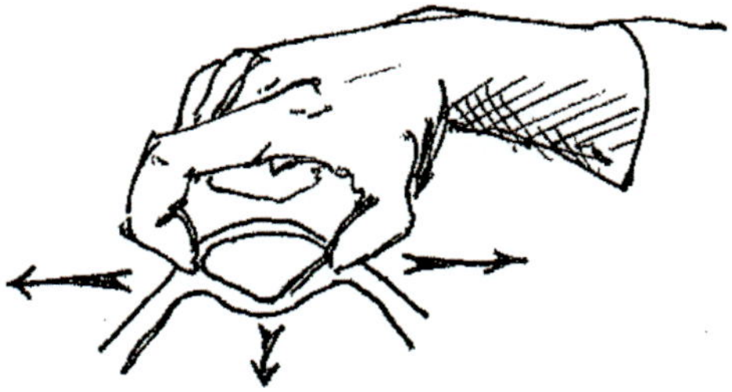

Test de laxité frontale de la rotule :	• **But :** Rechercher l'existence d'une hypermobilité rotulienne dans le plan frontal. • **Manœuvre :** Le patient est en décubitus dorsal. Le thérapeute met ses mains de part et d'autre de la rotule et vient placer ses pouces sur le bord interne de la rotule. Il mobilise ensuite la rotule vers l'extérieur. • **Résultat :** Le test est positif si la rotule se déplace de plus de la moitié de sa largeur.

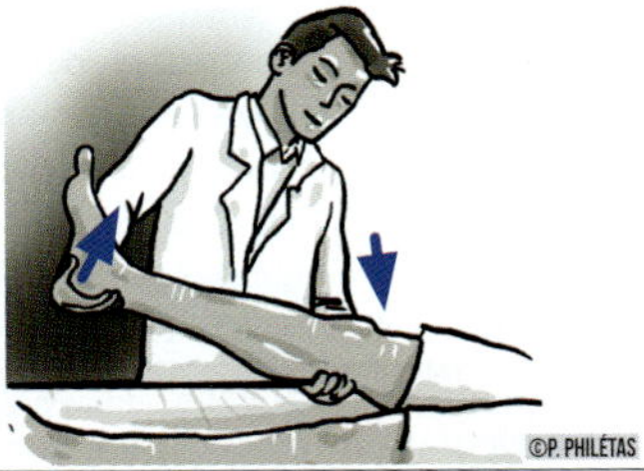

Test de McConnell :	• **But :** Rechercher l'existence d'une douleur rétro-patellaire et/ou d'une pathologie cartilagineuse fémoro-patellaire. • **Manœuvre :** Le patient est assis avec les jambes dans le vide. Il effectue des contractions isométriques du quadriceps, contre-résistance de l'examinateur placé à côté, à plusieurs degrés de flexion (en général à 0°, 30°, 60°, 90° et 120°). Lorsque des douleurs et/ou une gêne sont ressenties à certains degrés de flexion, l'examinateur mobilise la patella en dedans sans contraction de la part du patient, puis ce dernier effectue de nouveau une contraction quadricipitale isométrique. • **Résultat :** Le test est positif si on obtient une diminution des douleurs avec la manœuvre.

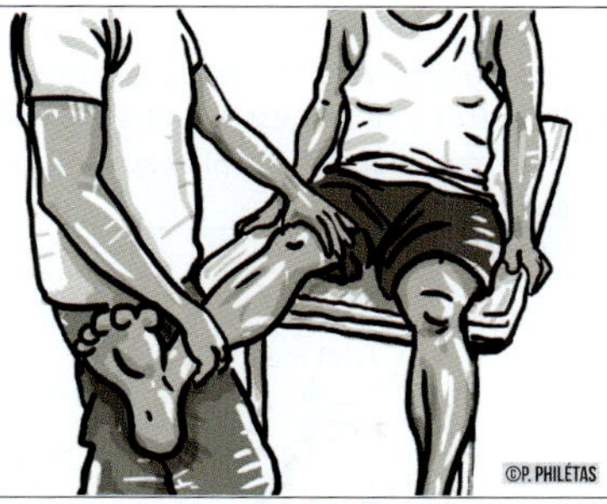

Test du choc rotulien = Signe du Glaçon :	• **But :** Rechercher l'existence d'un épanchement intra-articulaire. • **Manœuvre :** Le patient est en décubitus dorsal. L'examinateur comprime d'une main le cul-de-sac sous-quadricipital, et de l'autre presse verticalement le centre de la rotule. • **Résultat :** Le test est positif si la rotule se mobilise verticalement jusqu'au contact avec la trochlée fémorale puis remonte au relâchement de la pression, comme un glaçon dans l'eau. • **Remarque :** Ce test est plutôt sensible aux épanchements importants.

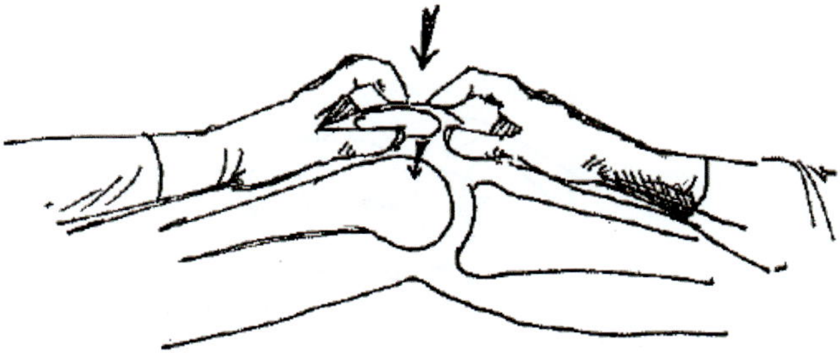

• **Articulation fémoro-tibiale :**

A. Ligament croisé antérieur :

Test de Lachman :	• **But :** Rechercher l'existence d'une lésion du ligament croisé antérieur. • **Manœuvre :** Le patient est en décubitus dorsal. L'examinateur maintien d'une main la partie distale de la cuisse et de l'autre la partie proximale de la jambe. Il place

<table>
<tr><td></td><td>le genou du patient entre 15° et 30° de flexion puis imprime une traction vers l'avant de la partie proximale de la jambe.
• Résultat : Le test est positif s'il existe un glissement antérieur anormal des plateaux tibiaux associé à une sensation d'arrêt mou.</td></tr>
<tr><td colspan="2">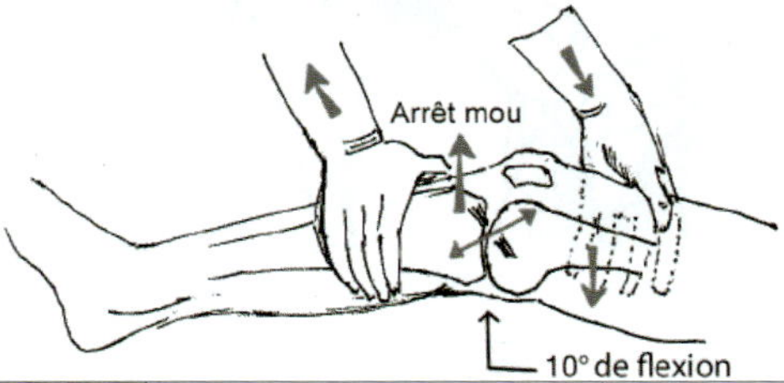
</td></tr>
<tr><td>Test du tiroir antérieur :</td><td>• But Rechercher l'existence d'une lésion du ligament croisé antérieur.
• Manœuvre : Le patient est en décubitus dorsal avec le genou fléchi à 90° et la hanche fléchie à 45°. L'examinateur, assis, immobilise le pied du sujet avec sa fesse ou sa cuisse. Il place ses mains sur les faces latérale et médiale de la partie proximale de la jambe avec ses pouces au niveau de l'interligne fémoro-tibiale antérieure et ses doigts au niveau de la face postérieure de genou. Il exerce ensuite une traction antérieure des plateaux tibiaux.
• Résultat : Le test est positif s'il existe un glissement antérieur anormal des plateaux tibiaux associé à une sensation d'arrêt mou.</td></tr>
<tr><td colspan="2">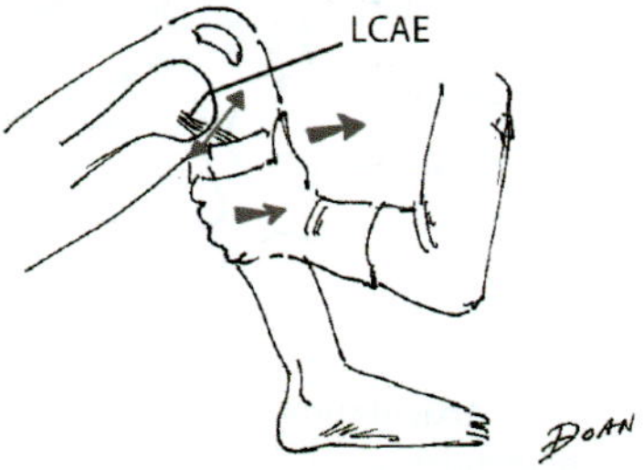
</td></tr>
<tr><td>Jerk test du MI :</td><td>• But : Rechercher l'existence d'une lésion du ligament croisé antérieur.
• Manœuvre : Le patient est en décubitus dorsal. L'examinateur fléchit le genou du sujet (entre 70° et 90°) puis place une main à la face latérale du genou et une autre</td></tr>
</table>

	au niveau du pied. Cette dernière amène le genou en rotation interne tandis que l'autre induit un valgus du genou. Tout en maintenant cette torsion, l'examinateur va tendre le genou du sujet à partir de la position de flexion. • **Résultat :** Le test est positif s'il apparait une subluxation du compartiment latéral du tibia entre 20° et 40° de flexion du genou.
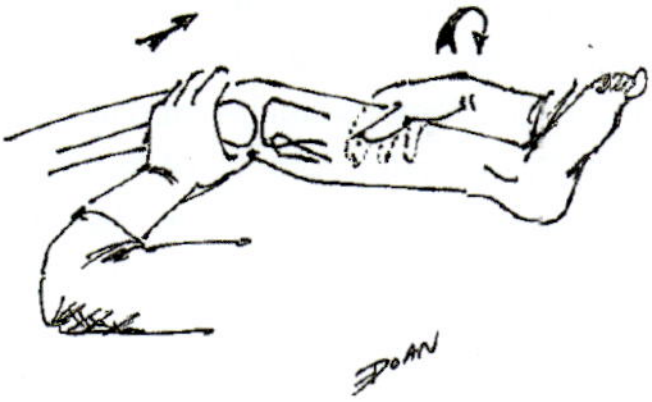 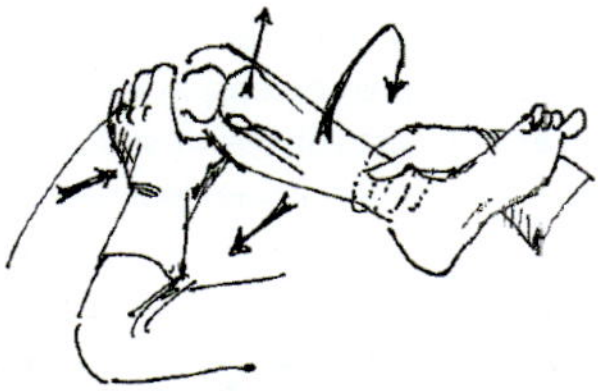	
B. Ligament croisé postérieur :	
Test du tiroir postérieur :	• **But :** Rechercher l'existence d'une lésion du ligament croisé postérieur. • **Manœuvre :** Identique au test du tiroir antérieur sauf que l'examinateur exerce une traction postérieure. • **Positivité :** Le test est positif s'il existe un glissement postérieur anormal des plateaux tibiaux associé à une sensation d'arrêt mou.
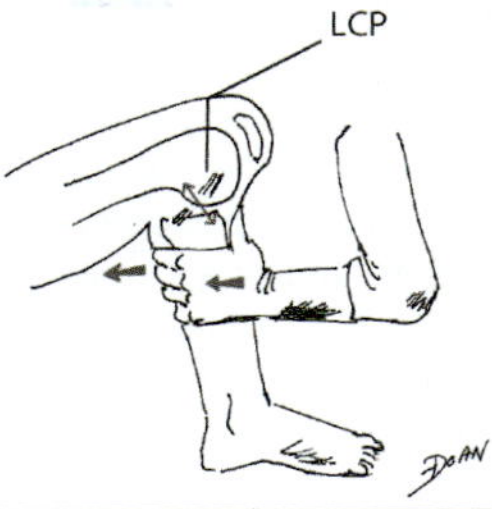	

<table>
<tr><th colspan="2">• Les ménisques :</th></tr>
<tr><td>Manœuvre de MacMurray :</td><td>
<ul>
<li>But : Rechercher l'existence d'une lésion de la partie postérieure du ménisque.</li>
<li>Manœuvre : Le patient est en décubitus dorsal. L'examinateur amène le genou du patient en flexion maximale puis tient d'une main le talon et place son autre main sur le genou de manière à ce que son pouce et l'éminence thénar soient placés sur l'interligne fémoro-tibiale latérale et que ses autres doigts soient placés sur l'interligne fémoro-tibiale médial. Pour tester le ménisque interne, il imprime une force sur le genou en valgus et place la jambe en rotation externe. Tout en maintenant le valgus et la rotation externe de genou, il amène la jambe en extension lente. Pour tester le ménisque externe, l'examinateur effectue l'inverse, il imprime une force en varus de genou et place la jambe en rotation interne. Tout en maintenant le varus et la rotation interne de genou, il amène la jambe en extension lente.</li>
<li>Résultat : Le test est positif si un claquement est audible, accompagné ou non d'une douleur.</li>
</ul>
</td></tr>
<tr><td colspan="2">
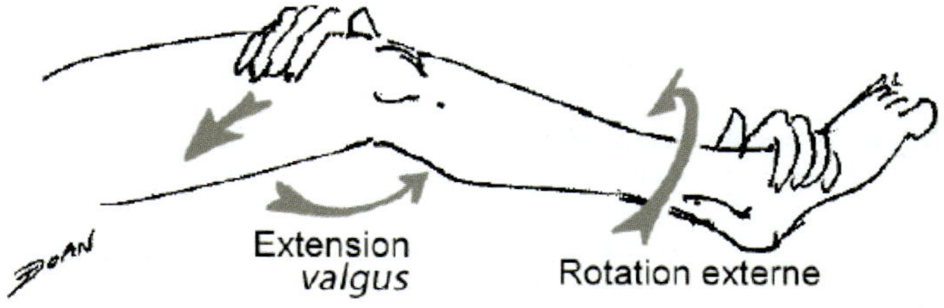

</td></tr>
<tr><td>Manœuvre d'Apley

= Grinding test</td><td>
<ul>
<li>But : Rechercher l'existence d'une lésion du ménisque du côté de la douleur</li>
<li>Manœuvre : Le patient est en décubitus ventral. L'examinateur fléchit le genou du patient jusqu'à 90° puis imprime une force vers l'avant afin de comprimer les ménisques entre le tibia et le fémur. En maintenant cet appui, il effectue des rotations interne et externe de genou.</li>
<li>Résultat : Le test est positif :
- Si apparaît une douleur lors de la rotation interne (et est en faveur d'une lésion du ménisque externe) ou
- Si apparait une douleur lors de la rotation externe (et est alors en faveur d'une lésion du ménisque interne).</li>
</ul>
</td></tr>
</table>

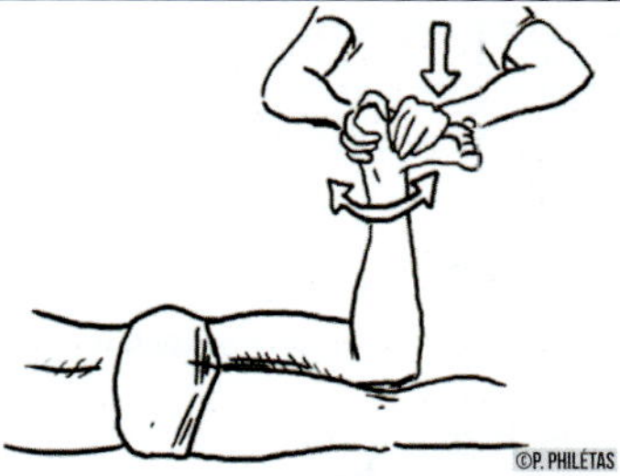	
Manœuvre de Cabot :	• **But :** Rechercher l'existence d'une douleur du ménisque externe du genou. • **Manœuvre :** Flexion de la jambe avec rotation externe de la hanche de façon à amener le pied sur le genou opposé du genou testé. Palper l'interligne articulaire. • **Résultat :** Manœuvre positive si on met en évidence une douleur à la palpation du ménisque externe.
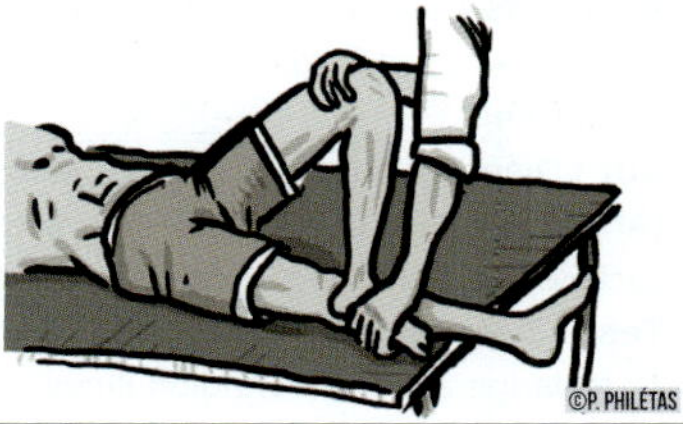	
Test de Genety :	• **But :** Rechercher l'existence d'une limitation de l'extension (flexum) • **Manœuvre :** Le patient en décubitus ventral, ses genoux dépassant de la table. • **Résultat :** La jambe du côté présentant la lésion méniscale descend moins bas que celle de l'autre côté.
• **Autres :**	
Manœuvre d'Adson :	• **But :** Détecter une compression vasculaire dans le cadre du syndrome du défilé thoracique ou du syndrome de la côte cervicale. • **Manœuvre :** Le patient est assis ou deboout. Rotation de la tête du côté examiné, le menton relevé, bras examiné en rotation externe et a**BD**uction, accompagné d'une inspiration profonde. • **Résultat :** La manœuvre est positive si le pouls radial disparaît du côté atteint.

Tests et manœuvres en dermatologie :

Patch test :	• Voir « tests cutanés » en pneumologie.
Pathergie test :	• **But :** Présent dans le diagnostic de la maladie de Behçet • **Test :** La peau est si fragile que la moindre piqûre ou grattage entraine une réaction importante avec apparition de petites vésicules ou de petites pustules = phénomène de pathergie.
Prick test :	• Voir « tests cutanés » en pneumologie.

Tests et manœuvres en hématologie :

Test de Beth Vincent :	• **But :** Controller la compatibilité du culot globulaire qui va être transfuser avec le sang du malade. • **Test :** Test de contrôle ultime au lit du malade avant la transfusion. On pose une goutte de sang du malade sur les 3 pastilles appropriées, puis une goutte de sang du culot globulaire sur les 3 pastilles appropriées et on compare les réactions. • **Résultats :** Recherche de réaction d'agglutination ou non. On souhaite que les 2 colonnes soit comparables avant la transfusion.
Test de Coombs direct :	• **But :** Diagnostiquer une anémie hémolytique auto-immune (AHAI) par mise en évidence la présence d'anticorps fixés à la surface de l'hématie sur certains antigènes érythrocytaires. • **Test :** 3 étapes : 1. Mélange avec des antiglobulines polyspécifiques : détection de la présence d'anticorps à la surface des hématies. 2. Mélange avec des antiglobulines monospécifiques : détermination de la spécificité isotypique de ces anticorps. 3. Elution des auto anticorps et mise en contact avec un panel d'hématies de phénotype connu et recherche d'agglutination : détermination de la spécificité antigénique de ces anticorps. • **Résultats :** Si agglutination = mise en évidence d'auto-anticorps dans le cadre d'anémies hémolytiques auto-immunes : AHAI. • Schémas de memobio © : http://www.memobio.fr/html/hema/he_im_rai.html

1/ Détection d'auto anticorps :

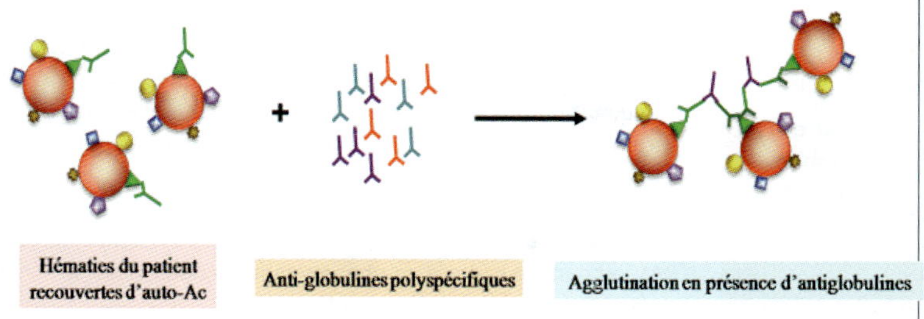

2/ Détermination de l'isotype :

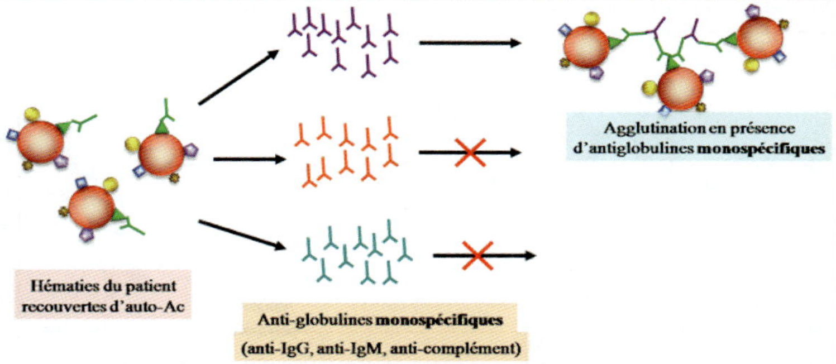

3/ Détermination de la spécificité antigénique :

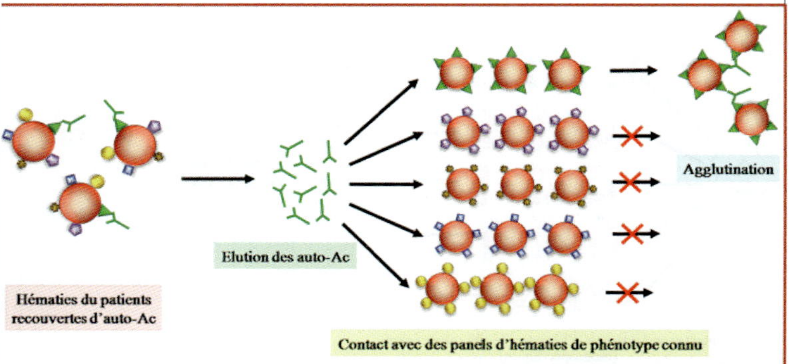

Test de Coombs indirect :	• **But :** Mettre en évidence des agglutinines irrégulières (RAI) ou détermination d'un phénotype sanguin (groupe). • **Test :** Mélange du sérum du patient (contenant les Ac) avec des panels d'hématies de phénotypes connus polyspécifiques, puis on rajoute des antiglobulines polyspécifiques. Si agglutination on passe à la 2ème étape qui est le mélange du sérum du patient avec des panels d'hématies de phénotypes connus monospécifiques. On rajoute à nouveau des antiglobulines polyspécifiques. • **Résultat :** L'agglutination permet d'affirmer l'existence de RAI, ou dans le cadre d'un phénotypage de déterminer le groupe sanguin. • Schémas de memobio © : http://www.memobio.fr/html/hema/he_im_coo.html

1/ Test de Coombs indirect (test à l'antiglobuline humaine indirect) :

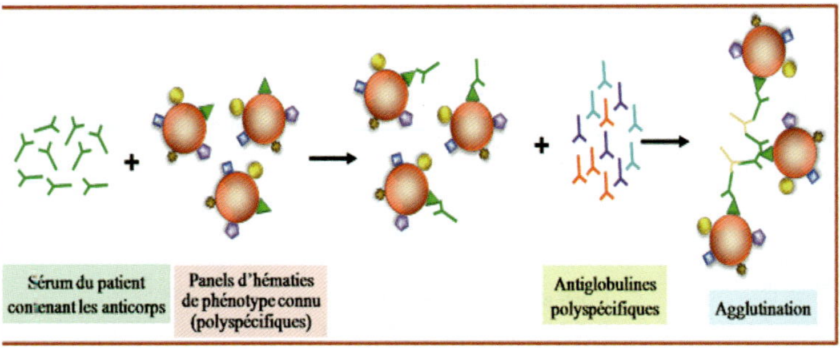

2/ Détermination de la spécificité de l'anticorps :

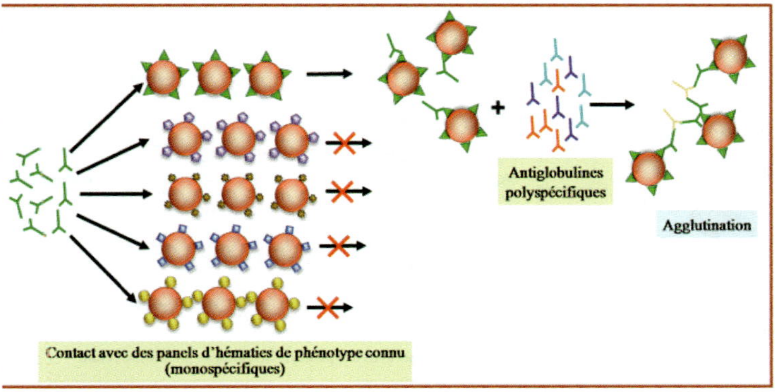

Tests et manœuvres en pédiatrie :

Manœuvre d'Ortolani :	= **Signe du ressaut = hanche luxée réductible :** • **But :** Rechercher l'existence d'une luxation congénitale de hanche chez un nouveau-né. • **Manœuvre :** Le nourrisson est en décubitus sur une table d'examen dure (le plan du lit est trop mou pour la recherche de ce signe). L'examinateur saisit les 2 genoux entre son pouce et son index en plaçant ses 3 autres doigts sur la face externe de la cuisse. Les genoux et les hanches du nourrisson sont fléchis. En imprimant un mouvement d'a**BD**uction l'examinateur peut percevoir un ressaut dit « de rentrée » indiquant que la hanche est luxée mais qu'elle est réductible. Ceci survient dans la forme sévère. • **Résultat :** Le test est dit positif si l'on retrouve lors du mouvement d'A**DD**uction un ressaut de sortie indiquant que la hanche est en place mais qu'elle est luxable. Ceci survient dans les formes moins sévères. • **Remarque : VPNN = 0,99 et Sp = 0,99.**
Manœuvre de Barlow :	= **Signe du piston = hanche luxable :** • **But :** Rechercher l'existence d'une luxation congénitale de hanche chez un nouveau-né. • **Manœuvre :** Le nourrisson est en décubitus dorsal, l'examinateur tient le bassin d'une main et l'autre main saisit la cuisse en a**BD**uction. Pendant que la cuisse est maintenue en a**BD**uction, l'examinateur effectue des mouvements antéro-postérieurs à la cuisse du nourrisson. • **Résultat :** Le test est dit positif si l'on retrouve un signe du piston qui traduit l'instabilité. • **Remarque : VPNN = 0,99 et Sp = 0,99.**
Manœuvre de Mofenson :	• **But :** Libération des VAS chez le nourrisson lors d'une inhalation de corps étranger. • **Réalisation :** Etre assis. Placer le bébé à plat-ventre à califourchon sur l'avant-bras, en maintenant sa tête avec la main. On place l'avant-bras sur la cuisse, en reculant le pied afin que le bébé ait sa tête plus basse que son corps — ceci facilite la sortie de l'objet. Puis, on donne des claques sur le dos, entre les omoplates, avec le talon de la main ouverte. • **Résultat :** Si la méthode marche, il faut aller récupérer le corps étranger délicatement dans la bouche du bébé.

Test de la sueur :	• **But :** Détecter une mucoviscidose (les glandes sudoripares ont des sécrétions anormalement riches en chlore et en sodium dans cette maladie). • **Test :** Recueil de 100 mg de sueur après induction chimique de sueur (par iontophorèse à la pilocarpine). • **Résultat :** Test positif si la concentration en chlorure sudoral est > 60 meq/l.
Test interféron gamma :	• **But (D'après le rapport de l'HAS de décembre 2006) :** 1. Enquêter (diagnostic de tuberculose-infection latente) autour d'un cas, uniquement chez les adultes (de plus de 15 ans). 2. A réaliser lors de leur embauche, pour les professionnels de santé, et pour ceux travaillant dans un service à risque. 3. Aide au diagnostic des formes extra pulmonaires de la tuberculose-maladie et souvent difficiles à étiqueter. 4. Avant la mise en route d'un traitement par anti-TNF (dans les mêmes conditions que les recommandations de l'Afssaps) • **Test :** QuantiFERON ® **:** Prélèvement sanguin. Mise en contact d'un antigène avec le sang du patient. Respecter un intervalle de 12h entre la prise de sang et l'analyse. Incubation de 24h à 37°C. • **Résultat :** Positivité si infection tuberculeuse latente. • **Remarques :** Recommandations du HCSP de 2011 : Test à utiliser pour les actions de dépistage et de surveillance chez les professionnels de santé et pour des enquêtes autour des cas dont l'objectif est le dépistage d'infection récente. En pratique : suite à un contage, on peut réaliser une IDR en première intention et si l'IDR est positive on réalise ensuite un test IGRA (juste après la lecture ou idéalement à 1 mois d'intervalle).

Tests et manœuvres en neurologie :

Manœuvre de Froment : **≠** **Signe de Froment**	• **But :** Détecter une rigidité en neurologie. Signe précoce de la maladie de Parkinson. • **Test :** Consiste à imprimer des mouvements passifs au poignet du patient, puis à lui demander de faire un geste continu avec l'autre main (« faire les marionnettes »). • **Résultats :** Dès que le mouvement volontaire est initié, la rigidité se majore et ainsi apparaît plus nette.

Manœuvre de Mary Walker :	• **But :** Dépister une myasthénie. • **Manœuvre :** Poser un garrot (avec le brassard à tension par exemple) et faire serrer le poing plusieurs fois. • **Résultat :** Apparition d'un ptosis à la levée du garrot. • **Remarque :** Manœuvre spécifique mais peu sensible.
Manœuvre de Mingazzini :	• **But :** Apprécier la force musculaire des membres inférieurs. • **Manœuvre :** Demander au malade couché en décubitus dorsal de soulever pendant quelques secondes les 2 membres inférieurs hanches et genoux pliés à 90°. • **Résultat :** Normalement le patient tient le Mingazzini des 2 côtés sans problème (contre la force de la pesanteur).

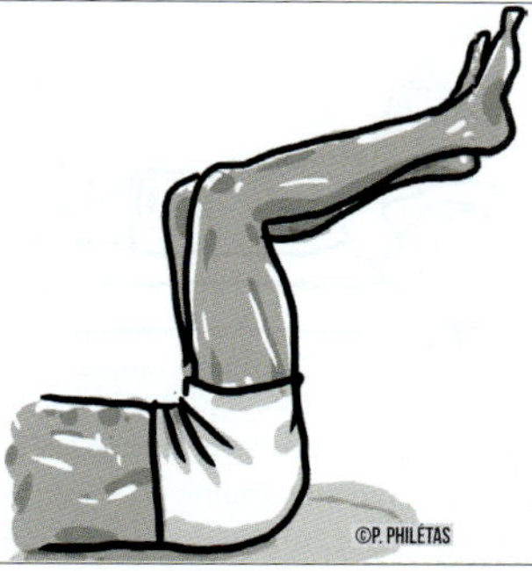

Manœuvre de Pierre Marie et Foix :	• **But :** Mise en évidence d'une paralysie faciale chez un sujet comateux. • **Manœuvre :** Placer les doigts des 2 mains de chaque côté de la mâchoire de manière à exercer une compression bilatérale du nerf facial derrière la branche montante du maxillaire inférieur. • **Résultat :** Cette manœuvre entraine normalement immédiatement une grimace bilatérale et symétrique chez un sujet sans paralysie.
Manœuvre de Stewart Holmes :	• **But :** Mise en évidence d'un syndrome cérébelleux. • **Manœuvre :** Le patient ne peut contrôler son bras lors d'un relâchement brusque de la résistance opposée à l'avant-bras. • **Résultat :** Manœuvre positive si le sujet se tape le visage.
Manœuvre du Bretteur :	• **But :** Déceler un tremblement d'attitude. • **Réalisation :** Elle consiste à tendre les bras en positionnant les deux index à quelques millimètres l'un de l'autre. • **Résultat :** Attitude non maintenue, tremblements des extrémités...

Manœuvre du serment :	• **But :** Déceler un tremblement d'attitude (NB : manœuvre également positive en cas d'hyperthyroïdie). • **Réalisation :** Elle consiste à tendre les 2 bras en face de soi, parallèle au sol et les poignets en extensions (mains pointant vers la tête) • **Résultat :** Attitude non maintenue, tremblements des extrémités…
Manœuvre de Barré aux MI :	• **But :** Mise en évidence d'un déficit moteur aux MI. • **Manœuvre :** Mettre le sujet en décubitus ventral et fléchir les jambes à 90° sur les cuisses. Pas la peine de fermer les yeux. • **Résultat :** s'il existe un déficit moteur, on retrouvera une chute graduelle du membre inférieur concerné.
	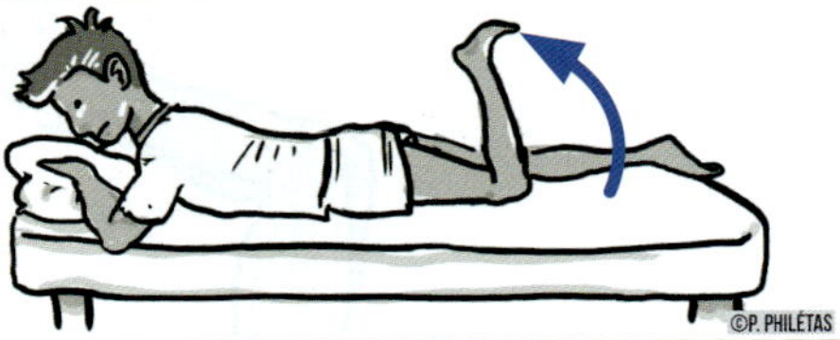
Manœuvre de Barré aux MS	• **But :** Mise en évidence d'un déficit moteur aux MI. • **Manœuvre :** Consiste à tendre les deux membres supérieurs devant soi avec les mains en extension et de faire fermer les yeux au patient. Au bout de quelques secondes • **Résultats :** S'il y a un déficit moteur, nous aurons soit un abaissement du membre supérieur du côté atteint, soit, pour les cas les plus frustes, un creusement de la main **(= signe de la main creuse).**
	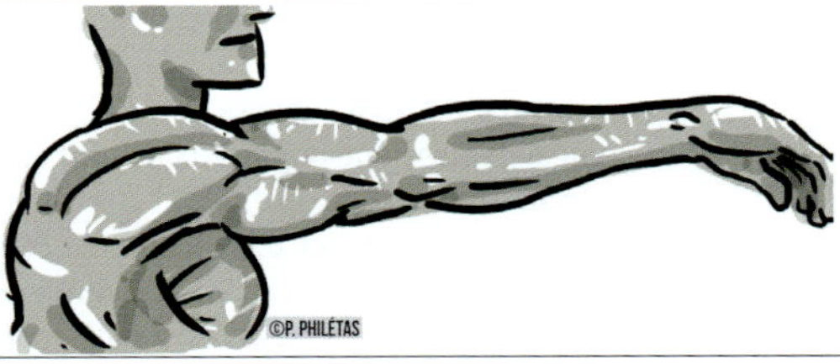
Test du glaçon :	• **But :** Dépister une myasthénie. • **Manœuvre :** Utiliser un glaçon que l'on pose sur l'œil sur lequel il y a un ptosis et pour lequel on soupçonne une myasthénie. • **Résultat :** Test positif si le ptosis régresse au froid c'est en faveur d'une myasthénie.

Test MMSE :	= **Mini Mental State Examination** • **But :** Evaluation des fonctions cognitives et de la capacité mnésique d'une personne. • **Test :** Le test est universel et consiste en une série de trente questions, de difficulté variable, réparties en 6 catégories. Evaluation des capacités : 1. D'orientation dans le temps et dans l'espace 2. D'apprentissage 3. D'attention et de calcul 4. De rappel (mémoire) 5. De langage 6. De praxies constructives (capacité d'organiser 1 série de mouvements dans un but précis en reproduisant des formes géométriques). • **Résultat :** Score final noté sur 30. Un score en fin de test inférieur ou égal à 24 points permet d'évoquer un état de conscience altéré et d'orienter vers le diagnostic de la démence.
TILE :	= **Tests Itératifs de Latence d'Endormissement :** • **But :** Evaluer la rapidité de l'endormissement. • **Description :** On mesure la latence d'endormissement et dans quel stade de sommeil le sujet s'est endormi (défini par des critères EEG) à 5 reprises dans la journée, toutes les 2 heures, dans des conditions standardisées, et en demandant au sujet de se laisser aller au sommeil et de s'endormir. C'est le test de référence pour la mesure de la somnolence diurne. • **Résultat :** La latence moyenne d'endormissement, pour les 5 tests, est considérée comme normale si > 10 minutes. Si elle est > 8 minutes → hypersomnie d'origine centrale (narcolepsie, hypersomnie d'origine idiopathique) et elle est considérée comme très sévère si < 5 minutes.
TME :	= **Test de Maintien de l'Eveil :** • **But :** Evaluation de la capacité au maintien de l'éveil. • **Description :** Il s'effectue dans les mêmes conditions de lumière, de bruit et de température que le TILE mais avec un sujet en position assise et la consigne de résister au sommeil. Il s'agit du test médico-légal utilisé pour définir les aptitudes au poste et à la conduite automobile. • **Résultats :** Voir la littérature !

Tests et manœuvres en ORL :

Manœuvre de Dix Hallpike :	• **But :** Déceler un nystagmus ou un Vertige Paroxystique Positionnel Benin (VPPB). • **Test :** Le patient est assis et amené en décubitus latéral avec la tête en hyperextension et en rotation 45° vers le haut. • **Résultat :** La manœuvre est positive lorsqu'apparaît un nystagmus vertical rotatoire, et rotatoire horaire en cas de décubitus gauche ou bien rotatoire antihoraire en cas de décubitus droit. Son traitement se fait par la manœuvre libératoire de Sémont.
Manœuvre de Heimlich :	• **But :** Libération des voies aériennes chez l'adulte et l'enfant de plus de 1 an ayant inhaler un corps étranger. • **Manœuvre :** La personne doit être debout ou assise (on la laisse dans la position dans laquelle elle se trouve initialement). La méthode consiste à comprimer les poumons par le bas, la surpression ainsi créée déloge l'objet coincé. Pour cela, on se place derrière la victime, un pied entre les 2 pieds de la victime. On met un poing fermé dos vers le haut dans le creux de l'estomac, au-dessus du nombril et sous les côtes. On place l'autre main par-dessus le poing, et on écarte bien les avant-bras. Puis, on exerce des tractions violentes vers soi et vers le haut, afin de pousser les viscères sous les poumons (mouvements en « J » ou en « virgule »). • **Résultat :** Une manœuvre efficace aboutit à l'expulsion du corps étranger et à la libération des voies aériennes.
Manœuvre de Romberg :	• **But :** Rechercher l'existence d'un syndrome vestibulaire. • **Manœuvre :** Debout talons joints, bras tendus puis fermer les yeux. • **Résultat :** Dans un syndrome vestibulaire périphérique, le patient aura tendance à chuter du côté atteint du nerf = Romberg latéralisé. Lors d'un syndrome vestibulaire central, le patient n'arrivera pas à garder les bras tendus de façon stable.
Manœuvre libératoire de Sémont :	• **But :** Déplacer les calculs lithiasiques obstruant un des canaux semi circulaire dans l'oreille. • **Manœuvre :** Elle consiste à basculer rapidement et vigoureusement la tête et le tronc du patient de 180° après avoir déclenché le vertige. En pratique le patient est assis au bord d'un lit d'examen : il est d'abord basculé du côté atteint.

	• **Résultat :** Ceci déclenche le vertige de façon typique. Juste après, la tête et le tronc du patient sont rapidement basculés à l'opposé, à 180°, la tête gardant la même orientation, de sorte que le nez du patient se retrouve planté dans le lit.
Test d'Halmagyi :	• **But :** Rechercher une atteinte vestibulaire. • **Manœuvre :** Mouvement alterné de la tête dans le plan horizontal, imprimé de façon oscillatoire ou de façon brutal. • **Résultat :** Ceci entraine normalement un mouvement oculaire de stabilisation rapide, dont l'origine est vestibulaire, remplacé par quelques saccades de rattrapages en cas de déficit vestibulaire unilatéral, dont la direction est controlatéral au déficit.
Test de déviation des index :	• **But :** Rechercher l'existence d'un syndrome vestibulaire périphérique. • **Manœuvre :** Sujet assis au bord du lit, index pointés devant lui, yeux fermés. • **Résultat :** Déviation des index du côté de la lésion.
Test de Fukuda :	= **Test du piétinement aveugle :** • **But :** Rechercher l'existence d'un syndrome vestibulaire périphérique. • **Test :** On demande au sujet de piétiner à raison d'un pas/seconde, en levant le genou d'environ 45°, les bras tendus en avant. • **Résultat :** Test positif si déviation du côté atteint.
Test de la marche en étoile = marche aveugle	• **But :** Rechercher l'existence d'un syndrome vestibulaire périphérique. • **Manœuvre :** Le sujet avance et recule de 3 pas les yeux fermés et plusieurs fois. • **Résultat :** Test positif si on observe une déviation progressive du côté de la lésion, décrivant une étoile.
Test de Rinne :	• **But :** Détecter une surdité de transmission ou de perception. • **Test :** Placer le diapason mis en vibration d'abord sur la mastoïde puis en face du conduit auditif externe. On demande au patient s'il entend mieux le diapason lorsqu'il est posé sur la mastoïde ou placé devant le conduit. • **Résultat :** Positif si le patient entend mieux le son à l'entrée du conduit auditif externe (CA >> CO → perception). Négatif si le patient entend mieux le son au niveau de la mastoïde (CO >> CA → transmission).

Test de Weber :	• **But :** Détecter une surdité de transmission ou de perception. • **Test :** Placer le diapason mis en vibration sur le front ou au milieu du crâne du patient et à lui demander où il entend le son produit. • **Résultat :** Latéralisé du côté sain → perception, latéralisé du coté atteint → transmission, et centré → surdité de perception bilatérale.

Tests et manœuvres en ophtalmologie :

Cover test :	= **Test à l'écran** • **But :** Etudier un strabisme. • **Test :** Il s'agit de la prolongation du test des reflets cornéens. On effectue ce test en cachant un œil après l'autre et on étudie les mouvements de l'œil non caché. • **Résultat :** Chez le sujet dont le parallélisme oculomoteur est normal, on n'observe aucun mouvement. En cas de strabisme paralytique, l'œil masqué n'est pas dirigé dans la direction de l'œil découvert.
Test à la fluorescéine :	• **But :** Rechercher une plaie cornéenne ou une kératite. • **Test :** Introduction de fluorescéine (colorant orange) sur la cornée. • **Résultat :** Le test est positif si on retrouve le signe de Seidel c'est à dire si l'on voit une perforation cornéenne. À la lampe à fente, on observe en lumière bleu-cobalt la dilution de la fluorescéine par l'humeur aqueuse émanant de la plaie → kératite. Si le signe de Seidel est – mais que la fluorescéine fixe le stroma de l'œil → corps étranger superficiel.
Test à la nécsynéphrine	• **But :** Faire le diagnostic entre épisclérite et sclérite. • **Test :** On instille un vasoconstricteur local dans l'œil = néosynéphrine et on regarde le segment antérieur à la lampe à fente. • **Résultat :** Si la rougeur localisée disparaît alors il s'agit d'une épisclérite, sinon c'est une sclérite.
Test d'Ishihara :	• **But :** Dépistage des dyschromatopsies d'axe rouge/vert pour le diagnostic de daltonisme.
Test de Cadet :	• **But :** Etude de la vision de près à partir de 2 ans. • **Test :** Images à partir de 2 ans. Chiffres pour les 4-5 ans. Lecture à partir de 6-7 ans.

Test de Duction Forcée :	• **But :** Mettre en évidence une incarcération musculaire dans une fracture du plancher de l'orbite. • **Résultat :** La mobilisation passive du globe par traction du muscle droit inférieur est impossible en cas de fracture du plancher de l'orbite avec incarcération du muscle.
Test de Farnsworth :	• **But :** Dépistage des dyschromatopsies d'axe bleu/jaune (atteinte rétinienne) et d'axe rouge/vert (neuropathie optique). • **Utilité :** Dans la surveillance de traitement comme l'Ethambutol, l'Isoniazide et les antipaludéens de synthèse.
Test de Hirschberg :	= **Étude des reflets cornéens.** • **But :** Différencier le strabisme vrai d'un faux strabisme. • **Test :** une source lumineuse est présentée face au visage de l'enfant, les reflets projetés doivent être centrés. • **Résultat :** En cas de strabisme, un des reflets ne sera pas centré et sera dévié en temporal si le strabisme est convergent et en nasal si le strabisme est divergent. En cas d'épicanthus, les reflets seront au contraire centrés et l'enfant ne présente pas de risque d'amblyopie, c'est un faux strabisme.
Test de Lancaster :	• **But :** Authentifier une paralysie oculomotrice. • **Test :** Avec 2 torches vertes et rouges tenues en main, le patient va dessiner un carré qui doit être contenu dans un cadre prédéfini. • **Résultat :** Si le patient sort du carré, selon le lieu de la sortie et l'intensité de la sortie, on précisera le type et l'intensité de la paralysie. L'examen dure **15 minutes**.
Test de Lang :	• **But :** Objectiver une perte de la vision binoculaire (dans le strabisme). Teste la **vision en profondeur.** • **Test :** Images en reliefs montrées au patient. • **Positivité :** Images non vues par le patient, confirmant la perte de la vision binoculaire.
Test de Schirmer :	• **But** : Dépister une insuffisance lacrymale voire un Gougerot Sjögren • **Test :** Utilisation de bandelettes spéciales que l'on introduit dans le coin de chaque œil du patient. • **Résultat :** Le test est positif si on retrouve moins de **5 mm** de liquide lacrymale sur la bandelette en **5 min.**
Test de Wirt :	• **But :** Tester la **vision stéréotaxique.**
Test de Worth :	• **But :** Tester la **vision binoculaire.** • **Test :** Le patient observe avec des lunettes 2 lumière vertes + 1 lumière rouge et une lumière blanche en vision de près.

Test des reflets cornéens :	• **But :** Etudier le sens d'un strabisme. • **Test :** Projection d'une lumière ascendante sur les yeux. Les reflets cornéens observés sont normalement symétriques. • **Résultat :** En cas de strabisme, le reflet de l'œil fixateur est central, tandis que le reflet de l'œil dévié est **latéral** en cas de **convergence** et **médial** en cas de **divergence.**

Tests et manœuvres en maxillo faciale :

Manœuvre de Nélaton :	• **But :** Réduire une luxation mandibulaire. • **Manœuvre :** Avoir les mains gantées et les doigts protégés par des compresses, puis empaumer la mandibule en posant ses pouces sur l'arcade dentaire inférieure et les autres doigts contre les arcs mandibulaires. Ensuite il faut pousser la mandibule vers le bas (surtout pas en arrière) jusqu'à ce que la tête mandibulaire réintègre la fosse mandibulaire = réduction.

Tests et manœuvres en urologie :

Manœuvre d'Ulmsten :	= **TVT test** • **But :** Evaluer la réussite d'une TVT sur une incontinence urinaire d'effort de type hypermobilité urétrale. • **Manœuvre :** Elle consiste à réaliser un soutènement de l'urètre sans pression à l'aide d'une valve ou d'une pince longuette afin d'empêcher sa descente au cours d'un effort de poussée. • **Résultat :** Si les fuites urinaires n'apparaissent plus, une intervention type TVT devrait être efficace.
Manœuvre de Bethoux :	• **But :** Utilisée en gynécologie/urologie pour déterminer si une incontinence urinaire est une incontinence d'effort. • **Manœuvre :** Refoulement du col utérin par un clamp courbe en appui sur la fourchette vulvaire. • **Résultat :** Manœuvre positive si disparition des fuites urinaires.
Manœuvre de Bonney :	• **But :** Permet de déterminer si une incontinence urinaire d'effort (IUE) est plutôt due à une hypermobilité urétrale ou plutôt une insuffisance sphinctérienne • **Manœuvre :** Lors du TV, deux doigts sont placés de part et d'autre de l'urètre en les rapprochant du pubis, mais surtout en remontant le cul-de- sac vaginal antérieur vers la cavité abdominale.

	• **Résultat :** Si les fuites sont corrigées par la manœuvre (Bonney +) il y a de fortes chances qu'il s'agisse d'une IUE par hyper mobilité urétrale. Si les fuites ne sont pas corrigées par la manœuvre (Bonney -) (TTT par TVT ou TOT) il y a de fortes chances qu'il s'agisse d'une IUE par insuffisance sphinctérienne (TTT par sphincter urinaire artificiel).

Tests et manœuvres en gynécologie obstétrique :

Manœuvre de Tillaux :	• **But :** Mettre en évidence une éventuelle adhérence d'une tumeur du sein au muscle grand pectoral. • **Manœuvre :** On demande à la patiente de contracter son grand pectoral en faisant ramener son bras vers elle (= en a**DD**uction) contre résistance (la main de l'examinateur pousse le bras en a**BD**uction). • **Résultat :** La mobilité de la tumeur sur le plan profond est diminuée, lorsqu'on fait cette manœuvre.
Test à la potasse :	= **Sniff test** • **But :** Mise en évidence de Gardnerella Vaginalis (BGN). • **Test :** Ajouter sur le prélèvement étalé sur lame une goutte de potasse à 10 % • **Résultat :** Positif si dégagement d'une odeur de poisson pourri très évocatrice de la présence conjuguée d'anaérobies et de Gardnerella Vaginalis.
Test aux progestatifs	• **But :** Rechercher une cause d'aménorrhée. • **Test :** Administration pendant 10 jours d'un progestatif, (par exemple de la Dydrogestérone Duphaston® 10 mg, 2 cp par jour). • **Résultat :** la survenue d'une hémorragie de privation dans les deux jours suivant l'arrêt permet d'affirmer que l'endomètre est normal et réceptif ; que Le fonctionnement hypophysaire gonadotrope est subnormal ; que Le taux d'œstradiol endogène est suffisant.
Test d'Hyperglycémie Provoquée par voie Orale (HGPO) :	• **But :** Dépistage du diabète gestationnel entre 24 et 28 SA (test retenu par l'OMS). • **Test :** Mesure de la glycémie à jeun (H0) puis administration de 75 mg de glucose. Mesure de la glycémie à 1 heure (H1) et à 2 heures (H2). • **Résultat :** Positivité de l'HGPO si une seule des valeurs suivantes est au-dessus des seuils suivant : - H0 = 0,92 g/L - H1 = 1,8 g/L - H2 = 1,53 g/L

Test de Hühner :	**= Test post coïtal** • **But :** Etudier le bon passage des spermatozoïdes à travers la glaire du col de l'utérus. • **Test :** Doit se faire entre J12 et J14 du cycle et après 2 à 5 jours d'abstinence sexuelle. Le rapport sexuel a généralement lieu la veille à 23h-0h et le test le lendemain matin. Le test se passe comme un frottis vaginal. • **Résultat :** Interprétable si score Insler > 8 – 10. Satisfaisant si > 10 spermatozoïdes mobiles par champ.
Test de Migration Survie (TMS) :	**= Test au Percoll** • **But :** Déterminer la vitalité des spermatozoïdes en les soumettant à un « parcours de combattant ». Ce test est également pratiqué avant une technique de PMA pour sélectionner les meilleurs spermatozoïdes pour la fécondation. • **Test :** Recueil de sperme en laboratoire après une abstinence d'au moins 3 jours. Etude de l'éjaculat par centrifugation dans un milieu spécial. On analyse ensuite différents paramètres comme la qualité de de la mobilité, la survie (mobilité après 24h), la morphologie... • **Résultat :** Permet de comprendre l'origine d'un spermogramme anormal (azoospermie ? teratospermie ?...) et permet d'orienter vers une technique de PMA suivant le nombre de spermatozoïdes vivants recueilli dans le TMS : – TMS > 3 millions → Insémination Artificielle (IA). – 1,5 million < TMS < 3 millions → Fécondation In Vitro (FIV). – TMS < 1,5 millions → Injection intracytoplasmique de spermatozoïdes (ICSI).
Test de O'Sullivan :	• **But :** Dépistage d'un diabète gestationnel entre 24 et 28 SA (test non retenu par l'OMS). • **Test :** Administration de 50 mg de glucose. Si la glycémie à 1h est > 1,40 g/L la patiente devait faire une Hyperglycémie Provoquée par voie Orale (HGPO) avec 100 mg de glucose. • **Résultat :** Positivité de l'HGPO = diabète gestationnel

Tests et manœuvres en gériatrie :

Get up and go test :	• **But :** Il évalue les transferts assis, debout, la marche et les changements de directions du patient. • **Manœuvre :** Le test : le sujet assis confortablement sur un siège avec accoudoirs, placé à trois mètres d'un mur est invité à se lever, à rester debout quelques instants, à marcher jusqu'au mur, à faire demi-tour sans toucher le mur, à revenir jusqu'à son siège, à en faire le tour et à s'y asseoir de nouveau. • **Résultat :** Noter sur une échelle de 1 à 5 (1 = aucune instabilité, 2 = très légèrement anormal, 3 = moyennement anormal, 4 = anormal, 5 = très anormal). Normal si < 10 s. Très pathologique si > 20 s
Test de l'horloge :	• **But :** Explorer différentes fonctions de la mémoire parmi lesquelles les praxies et l'orientation temporo-spatiale. • **Test :** Un cercle avec un point central représentant le cadran d'une montre ou d'une horloge est montré à la personne testée. On lui demande de placer les chiffres des heures (1 à 12) et de représenter une heure précise. • **Résultat :** Le score normal est de 7 sur 7. Un point perdu reflète une anomalie qui nécessite un bilan plus complet. Le test présente une bonne sensibilité de détection de démence mais n'est pas spécifique de la maladie d'Alzheimer.
Test de Tinetti :	• **But :** Evaluation de l'équilibre et du risque de chute • **Test :** Faire pratiquer au patient plusieurs exercices décrits sur la grille de Tinetti. Score sur 28. • **Résultat :** Différentes études ont pu montrer que les personnes qui présentent des anomalies au test de Tinetti ont en général un risque de chutes plus élevé.
Test des 5 mots de Dubois :	• **But :** Tester les capacités de mémorisation et de repérer la présence d'un trouble de la mémoire caractéristique de la maladie d'Alzheimer. • **Test :** Il faut faire lire 5 mots au patient. Lui faire remarquer à quelle catégorie sémantique appartient chaque mot, comme par exemple le mot limonade qui est une boisson. Cacher la liste. Lui demander de dire les 5 mots. S'il en manque, on l'aide en citant la sémantique du mot manquant (par exemple quelle était la boisson ?). Un point par mot restitué avec ou sans aide. Faire ensuite une épreuve distractive afin de mobiliser son attention sur une autre tâche intellectuelle. On lui redemande de citer les 5 mots : s'il en manque 1, on aide le patient avec la catégorie sémantique.

	• **Résultat :** Score sur 10 points avec 5 + 5. Plus le score est bas plus les troubles cognitifs sont importants. Si le rappel libre est diminué mais que le rappel total est normal, il ne s'agit probablement pas d'une démence de type Alzheimer mais plutôt d'un trouble de l'attention tel un état dépressif, une atteinte frontale...

Divers :

Test de Ruffier Dickson :	• **But :** Evaluer l'aptitude d'une personne à la pratique sportive. • **Test :** Le test se déroule en trois étapes : - Après un repos (couché) de quelques minutes, une prise de pouls du sujet donne la valeur p0 (en pulsations par minute) - Le sujet doit ensuite se lever et effectuer 30 flexions complètes de jambes en 45 secondes, bras tendus devant lui. Suite aux 45 secondes d'effort, le pouls p1 est pris immédiatement - Puis le sujet s'allonge à nouveau, et exactement une minute après la fin des flexions on relève une dernière fois sa fréquence cardiaque : p2. • **Résultats :** Calcul de l'indice de Ruffier Dickson : I= (P0+P1+P2 – 200)/ 10 – Indice < 0 : très bonne adaptation à l'effort – Indice compris entre 0 et 5 : bonne adaptation à l'effort – Indice compris entre 5 et 10 : adaptation à l'effort moyenne – Indice compris entre 10 et 15 : adaptation à l'effort insuffisante – Indice supérieur à 15 : mauvaise adaptation à l'effort, un bilan médical complémentaire s'avère nécessaire.

Section 6 :
Pour t'évaluer :

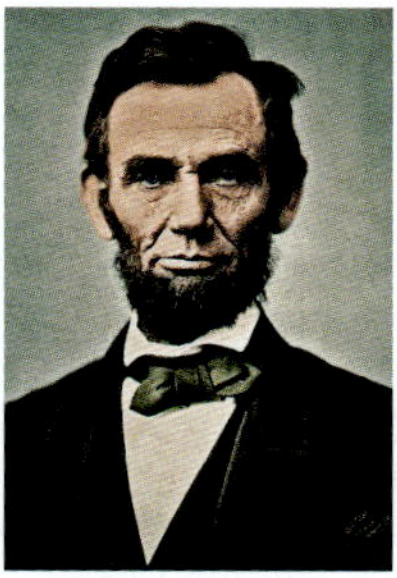

Daguerréotype de Linco par Alexander Gardner (1863 (colorisé). wikipec

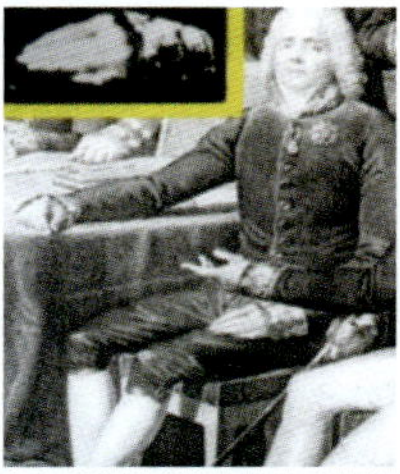

Extrait de la gravure d'Isabey représentant le Congrès de Vienne, (collection particulière, photo François Bonneau).

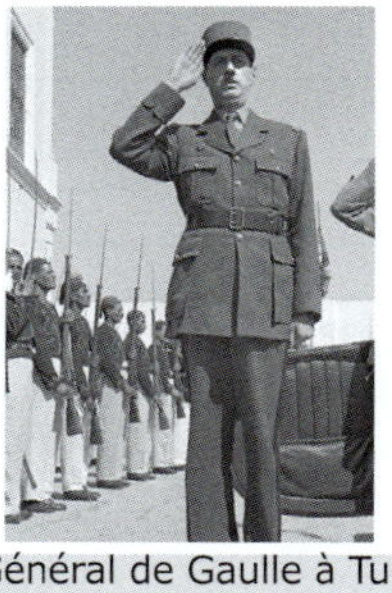

Général de Gaulle à Tunis en 1943. wikipedia

Quel est le point commun entre Abraham Lincoln, Charles Maurice de Talleyrand, et Charles de Gaulle ? Ils auraient été tous les 3 atteints de la maladie de Marfan !

Abraham Lincoln avait une acromégalie et un antécédent familial de maladie de Marfan !

On retrouve chez Talleyrand, outre son pied bot, une adduction du pouce et une préhension en masse, caractéristiques d'une main plate par arachnodactylie, et sur cette image une camptodactylie du 5ème doigt de la main gauche !

De gaulle avait une grande taille (1,89m), une cataracte précoce, une dolichosténomélie et est décédé d'un anévrisme de l'aorte (comme son frère Pierre De Gaulle) !

Voir dans cet ouvrage :

Maladie de Marfan

Pour plus d'informations :

https://www.herodote.net (recherche A. Lincoln), http://www.talleyrand.org/, et pathobiographie de Charles De Gaulle par J. Mirouze

Les listes données dans cette section ne sont pas exhaustives. Il s'agit des principaux « SMS » que l'on retrouve dans les livres (KB et collèges) d'externat.

Infectiologie :

Qu'est-ce que :	1er tour	2ème tour	3ème tour
Maladie de Castleman			
Maladie de Chagas			
Maladie de Creutzfeldt Jakob			
Maladie de Kaposi			
Maladie de Lyme			
Maladie de Nicolas et Favre			
Maladie de Whipple			
Signe de Köplik			
Syndrome de défaillance multiviscérale			
Syndrome de Fiessinger Leroy			
Syndrome de Fitz Hugh Curtis			
Syndrome de Gerstmann Straüssler Scheinker			
Syndrome de Kaposi Juliusberg			
Syndrome de Lemierre			
Syndrome de Löffler			
Syndrome de Purtilo			
Syndrome de Réponse Inflammatoire Systémique (SRIS)			
Syndrome de Stevens Johnson			
Syndrome dysentérique			
Syndrome Hémolytique et Urémique (SHU)			
Syndrome hyperéosinophilique			
Syndrome Inflammatoire de Restauration Immunitaire (IRIS)			
Syndrome méningé			
Syndrome mononucléosique			
Syndrome pieds mains bouche			
Syndrome post streptococciques			
Syndrome SSSS			

Réanimation :

Qu'est-ce que :	1er tour	2ème tour	3ème tour
DRESS syndrome			
Maladie d'Addison			
Maladie de Crohn			
Maladie de Horton			
Maladie de Moschcowitz			
Maladie de Waldenström			
Manœuvre d'Heimlich			
Manœuvre de Heimlich			
Signes de choc			
Syndrome (catastrophique) des anti phospholipides			
Syndrome alterne			
Syndrome atropinique			
Syndrome cholinergique			
Syndrome confusionnel			
Syndrome coronarien aigu			
Syndrome de Claude Bernard Hormer			
Syndrome de coagulation intravasculaire disséminée (CIVD)			
Syndrome de défaillance multiviscérale			
Syndrome de détresse respiratoire aiguë (SDRA)			
Syndrome de Fanconi			
Syndrome de fissuration			
Syndrome de Goodpasture			
Syndrome de levée d'obstacle			
Syndrome de lyse tumorale			
Syndrome de Miller – Fisher			
Syndrome de pénétration			
Syndrome de perte de sel			
Syndrome de réponse inflammatoire systémique			
Syndrome de sevrage			
Syndrome de Tako-Tsubo			
Syndrome de Wallenberg			
Syndrome du compartiment abdominal			
Syndrome hémolytique et urémique			
Syndrome hépato pulmonaire			
Syndrome hépato rénal			
Syndrome malin des neuroleptiques			
Syndrome méningé			
Syndrome phalloïdiens			

Syndrome pneumo rénal			
Syndrome post arrêt cardiaque			
Syndrome post intervallaire			
Syndrome post ponction lombaire			
Syndrome sérotoninergique			
Test de lever de jambe			

Pneumologie :

Qu'est-ce que :	1er tour	2ème tour	3ème tour
Maladie de Horton			
Maladie de Wegener			
Manœuvre de Heimlich			
Manœuvre de Mofenson			
Signe de Campbell			
Signe du Homans			
Signes de lutte respiratoire			
Syndrome cave supérieur			
Syndrome coronaire aigu			
Syndrome d'apnée du sommeil			
Syndrome de Cockett			
Syndrome de Demons Meigs			
Syndrome de Denny Brown			
Syndrome de détresse respiratoire aiguë			
Syndrome de Gougerot Sjögren			
Syndrome de Heerfordt			
Syndrome de Kartagener			
Syndrome de Löfgren			
Syndrome de Mallory – Weiss			
Syndrome de Mendelson			
Syndrome de Pancoast Tobias			
Syndrome de pénétration			
Syndrome de Raynaud			
Syndrome de Schwartz Bartter			
Syndrome hypoxémie hypercapnie			
Syndrome hypoxémie hypocapnie			
Syndrome obstructif			
Syndrome paranéoplasique			
Syndrome restrictif			
Syndrome sec			

Tests cutanés			
Tests de provocation			
Triade (syndrome) de Widal			

Cardiologie :

Qu'est-ce que :	1er tour	2ème tour	3ème tour
Maladie d'Ebstein			
Maladie d'Ehlers – Danlos			
Maladie de Barlow			
Maladie de Bouveret			
Maladie de Buerger			
Maladie de Marfan			
Maladie de Monckeberg			
Maladie de Takayasu			
Maladie de Vaquez			
Maladie du Rendu-Osler			
Manœuvre de Heimlich			
Manœuvre de Valsalva			
Signe de Cabrera			
Signe de Carvalho			
Signe de De Bakey			
Signe de Harzer			
Signe de Homans			
Signe de Musset			
Signe de Sokolow			
Signe du Flot			
Signe du Homans			
Syndrome coronarien aiguë			
Syndrome de Brugada			
Syndrome de Cockett			
Syndrome de compression aorto cave :			
Syndrome de Cushing			
Syndrome de défaillance multiviscérale			
Syndrome de détresse respiratoire de l'adulte (SDRA)			
Syndrome de Dressler			
Syndrome de Fiessinger Leroy			
Syndrome de Jervell et Lange-Nielsen			
Syndrome de Laubry – Pezzy			
Syndrome de Leriche			
Syndrome de Raynaud			
Syndrome de revascularisation			

Syndrome de Tako - Tsubo			
Syndrome de Tietze			
Syndrome de Turner			
Syndrome de Wolff – Parkinson – White (WPW)			
Syndrome du QT long			
Test à l'Ajmaline			
Test au Synacthène ®			
Test aux IEC			
Test d'Allen			
Test de Fagerström			
Test de marche de 6 minutes			
Tétrade d'Holtzman			
Tétralogie de Fallot			
Triade de Ménard			

Hépatologie – Gastroentérologie :

Qu'est-ce que :	1er tour	2ème tour	3ème tour
Epreuve du jeûne			
Maladie cœliaque			
Maladie de Biermer			
Maladie de Chagas			
Maladie de Crigler Najjar			
Maladie de Gilbert			
Maladie de Ménétrier			
Maladie de Whipple			
Maladie de Wilson			
Signe de Bloomberg			
Signe de Cruveilhier – Baumgarten :			
Signe de Murphy			
Syndrome appendiculaire			
Syndrome d'Ogilvie			
Syndrome de Boerhaave			
Syndrome de Budd Chiari			
Syndrome de Dubin Johnson			
Syndrome de Gilbert			
Syndrome de Koenig (ou König)			
Syndrome de l'intestin irritable			
Syndrome de Löffler (ou Loeffler)			
Syndrome de Lyell			
Syndrome de Lynch			
Syndrome de malabsorption			

Syndrome de Mallory Weiss			
Syndrome de Mirizzi			
Syndrome de Muir Torre			
Syndrome de Peutz Jeghers			
Syndrome de réponse inflammatoire systémique			
Syndrome de Rotor			
Syndrome de Zollinger Ellison			
Syndrome du périnée descendant			
Syndrome dysentérique			
Syndrome hémolytique et urémique			
Syndrome hépato rénal			
Syndrome hépato-pulmonaire			
Syndrome métabolique			
Syndrome occlusif			
Syndrome rectal			
Syndrome tumoral			
Syndrome ulcéreux			
Test à l'urée marquée			
Test au carmin			
Test de Schillings			
Test rapide à l'uréase			
Test respiratoire au glucose			

Endocrinologie - Diabétologie :

Qu'est-ce que :	1er tour	2ème tour	3ème tour
Maladie d'Addison			
Maladie de Basedow			
Maladie de Biermer			
Maladie de La Peyronie			
Maladie de Recklinghausen			
Maladie de Von Hippel Lindau			
Manœuvre ou signe du serment			
Signe de Dalrymphe			
Signe du tabouret			
Signes d'hypercalcémie			
Signes d'hypercorticisme			
Signes d'hyperglycémie			
Signes d'hypermétabolisme			
Signes d'hyperparathyroïdie			
Signes d'hyperthyroïdie			
Signes d'hypocalcémie			

Signes d'hypoglycémie			
Signes d'hypométabolisme			
Signes d'hypothyroïdie			
Syndrome cardinal			
Syndrome climatérique			
Syndrome climatérique			
Syndrome d'Apnée du Sommeil (SAS)			
Syndrome de Cushing			
Syndrome de Gorlin			
Syndrome de Kallmann de Morsier			
Syndrome de klinefelter			
Syndrome de l'X fragile			
Syndrome de Leriche			
Syndrome de McCune Albright			
Syndrome de Noonan			
Syndrome de Prader Willi			
Syndrome de Schmidt			
Syndrome de Sheehan			
Syndrome de Silver Russel			
Syndrome de Sipple			
Syndrome de thyrotoxicose			
Syndrome de Turner			
Syndrome des Ovaires PolyKystiques (SOPK)			
Syndrome du canal carpien			
Syndrome métabolique			
Syndrome paranéoplasique			
Test à la CRH			
Test à la Métopirone			
Test au LHRH			
Test au synacthène			
Test aux IEC			
Test aux progestatifs			
Test d'hypoglycémie insulinique			
Test de freinage faible			
Test de freinage minute			
Test post coïtal			
Triade de Menard			
Triade de Whipple			

Dermatologie :

Qu'est-ce que :	1er tour	2ème tour	3ème tour
CREST syndrome			
DRESS syndrome			
Maladie de Behçet			
Maladie de Bowen			
Maladie de Buerger			
Maladie de Churg et Strauss			
Maladie de Günther			
Maladie de Hailey – Hailey			
Maladie de Kaposi			
Maladie de Kawasaki			
Maladie de Nicolas Favre			
Maladie de Paget			
Maladie de Raynaud			
Maladie de Rendu Osler			
Maladie de Still			
Maladie de Verneuil			
Maladie de Weber Christian			
Maladie de Wegener			
Patch tests			
Pathergie test			
Phénomène de Koebner			
Prick tests			
Signe de Darier			
Signe de Dennie Morgan			
Signe de Nikolsky			
Syndrome de Gorlin			
Syndrome de Gougerot Sjögren			
Syndrome de Kaposi Juliusberg			
Syndrome de Kasabach Merritt			
Syndrome de Klippel – Trenaunay			
Syndrome de Löfgren			
Syndrome de Lyell			
Syndrome de Mac Duffie			
Syndrome de Sézary			
Syndrome de Stevens Johnson			
Syndrome de Sturge Weber Krabbe			
Syndrome de Sweet			

Syndrome pieds mains bouche			
Syndrome SSSS			
Test cutané			

Rhumatologie :

Qu'est-ce que :	1er tour	2ème tour	3ème tour
Jerk test au MS			
Jerk test du MI			
Maladie de Behçet			
Maladie de Crohn			
Maladie de Horton			
Maladie de Kahler			
Maladie de Legg-Calvé-Perthes			
Maladie de Lyme			
Maladie de Paget			
Maladie de Scheuermann			
Maladie de Still			
Maladie de Takayasu			
Maladie de Wegener			
Maladie de Whipple			
Manœuvre d'Adson			
Manœuvre d'Allen			
Manœuvre de Lasègue			
Manœuvre de MacMurray			
Manœuvre de Phalen			
Manœuvre de Tinel			
Manœuvre du chandelier			
Manœuvre du chandelier			
Manœuvre du cisaillement vertical			
Palm up Test			
Press Belly Test			
Signe cardinaux de l'arthrose			
Signe du Rabot			
Signe du trépied			
Signe ou manœuvre de Lasègue			
Signe ou manœuvre de Léri			
Signe ou manœuvre de Zohlen			
Syndrome canalaire			
Syndrome d'Evans			
Syndrome d'Heerfordt			
Syndrome de (la loge de) Guyon			

Syndrome de Baastrup			
Syndrome de Caplan			
Syndrome de chevauchement			
Syndrome de Fanconi			
Syndrome de Felty			
Syndrome de Fiessinger Leroy			
Syndrome de Gitelman			
Syndrome de Gougerot Sjögren			
Syndrome de la queue de cheval			
Syndrome de la traversée thoraco-brachiale			
Syndrome de Löfgren			
Syndrome de Mac Duffie			
Syndrome de Mikulicz			
Syndrome de Pancoast Tobias			
Syndrome de Parsonage Turner			
Syndrome de Sharp			
Syndrome de Shulman			
Syndrome de Sneddon			
Syndrome de Tietze			
Syndrome de Widal			
Syndrome des antiphospholipides			
Syndrome du canal carpien			
Syndrome du canal lombaire étroit			
Syndrome du cône terminal			
Syndrome du défilé thoraco-brachial			
Syndrome du tunnel tarsien			
Syndrome épaule-main			
Syndrome paranéoplasique			
Syndrome POEMS			
Syndrome RS3PE			
Syndrome sec			
Test d'adduction horizontale forcée			
Test d'Ober			
Test de cisaillement acromio-claviculaire			
Test de Dugas			
Test de Fabre			
Test de Gerber			
Test de Hawkins			
Test de Jobe			
Test de l'armé			
Test de laxité frontale de la rotule			
Test de McConnell			

Test de Neer			
Test de Patte			
Test de Risser			
Test de Thomas			
Test de Webber			
Test de Yocum			
Test du choc rotulien			
Test du Clairon			
Test du garrot de Gilliatt			
Test du tiroir antérieur			
Test du tiroir antérieur de Gerber et Ganz			
Test du tiroir postérieur			
Test du tiroir postérieur de Gerber et Ganz			
Test du varus valgus			
Test ou manœuvre d'Allen			
Test ou manœuvre d'Apley = Grinding test			

Orthopédie :

Qu'est-ce que :	1er tour	2ème tour	3ème tour
Crush syndrom			
Manœuvre de MacMurray			
Palm up Test			
Press Belly Test			
Signe de Oudard			
Syndrome de Silverman			
Syndrome de Volkmann			
Syndrome des loges			
Syndrome douloureux régional complexe de type I			
Syndrome épaule – main			
Test de Genety			
Test de Gerber			
Test de Hawkins			
Test de Jobe			
Test de Lachman			
Test de Neer			
Test de Patte			
Test de Yocum			
Test du Clairon			
Test ou manœuvre d'Apley = Grinding test			

Pédiatrie :

Qu'est-ce que :	1er tour	2ème tour	3ème tour
Maladie de Crigler Najjar			
Maladie de Crohn			
Maladie de Friedreich			
Maladie de Gilbert			
Maladie de Gilles de la Tourette			
Maladie de Hirschsprung			
Maladie de Kawasaki			
Maladie de Lyme			
Maladie de Scheuermann			
Maladie de Willebrand			
Manœuvre d'Ortolani			
Manœuvre de Barlow			
Manœuvre de Mofenson			
Signe de Köplik			
Signes d'insuffisance cardiaque			
Syndrome cardinal			
Syndrome d'hyperthermie majeur			
Syndrome d'inhalation			
Syndrome de Cushing			
Syndrome de Dravet			
Syndrome de Jervell Lange Nielsen :			
Syndrome de Kallmann de Morsier			
Syndrome de Kaposi Juliusberg			
Syndrome de Klinefelter			
Syndrome de l'X fragile			
Syndrome de Münchhausen			
Syndrome de Prader Willi			
Syndrome de réponse inflammatoire systémique (SRIS)			
Syndrome de Silverman			
Syndrome de Turner			
Syndrome de West			
Syndrome des Apnées Obstructives du Sommeil (SAOS)			
Syndrome des Ovaires PolyKystiques (SOPK)			
Syndrome du bébé secoué			
Syndrome Hémolytique et Urémique (SHU)			

Syndrome méningé			
Syndrome néphrotique idiopathique			
Syndrome œdémateux			
Syndrome pied main bouche			
Syndrome Thoracique Aigu (STA)			
Syndrome tumoral			
Test au LHRH			
Test de la sueur			
Test de provocation			
Test interféron gamma			
Tétralogie de Fallot			

Hématologie :

Qu'est-ce que :	1er tour	2ème tour	3ème tour
ATRA syndrome			
HELLP syndrome			
Maladie cœliaque			
Maladie d'Ehler Danlos			
Maladie d'Imerslund			
Maladie de Biermer			
Maladie de Blackfan Diamond			
Maladie de Carrington			
Maladie de Chagas			
Maladie de Churg and Strauss			
Maladie de Duncan			
Maladie de Fabry			
Maladie de Fanconi			
Maladie de Glanzmann			
Maladie de Günther			
Maladie de Hodgkin			
Maladie de Kahler			
Maladie de Kaposi			
Maladie de Kimura			
Maladie de Marchiafava Micheli			
Maladie de Minkowski Chauffard			
Maladie de Vaquez			
Maladie de Waldenström			
Maladie de Wegener			
Maladie de Willebrand			
Maladie May Hegglin			
Signe de Darier			

Syndrome 5q -			
Syndrome d'activation macrophagique			
Syndrome de Bernard Soulier			
Syndrome de Gaïsbock			
Syndrome de Kawasaki			
Syndrome de Li Fraumeni			
Syndrome de Löffler			
Syndrome de Moschowitz			
Syndrome de Purtilo			
Syndrome de relargage des cytokines			
Syndrome de Richter			
Syndrome de Wiskott Aldrich			
Syndrome hémorragique			
Syndrome hyperéosinophilique			
Syndrome lymphoprolifératif			
Syndrome mononucléosique			
Syndrome myélodysplasique			
Syndrome myéloprolifératif			
Syndrome POEMS			
Syndrome tumoral			
Syndrome XLP			
Test de Beth Vincent			
Test de Coombs direct			
Test de Coombs indirect			

Neurologie :

Qu'est-ce que :	1er tour	2ème tour	3ème tour
Maladie d'Alzheimer familiale autosomique dominante			
Maladie d'Alzheimer			
Maladie de Behçet			
Maladie de Biermer			
Maladie de Creutzfeldt Jacob			
Maladie de Duchenne			
Maladie de Horton			
Maladie de Huntington			
Maladie de Kennedy			
Maladie de Leber			
Maladie de Lyme			
Maladie de Marchiafava-Bignani			
Maladie de Ménière			
Maladie de Parkinson			

Maladie de Steinert			
Maladie de Wilson			
Signe de Babinski			
Signe de Barré			
Signe de Brudzinski			
Signe de Charles Bell			
Signe de Gowers			
Signe de Hoffmann			
Signe de Homans			
Signe de Kernig			
Signe de la main creuse (de Garcin)			
Signe de la manucure			
Signe de la tasse de café			
Signe de Lasègue			
Signe de Léri			
Signe de Phalen			
Signe de Romberg			
Signe de Rossolimo			
Signe de Tinel			
Signe de Uhthoff			
Signe des cils de Souques			
Syndrome alterne			
Syndrome canalaire			
Syndrome confusionnel			
Syndrome cordonal postérieur			
Syndrome d'alcoolisme fœtal			
Syndrome d'avance de phase			
Syndrome de Balint			
Syndrome de Brown Séquard			
Syndrome de Churg and Strauss			
Syndrome de Claude Bernard Horner			
Syndrome de Gerstmann			
Syndrome de Gougerot Sjögren			
Syndrome de Guillain Barré			
Syndrome de Kleine Levin			
Syndrome de Kluver et Bucy			
Syndrome de Korsakoff			
Syndrome de la queue de cheval			
Syndrome de la tour de Pise			
Syndrome de Lambert Eaton			
Syndrome de Landau Kleffner			
Syndrome de Lennox Gastaut			

Syndrome de Melkerson Rosenthal			
Syndrome de Miller Fisher			
Syndrome de Pancoast Tobias			
Syndrome de Parsonage Turner			
Syndrome de Raynaud			
Syndrome de retard de phase			
Syndrome de Tolosa Hunt			
Syndrome de vasoconstriction cérébrale			
Syndrome de vasoconstriction réversible			
Syndrome de Wallenberg			
Syndrome de West			
Syndrome démentiel			
Syndrome des Apnées du Sommeil (SAS)			
Syndrome des jambes sans repos			
Syndrome frontal			
Syndrome Locked in			
Syndrome méningé			
Syndrome myogène			
Syndrome Parkinsonien			
Syndrome POEMS			
Syndrome post chute			
Syndrome syringomiélique			
Test MMSE			
TILE			
TME			

Psychiatrie :

Qu'est-ce que :	1er tour	2ème tour	3ème tour
Maladie d'Alzheimer			
Maladie de Gilles de la Tourette			
Maladie de Parkinson			
Syndrome amovitationnel			
Syndrome catatonique			
Syndrome confusionnel			
Syndrome d'alcoolisme fœtal			
Syndrome d'apnées du sommeil			
Syndrome d'influence			
Syndrome d'intermétamorphose			
Syndrome de Briquet			
Syndrome de Capgras			
Syndrome de Cotard			

Syndrome de désorganisation			
Syndrome de Fregoli			
Syndrome de Korsakoff			
Syndrome de référence olfactive			
Syndrome dissociatif			
Syndrome extrapyramidal			
Syndrome malin des neuroleptiques			
Syndrome maniaque			
Syndrome sérotoninergique			
Test de Fagerström			

Ophtalmologie :

Qu'est-ce que :	1er tour	2ème tour	3ème tour
Cover test			
Maladie de Basedow			
Maladie de Behçet			
Maladie de Horton			
Maladie de Kawasaki			
Maladie de Stargardt			
Maladie de Takayasu			
Maladie de Wegener			
Signe du croisement			
Syndrome de Churg and Strauss			
Syndrome de Foville			
Syndrome de Gougerot Sjögren			
Syndrome de Parinaud			
Syndrome de Tolosa Hunt			
Syndrome sec oculaire			
Test à la fluorescéine			
Test à la néosynéphrine			
Test d'Ishihara			
Test de cadet			
Test de Farnsworth			
Test de Hess Lancaster			
Test de Lang			
Test de Schirmer			
Test de Wirt			
Test de Worth			
Test des reflets cornéens			

ORL :

Qu'est-ce que :	1er tour	2ème tour	3ème tour
Maladie de Hodgkin			
Maladie de Lyme			
Maladie de Ménière			
Manœuvre de Dix et Hallpike			
Manœuvre de Heimlich			
Manœuvre de Romberg			
Manœuvre libératoire de Sémont			
Syndrome de pénétration			
Syndrome vestibulaire (périphérique et central)			
Test d'Halmagyi			
Test de déviation des index			
Test de Fukuda			
Test de la marche en étoile = marche aveugle			
Test de Rinne			
Test de Weber			

Chirurgie maxillo faciale :

Qu'est-ce que :	1er tour	2ème tour	3ème tour
Maladie d'Apert			
Maladie de Behçet			
Maladie de Bowen			
Maladie de Crouzon			
Maladie de Günther			
Maladie de Hodgkin			
Maladie de Rendu Osler			
Manœuvre de Nélaton :			
Signe de la dent longue			
Signe de Vincent			
Signe du sillon			
Syndrome d'Apert			
Syndrome de Bean			
Syndrome de Bonnet Dechaume Blanc			
Syndrome de Cobb			
Syndrome de de Klippel Trenaunay			
Syndrome de de Protée			
Syndrome de de Stevens Johnson			

Syndrome de Franceschetti - Klein :			
Syndrome de Frey			
Syndrome de Gorlin			
Syndrome de Gougerot Sjögren			
Syndrome de Heerfordt			
Syndrome de Kasabach Meritt			
Syndrome de Lyell			
Syndrome de Sturge Weber Krabbe			
Syndrome de Treacher Collins			
Syndrome pied main bouche			
Test de duction forcé			
Test de Schirmer			
Triade (ou syndrome) de Pierre Robin			

Néphrologie :

Qu'est-ce que :	1er tour	2ème tour	3ème tour
Maladie de Cacchi Ricci			
Maladie de Churg et Strauss			
Maladie de Fanconi			
Maladie de Hodgkin			
Maladie de Von Hippel Lindau			
Maladie de Waldenström			
Syndrome d'Alport			
Syndrome de Bourneville			
Syndrome de Fanconi			
Syndrome de Fiessinger Leroy			
Syndrome de glomérulonéphrite chronique			
Syndrome de glomérulonéphrite rapidement progressive (GNRP)			
Syndrome de Goodpasture			
Syndrome de Klinefelter			
Syndrome de la jonction pyélo-urétérale			
Syndrome de levée d'obstacle			
Syndrome de lyse tumoral			
Syndrome de Poland			
Syndrome de sécrétion inapproprié d'ADH (SIADH)			
Syndrome de Stauffer			
Syndrome des hématuries macroscopiques récidivantes			
Syndrome glomérulaire			
Syndrome Hémolytique et Urémique (SHU)			
Syndrome hépato rénal			

Syndrome néphritique aigu			
Syndrome néphrotique			
Syndrome pneumo rénal			
Syndrome urémique			
Triade de Guyon			

Gynécologie :

Qu'est-ce que :	1er tour	2ème tour	3ème tour
HELLP syndrome			
Signe de Demelin			
Signe de Faraboeuf			
Signes de grossesse			
Syndrome d'alcoolisation fœtale (SAF)			
Syndrome de Demons Meigs			
Syndrome de Fitz Hugh Curtis			
Syndrome de Krukenberg			
Syndrome de l'X fragile			
Syndrome de Masters et Allen			
Syndrome de Sheehan			
Syndrome des ovaires polykystiques (SOPK)			
Syndrome HELLP			
Syndrome intermenstruel			
Syndrome prémenstruel			
Syndrome trophostatique de la ménopause :			
Test à la potasse			
Test aux progestatifs			
Test d'Hyperglycémie Provoquée par voie Orale (HGPO) :			
Test de Hühner			
Test de migration survie			
Test de O'Sullivan			
Test post coïtal			

Urologie :

Qu'est-ce que :	1er tour	2ème tour	3ème tour
Maladie de Berger			
Maladie de Cacchi Ricci			
Maladie de Von Hippel Lindau			
Manœuvre d'Ulmsten			
Manœuvre de Bethoux			

Manœuvre de Bonney			
Signe de Prehn			
Syndrome d'Alport			
Syndrome de Fiessinger Leroy			
Syndrome de Klinefelter			
Syndrome de la jonction pyélo-urétérale			
Syndrome de levée d'obstacle			
Syndrome dysurique			
Syndrome paranéoplasique			
Test de Hühner			
TURP syndrome			

Cancérologie :

Qu'est-ce que :	1er tour	2ème tour	3ème tour
Maladie de Von Hippel Lindau			
Signe du vilain petit canard			
Syndrome cave supérieur			
Syndrome de Claude Bernard Horner			
Syndrome de Li Fraumeni			
Syndrome de Lynch			
Syndrome de mélanome familiale multiple			
Syndrome de Pancoast Tobias			
Syndrome de Pepper			
Syndrome de Schwartz Bartter			
Syndrome de Stauffer			
Syndrome HNPCC			
Syndrome opso-myoclonique			
Syndrome paranéoplasique			
Syndrome rectal			
Syndrome sein-ovaire			
Test Hemoccult II ®			

Section 7 :
Index général

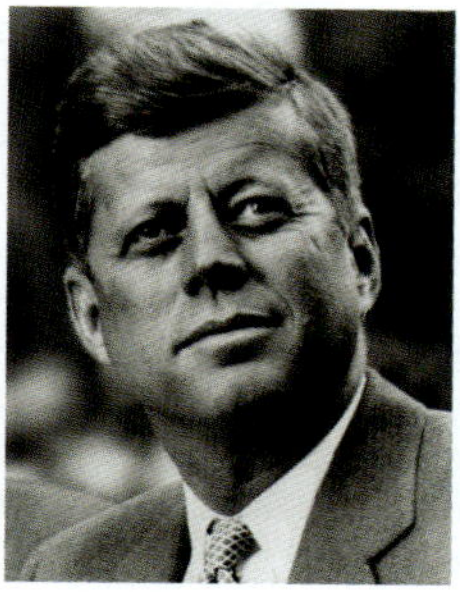

En 2009, le dossier médical du président américain John F. Kennedy (JFK) a été en partie dévoilé au public dans un article d'annals of internal médicine.

Dès sa naissance, JFK est très fragile : il attrape toutes les infections et maladies qui passent. Il souffre constamment de diarrhées et autres problèmes intestinaux, et son dos lui fait déjà très mal !

On découvre finalement qu'il souffre d'une maladie d'Addison, souvent fatale à l'époque ! Son déficit total en aldostérone et en cortisol a pour conséquence une ostéoporose : ses os cassent facilement, son dos part en miettes, lui provoquant des douleurs intolérables !

Cela ne l'empêchera pas de devenir, à 43 ans, le plus jeune président des Etats Unis !

Pour tenir le coup dans sa vie de président, les médecins affirment que JFK n'avait d'autres choix que de se bourrer de médicaments. Avec, en premier lieu, la cortisone, qu'il consommait en grande quantité pour soulager ses douleurs. Jusqu'à 25 mg par jour, indique son dossier médical !

Atteint également d'une hypothyroïdie (dans le cadre d'une PEAI), JFK était bien souvent fatigué, dépressif, et avait des fluctuations de poids !

Voir dans cet ouvrage :
Maladie d'Addison

Personnalités atteintes : Jane Austen (1 des 2 diagnostics possibles avec la maladie de Hodgkin), Eugene M. Shoemaker...

Pour plus d'informations : Endocrine and Autoimmune Aspects of the Health History of John F. Kennedy, Lee R. Mandel, MD, MPH, annals of internal médicine 2009.

P

R

S

T

Une remarque, une idée, une erreur ?
Envoyez moi vos commentaires à

chevallier.vg@gmail.com

de **400** médicaments en **70** fiches !

Avec des moyens mnémotechniques

Validation par des Professeurs et des Docteurs

INFECTIOLOGIE

Fiche 6 : Antibiothérapies de 1ère intention : Item 326-1

Antibiothérapie probabiliste en présence de signes de gravité = URGENCE :

Foyer digestif, voies biliaires Infection communautaire	Urinaire Infection communautaire	Pneumonie aigue communautaire	Pas de foyer, Infection communautaire	Pas de foyer, infection associée aux soins
C3G (Céfotaxime ou Ceftriaxone), ou Fluoroquinolones si allergie + Imidazolé ± Aminoside (Gentamicine ou Amikacine)	C3G (Céfotaxime ou Ceftriaxone), ou Fluoroquinolones si allergie ± Aminoside (Gentamicine ou Amikacine)	C3G (Céfotaxime ou Ceftriaxone) + Lévofloxacine ou Macrolide	C3G (Céfotaxime ou Ceftriaxone) ± Aminoside (Gentamicine ou Amikacine)	C3G (Céfépime, Ceftazidine ou Imipenème) + Amikacine ± Vancomycine ± Echinocandine selon le terrain

Antibiothérapie en cas de Cocci Gram positif :

Porte d'entrée présumée :	Agent présumé :	Antibiothérapie IV en l'absence de signes de gravité :
Pulmonaire :	Pneumocoque	Amoxicilline
Tube digestif, voies biliaires, urinaire :	Entérocoques Streptocoques du groupe D (S. Gallolylicus)	Amoxicilline
Cutanée :	Cocci en chainettes : streptocoque du groupe A	Amoxicilline
	Cocci en amas : staphylocoque	Pénicilline M ou Vancomycine + pénicilline M si facteur de risque de SARM

Antibiothérapie en cas de Cocci Gram négatif :

Porte d'entrée présumée :	Agent présumé :	Antibiothérapie IV en l'absence de signes de gravité :
Pulmonaire :	Entérobactéries (dont Klebsiella Pneumoniae)	Céfotaxime ou Ceftriaxone

THERAPEUTIQUE pour l'iECN

M.M.S.

Mes **M**édicaments de **S**ecours

par Benjamin CHEVALLIER

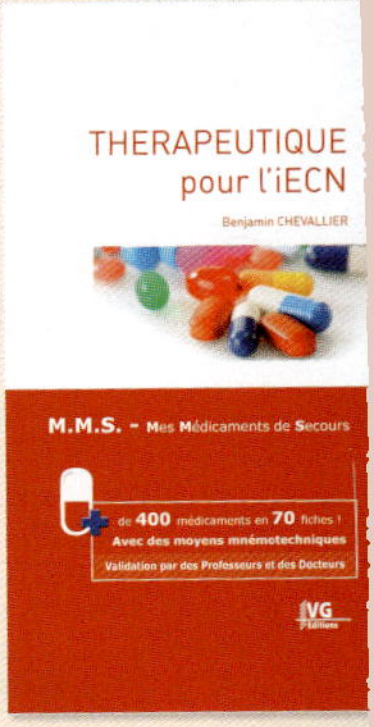

Avec les nouvelles modalités de l'iECN, les professeurs demandent à leurs étudiants d'acquérir un savoir titanesque. Les questions sont vicieuses et vont chercher leurs réponses dans les bas-fonds de nos ouvrages. Le jour du concours, il ne sera pas surprenant de se retrouver piégé face à une question de thérapeutique !

Thérapeutique pour l'iECN a pour but de permettre aux étudiants en médecine d'accéder rapidement à des informations pratiques, utiles et concises sur les indications, contre-indications et effets indésirables des médicaments couramment prescrits à l'hôpital ou en cabinet, et pouvant faire l'objet de questions à l'internat.

L'organisation stratégique de ces fiches permet de passer en revue l'ensemble des grandes classes médicamenteuses que l'externe doit connaître et avoir dans son paquetage pour affronter la suite de son périple médical.

Le fond et la forme ont entièrement été pensés dans cet objectif précis :

- Des fiches en couleur, suivant un code particulier, facilitent autant la mémorisation visuelle du lecteur que la recherche rapide d'informations.
- Une présentation en tableaux, rigoureuse, millimétrique et aérée offre une grande facilité de lecture.
- Des schémas permettent une compréhension rapide de la physiopathologie de nombreux médicaments.
- Le classement par matière ou par pôle permet au jeune externe de suivre sa progression lors de ses futurs stages et permet à l'externe érudit de dernière année de constater ou d'approfondir ses connaissances.
- Des emplacements dédiés aux « notes personnelles » permettent de transformer cet ouvrage en véritable carnet de poche personnalisé.
- Son format pratique permet un transport et un usage facile lors de tous vos stages ou de vos déplacements.